만화

黃帝內經
황 제 내 경

중국고대의 양생기서

편역 장혜제
역자 고려의학 출판부

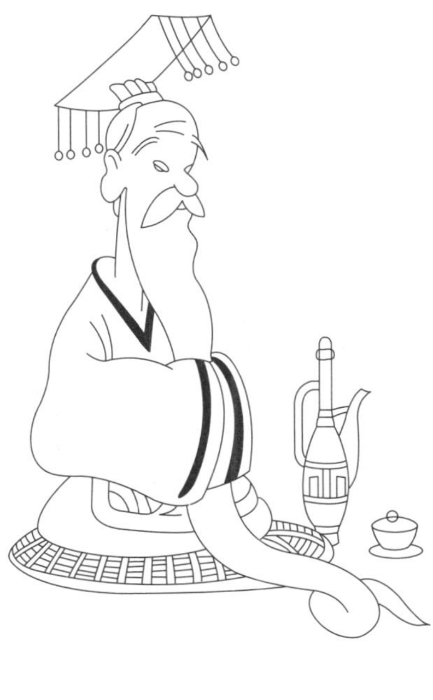

발행 아프라인

KOREA 고려의학

머리말

「옛날 사람들은 백살을 넘게 살았어도 쇠약하지 않았다」 2천년 전에 쓰여진「황제내경」에 있는 말입니다. 그 옛날 사람들은 어떻게 질병에 대처했고 자연계의 여러 가지 현상을 어떻게 받아들였기에 장수하였을까요. 이렇듯 「황제내경」은 독특한 주제와 충실한 해설로 궁금함을 해결해 주고 있습니다. 동양사상, 즉 기공(氣功), 침구(針灸), 풍수(風水), 역(易), 안마(按摩) 같이 신비한 것을 알고싶은 현대인에게「황제내경」은 마치 컴퓨터에 있는 OS 역할을 하고 있다고 말할 수 있습니다.

아울러 자연과 인간, 질병의 이해, 양생법, 몸과 정신의 상호작용뿐 아니라 그 철학적인 바탕은 비지니스맨의 사업상 의사결정에도 어느 정도 영향을 끼칠 수 있는 것입니다. 독자 여러분도 이 책을 읽고 신선한 감동을 느끼지 않을 수 없을 것입니다.

이 책은 심오하고 난해한 원본을 만화로 재현하여 되살려 낸 것입니다. 전편에 걸친 내용이 아지랑이 같아서 이해가 어려운 부분도 있으리라고 생각합니다. 이 만화를 얼마나 이해하는가는 독자여러분의 능력이며, 그 여운과 해석은 받아들이는 분의 즐거움이라고 할 수 있을 것입니다.

결국 컴퓨터 시대의 반대 극에 있는 생각, 전체를 크게 파악하려고 하는 동양의학사상의 원류가 여기에 있습니다. 독자들에게 소개한「황제내경」은 동양의학 전문가들도 계속 연구를 하고 있는 영원한 고전이며, 성서이기도 한 것입니다.

1995년 4월

차 례

소문(素問)

영추(靈樞)

부록

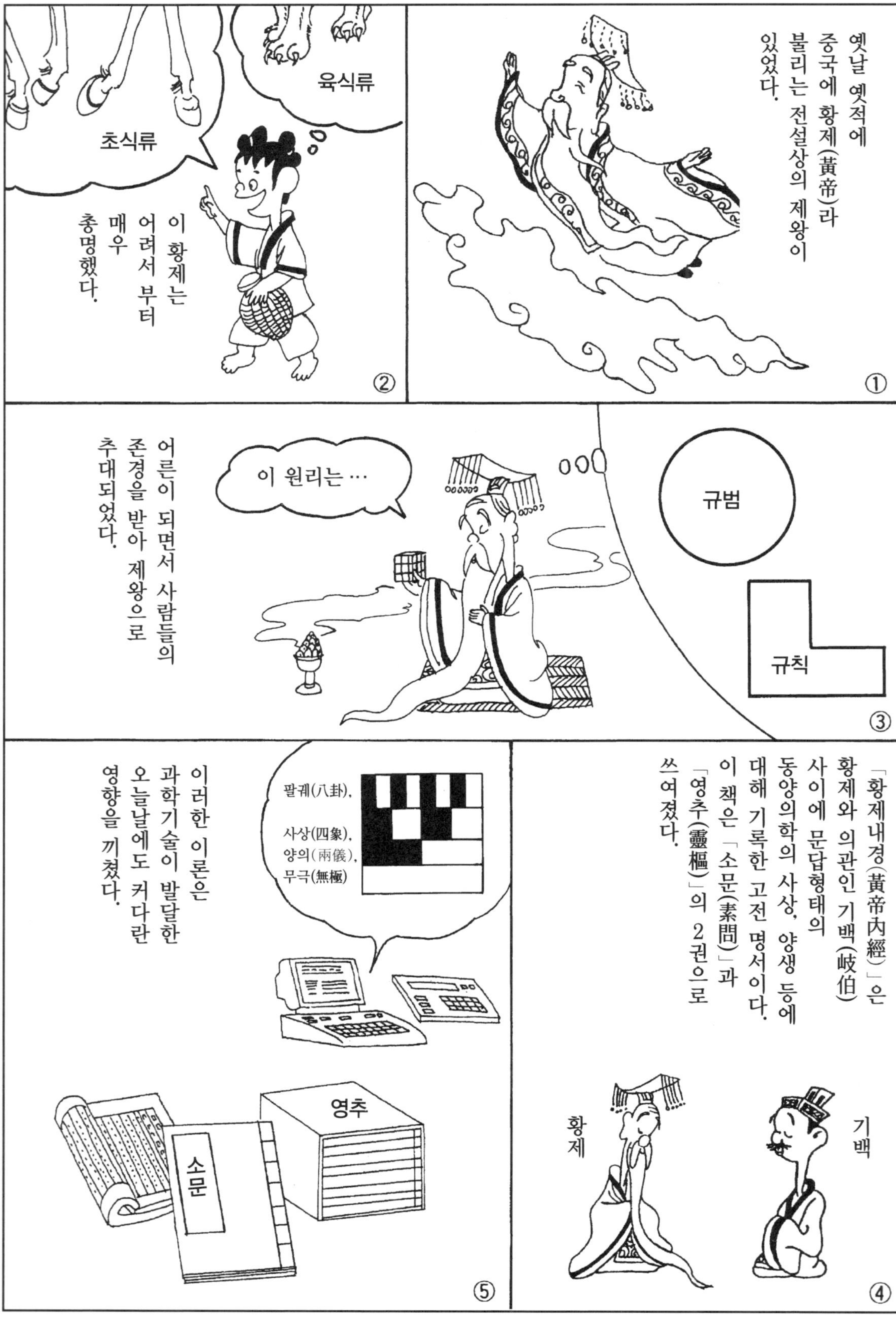
옛날 옛적에 중국에 황제(黃帝)라 불리는 전설상의 제왕이 있었다.
①
초식류
육식류
이 황제는 어려서 부터 매우 총명했다.
②
규범
규칙
이 원리는…
어른이 되면서 사람들의 존경을 받아 제왕으로 추대되었다.
③
「황제내경(黃帝內經)」은 황제와 의관인 기백(岐伯) 사이에 문답형태의 동양의학의 사상, 양생 등에 대해 기록한 고전 명서이다. 이 책은 「소문(素問)」과 「영추(靈樞)」의 2권으로 쓰여졌다.
기백
황제
④
팔괘(八卦), 사상(四象), 양의(兩儀), 무극(無極)
이러한 이론은 과학기술이 발달한 오늘날에도 커다란 영향을 끼쳤다.
영추
소문
⑤

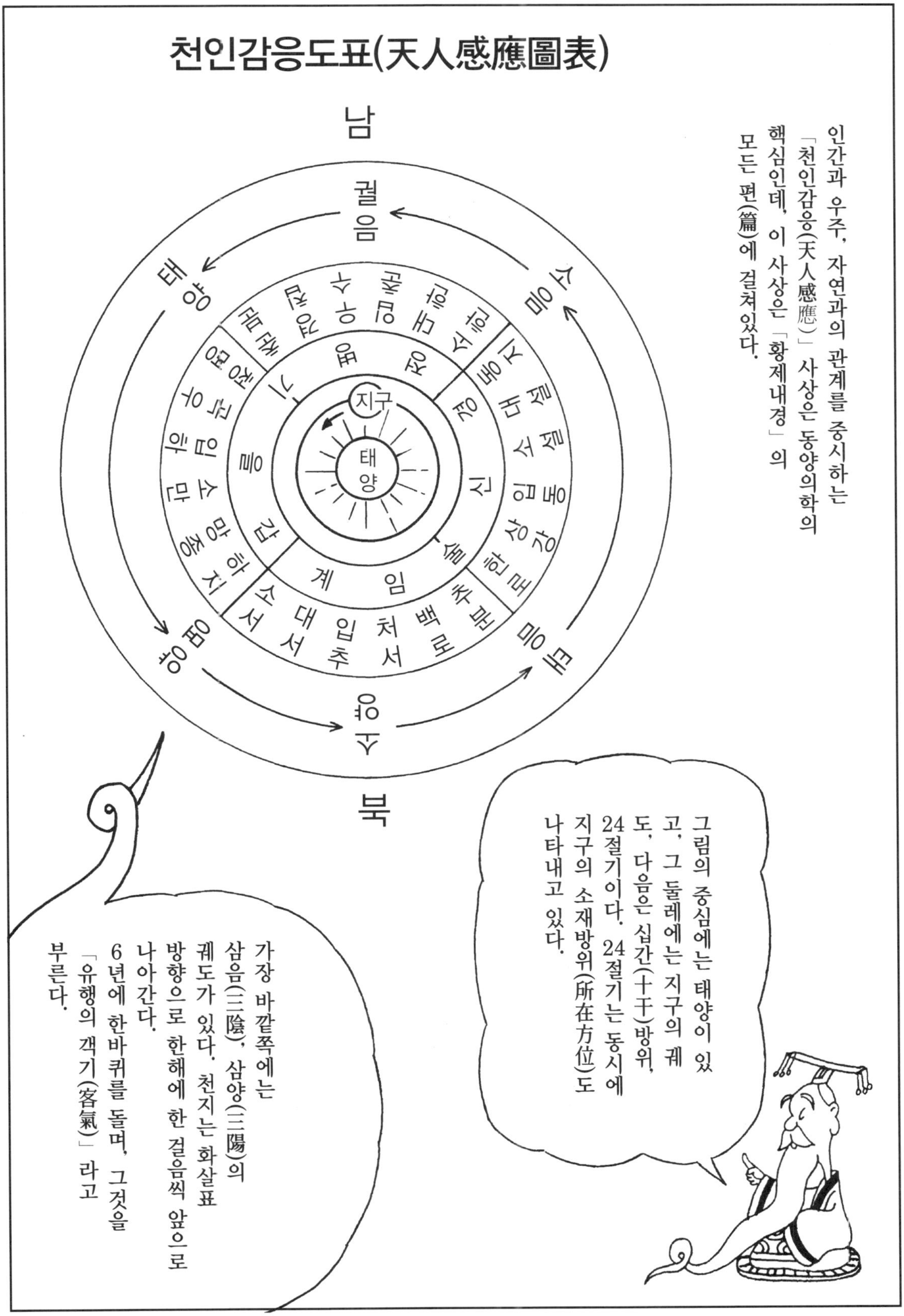

천인감응도표(天人感應圖表)
남
북
궐음
태양
양명
소양
태음
소음
지구
태양
인간과 우주, 자연과의 관계를 중시하는 「천인감응(天人感應)」 사상은 동양의학의 핵심인데, 이 사상은 「황제내경」의 모든 편(篇)에 걸쳐있다.
그림의 중심에는 태양이 있고, 그 둘레에는 지구의 궤도, 다음은 십간(十干)방위, 24절기이다. 24절기는 동시에 지구의 소재방위(所在方位)도 나타내고 있다.
가장 바깥쪽에는 삼음(三陰), 삼양(三陽)의 궤도가 있다. 천지는 화살표 방향으로 한해에 한 걸음씩 앞으로 나아간다. 6년에 한바퀴를 돌며, 그것을 「유행의 객기(客氣)」 라고 부른다.

황제내경 십이관도(十二官圖) (내장의 역할)

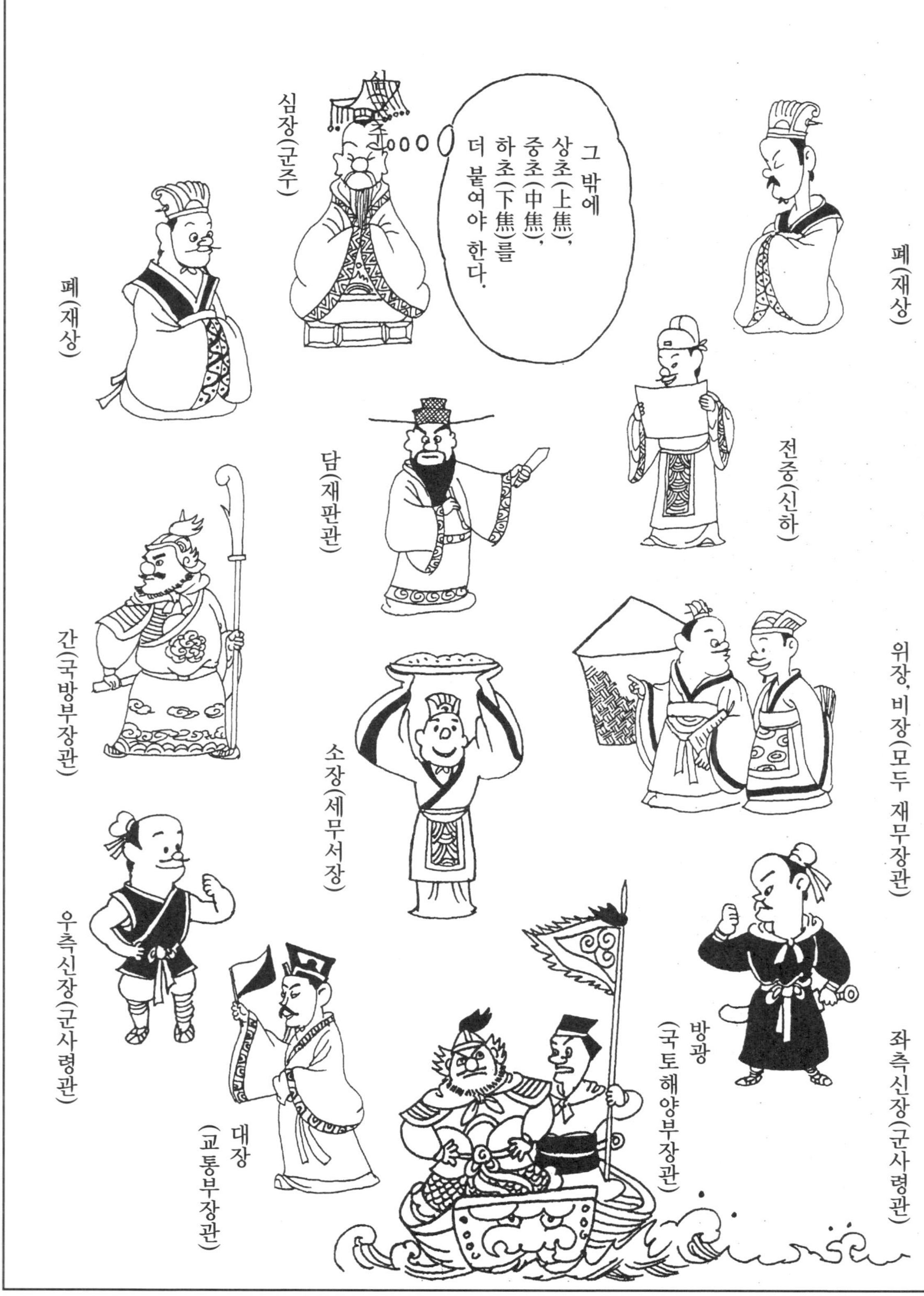
심장(군주)
그 밖에 상초(上焦), 중초(中焦), 하초(下焦)를 더 붙여야 한다.
폐(재상)
폐(재상)
전중(신하)
담(재판관)
간(국방부장관)
위장, 비장(모두 재무장관)
소장(세무서장)
우측신장(군사령관)
방광(국토해양부장관)
좌측신장(군사령관)
대장(교통부장관)

주)상초,중초,하초 : 동양의학에서 쓰이는 장기(臟器)이름

소문(素問)

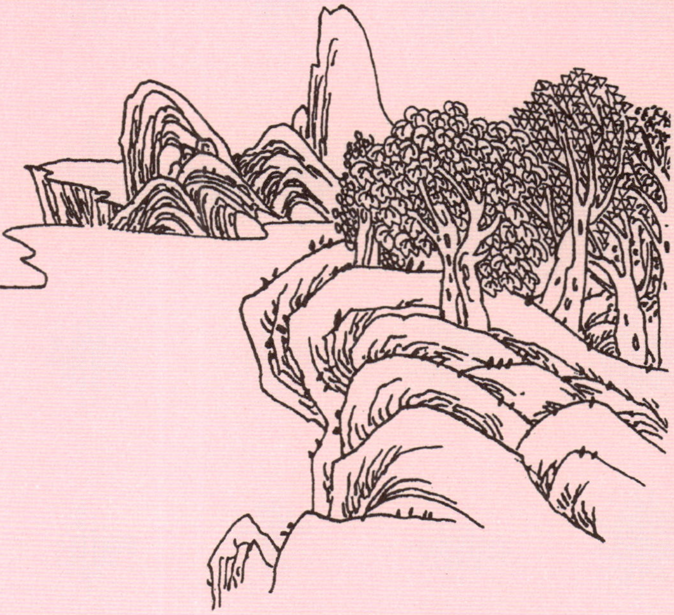

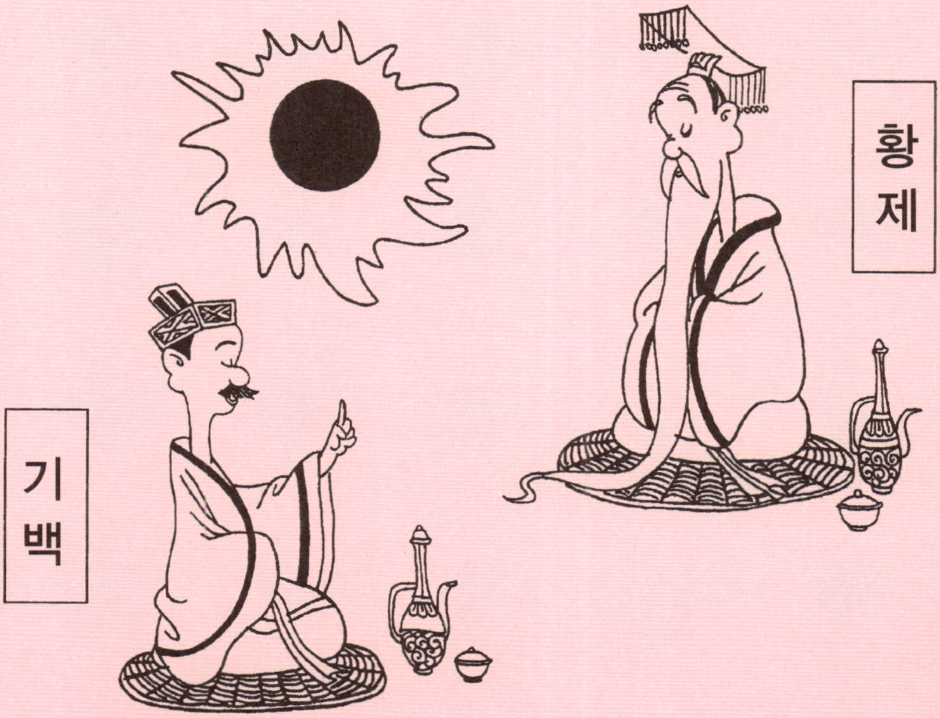

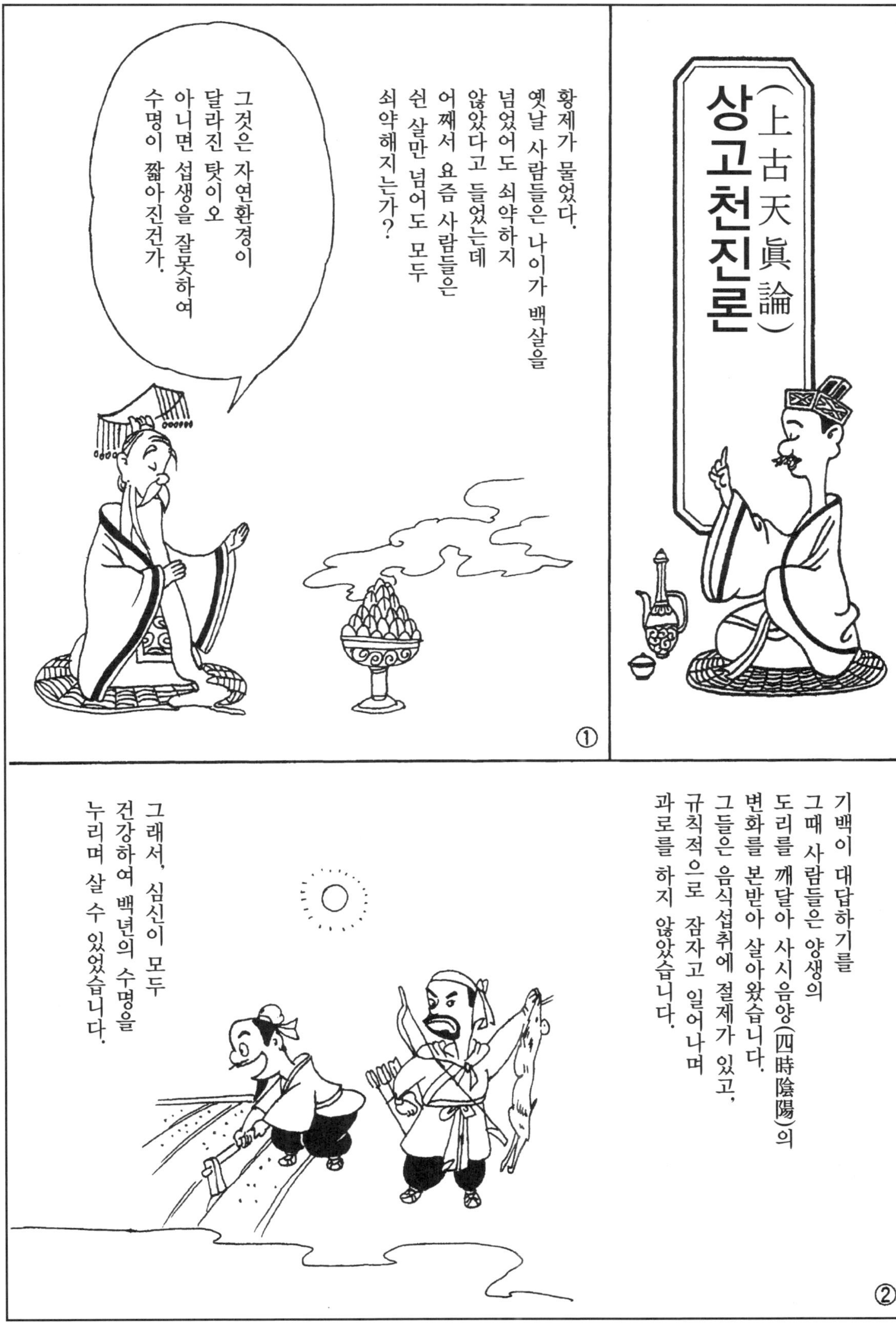

주) 음양(陰陽) : 우주만물을 만들어 내는 기본이 되는 두가지 기(氣), 양(陽)은 활동적인데, 즉 천(天), 화(火), 남(男)이고, 음(陰)은 조용한 것인데, 즉 지(地), 수(水), 여(女)이다. 여기서 사시음양(四時陰陽)은 자연의 규칙을 가리킨다.

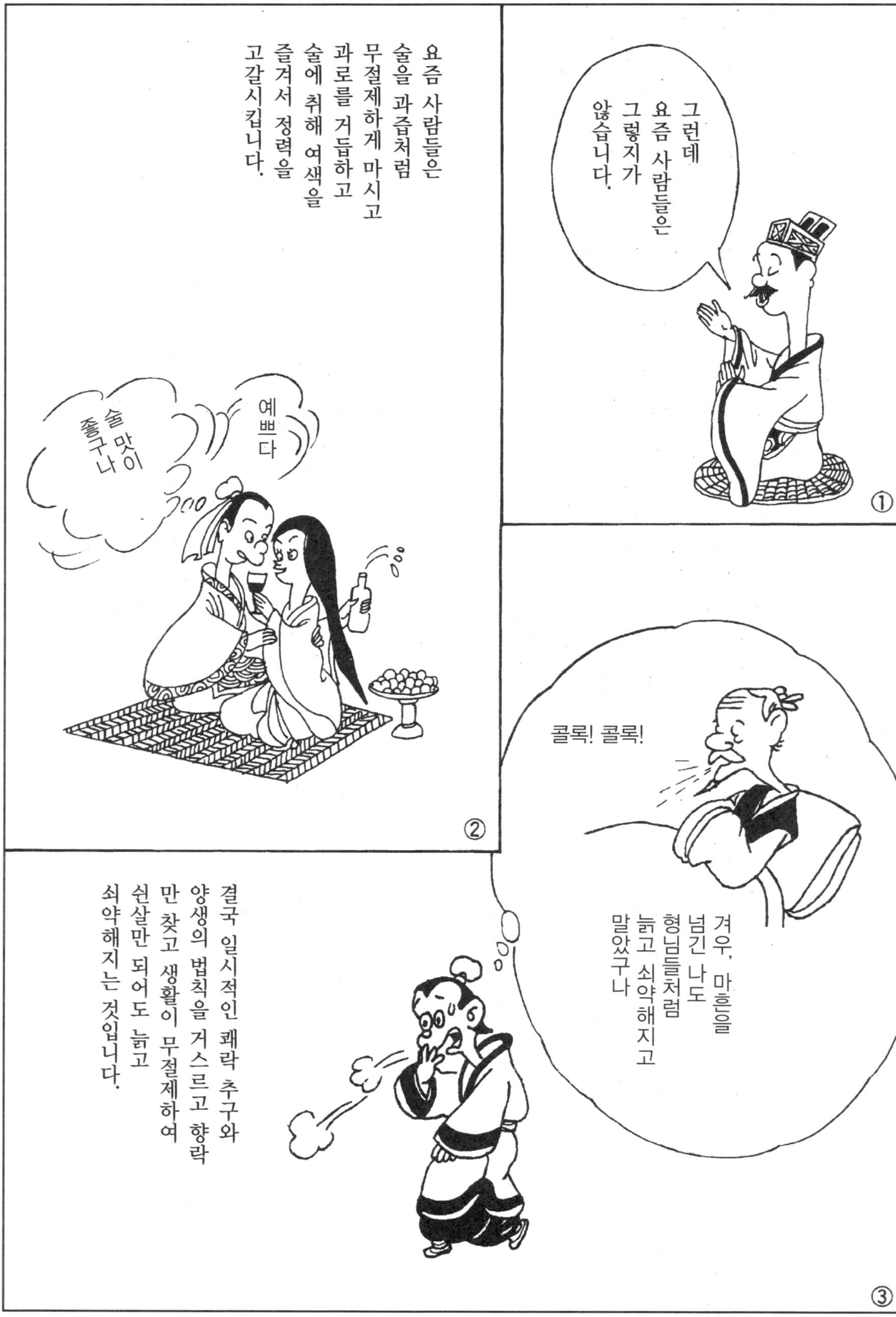
그런데 요즘 사람들은 그렇지가 않습니다.
①
요즘 사람들은 술을 과즙처럼 무절제하게 마시고 과로를 거듭하고 술에 취해 여색을 즐겨서 정력을 고갈시킵니다.
예쁘다
술 맛이 좋구나
②
콜록! 콜록!
겨우, 마흔을 넘긴 나도 형님들처럼 늙고 쇠약해지고 말았구나
결국 일시적인 쾌락 추구와 양생의 법칙을 거스르고 향락만 찾고 생활이 무절제하여 쉰살만 되어도 늙고 쇠약해지는 것입니다.
③

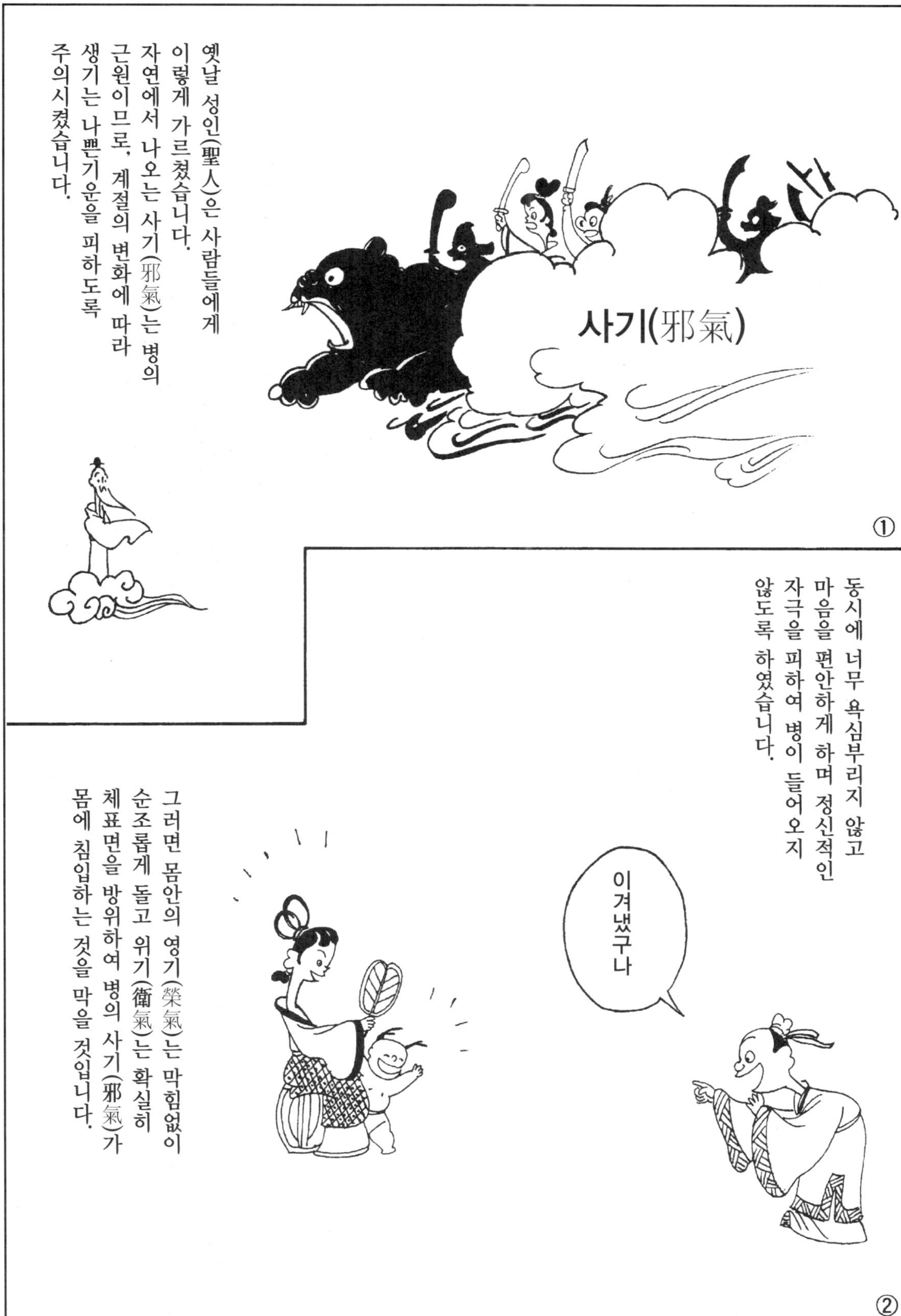
옛날 성인(聖人)은 사람들에게
이렇게 가르쳤습니다.
자연에서 나오는 사기(邪氣)는 병의
근원이므로, 계절의 변화에 따라
생기는 나쁜기운을 피하도록
주의시켰습니다.
사기(邪氣)
①
동시에 너무 욕심부리지 않고
마음을 편안하게 하며 정신적인
자극을 피하여 병이 들어오지
않도록 하였습니다.
이겨냈구나
그러면 몸안의 영기(榮氣)는 막힘없이
순조롭게 돌고 위기(衛氣)는 확실히
체표면을 방위하여 병의 사기(邪氣)가
몸에 침입하는 것을 막을 것입니다.
②

주) 사기(邪氣) : 바람(風), 더위(暑), 습기(濕), 건조함(燥), 추위(寒)같은 외부에서 오는 나쁜 자극(외사라고도 함).
영기(榮氣)와 위기(衛氣) : 인체의 기본이 되는 두가지 기(氣). 이 두 가지가 잘 순환되어야 생명활동이 이어진다.

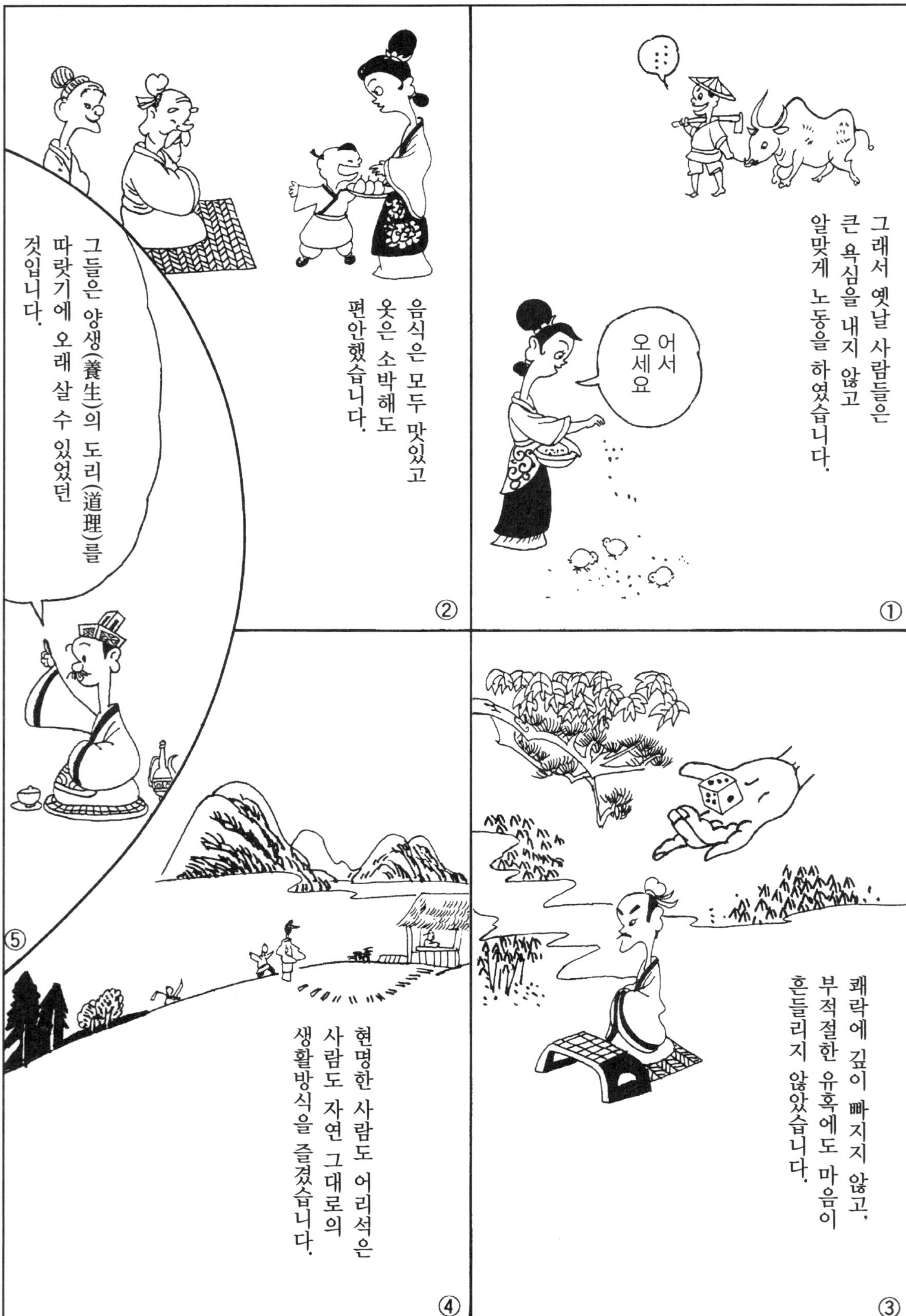
그래서 옛날 사람들은
큰 욕심을 내지 않고
알맞게 노동을 하였습니다.
어서
오세요
①
음식은 모두 맛있고
옷은 소박해도
편안했습니다.
②
쾌락에 깊이 빠지지 않고,
부적절한 유혹에도 마음이
흔들리지 않았습니다.
③
현명한 사람도 어리석은
사람도 자연 그대로의
생활방식을 즐겼습니다.
④
그들은 양생(養生)의 도리(道理)를
따랐기에 오래 살 수 있었던
것입니다.
⑤

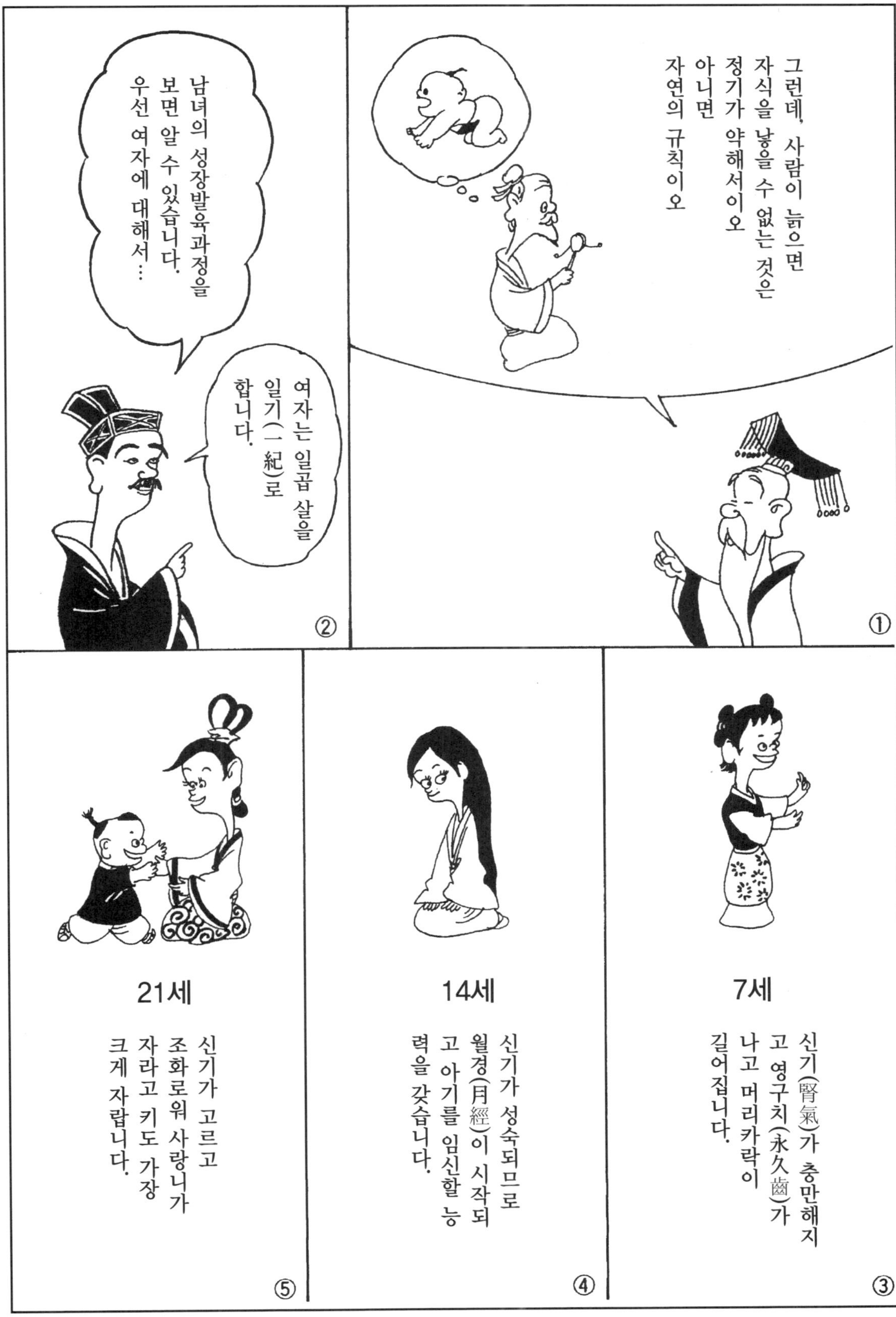
그런데, 사람이 늙으면
자식을 낳을 수 없는 것은
정기가 약해서이오
아니면
자연의 규칙이오
①
남녀의 성장발육과정을
보면 알 수 있습니다.
우선 여자에 대해서…
여자는 일곱 살을
일기(一紀)로
합니다.
②
7세
신기(腎氣)가 충만해지
고 영구치(永久齒)가
나고 머리카락이
길어집니다.
③
14세
신기가 성숙되므로
월경(月經)이 시작되
고 아기를 임신할 능
력을 갖습니다.
④
21세
신기가 고르고
조화로워 사랑니가
자라고 키도 가장
크게 자랍니다.
⑤

주) 신기(腎氣) : 태어나면서 가지고 있는 생명력.「선천의 근본」이라고도 한다.

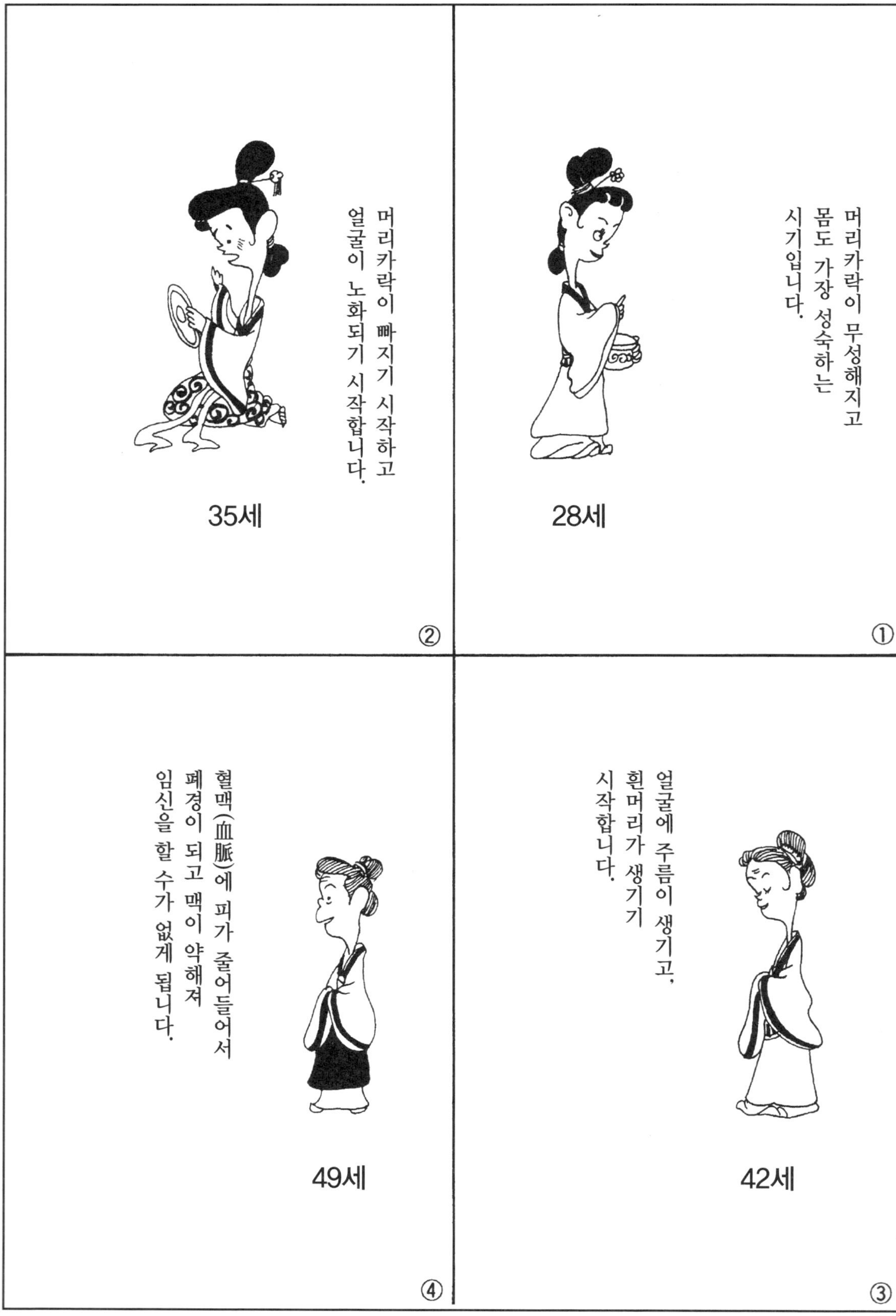
머리카락이 무성해지고
몸도 가장 성숙하는
시기입니다.
28세
①
머리카락이 빠지기 시작하고
얼굴이 노화되기 시작합니다.
35세
②
얼굴에 주름이 생기고,
흰머리가 생기기
시작합니다.
42세
③
혈맥(血脈)에 피가 줄어들어서
폐경이 되고 맥이 약해져
임신을 할 수가 없게 됩니다.
49세
④

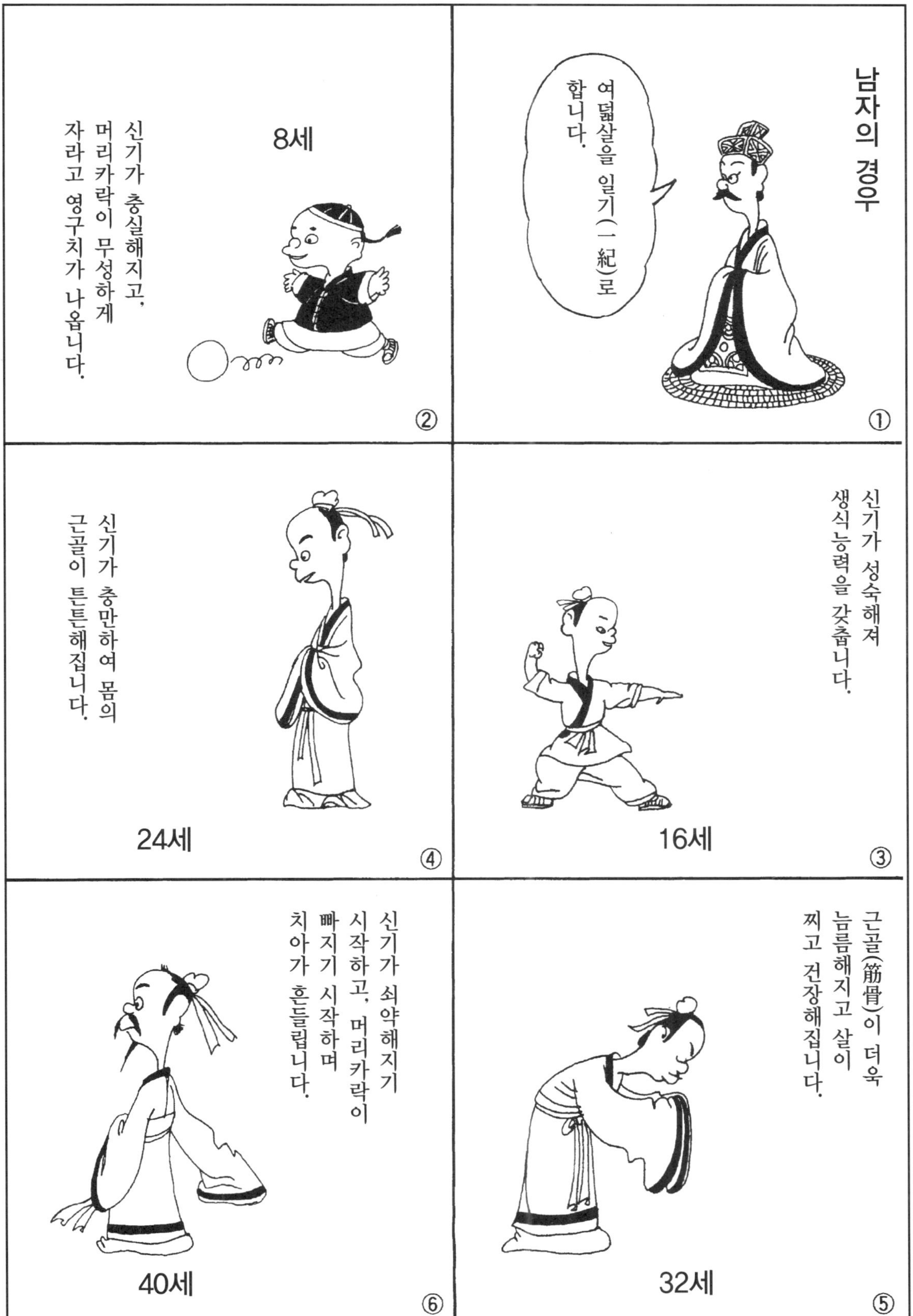
남자의 경우
여덟살을 일기(一紀)로 합니다.
①
8세
신기가 충실해지고, 머리카락이 무성하게 자라고 영구치가 나옵니다.
②
신기가 성숙해져 생식능력을 갖춥니다.
16세
③
신기가 충만하여 몸의 근골이 튼튼해집니다.
24세
④
근골(筋骨)이 더욱 늠름해지고 살이 찌고 건장해집니다.
32세
⑤
신기가 쇠약해지기 시작하고, 머리카락이 빠지기 시작하며 치아가 흔들립니다.
40세
⑥

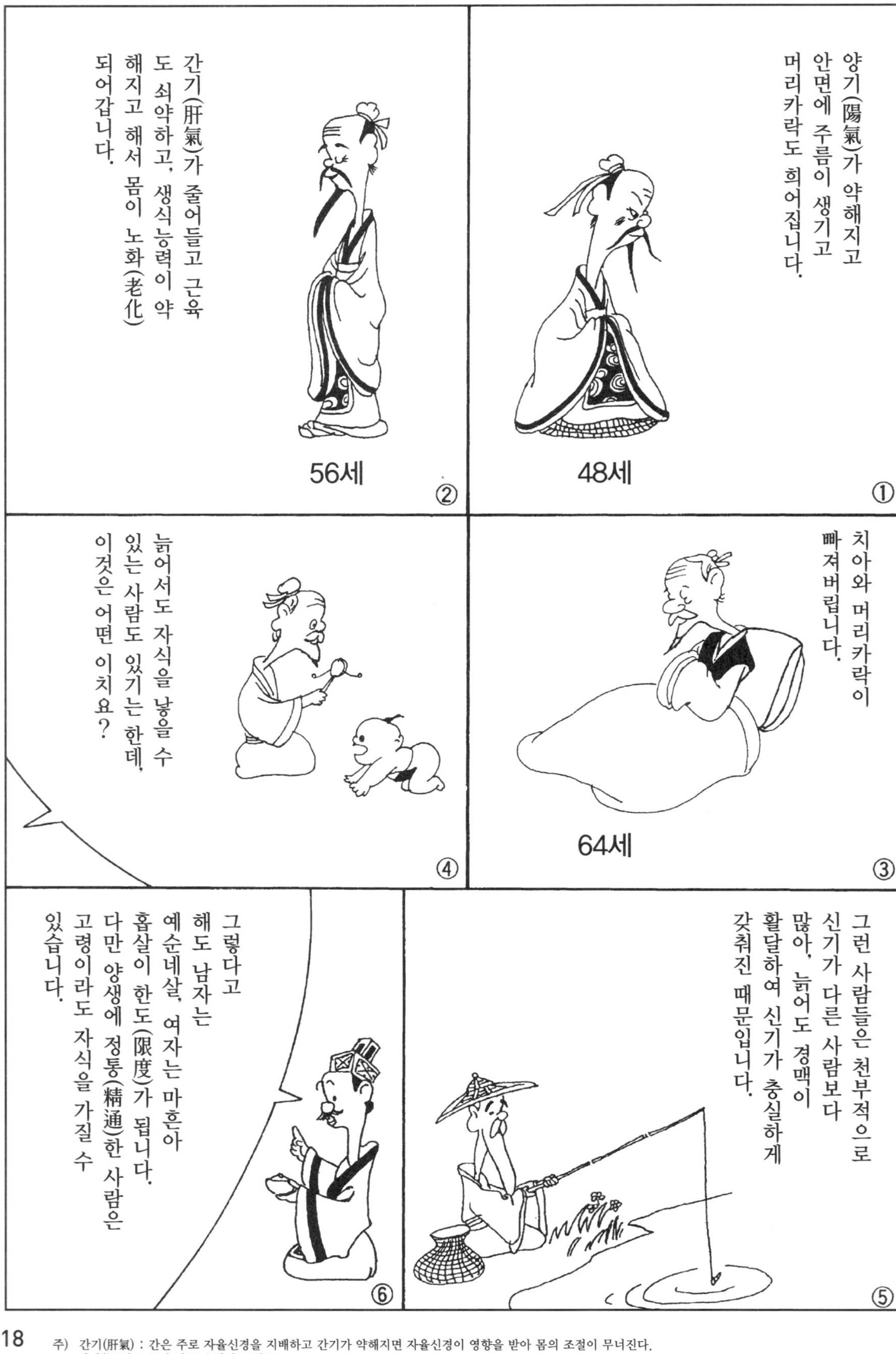
양기(陽氣)가 약해지고
안면에 주름이 생기고
머리카락도 희어집니다.
48세
①
간기(肝氣)가 줄어들고 근육
도 쇠약하고, 생식능력이 약
해지고 해서 몸이 노화(老化)
되어갑니다.
56세
②
치아와 머리카락이
빠져버립니다.
64세
③
늙어서도 자식을 낳을 수
있는 사람도 있기는 한데,
이것은 어떤 이치요?
④
그런 사람들은 천부적으로
신기가 다른 사람보다
많아, 늙어도 경맥이
활달하여 신기가 충실하게
갖춰진 때문입니다.
⑤
그렇다고
해도 남자는
예순네살, 여자는 마흔아
홉살이 한도(限度)가 됩니다.
다만 양생에 정통(精通)한 사람은
고령이라도 자식을 가질 수
있습니다.
⑥

주) 간기(肝氣) : 간은 주로 자율신경을 지배하고 간기가 약해지면 자율신경이 영향을 받아 몸의 조절이 무너진다.
경맥(經脈) : 몸의 기를 순환하는 경로

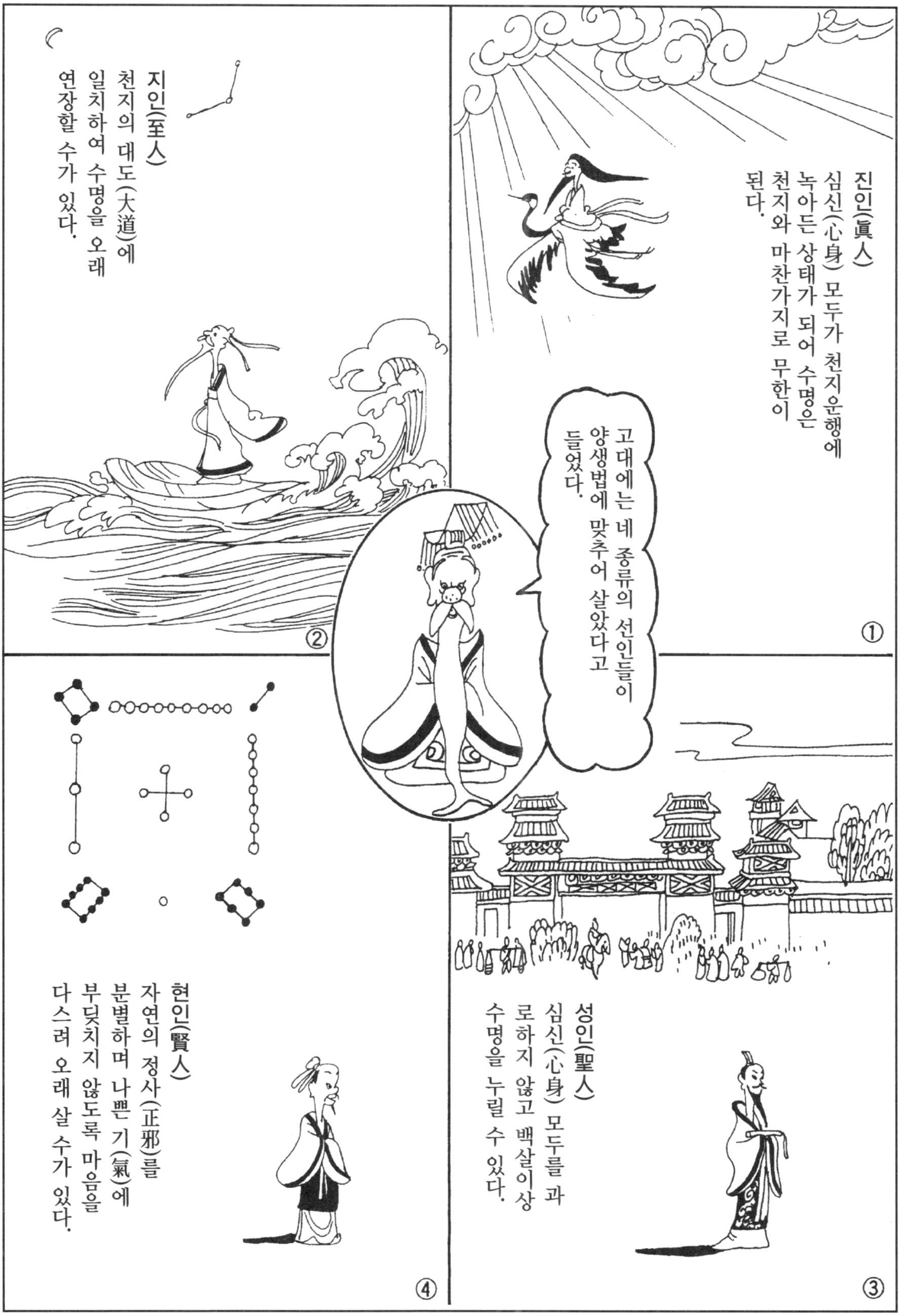
진인(眞人)
심신(心身) 모두가 천지운행에 녹아든 상태가 되어 수명은 천지와 마찬가지로 무한이 된다.
①
지인(至人)
천지의 대도(大道)에 일치하여 수명을 오래 연장할 수가 있다.
②
고대에는 네 종류의 선인들이 양생법에 맞추어 살았다고 들었다.
성인(聖人)
심신(心身) 모두를 과로하지 않고 백살이상 수명을 누릴 수 있다.
③
현인(賢人)
자연의 정사(正邪)를 분별하며 나쁜 기(氣)에 부딪치지 않도록 마음을 다스려 오래 살 수가 있다.
④

주) 정사(正邪) : 자연계의 몸에 좋은 기(氣)와 나쁜 자극

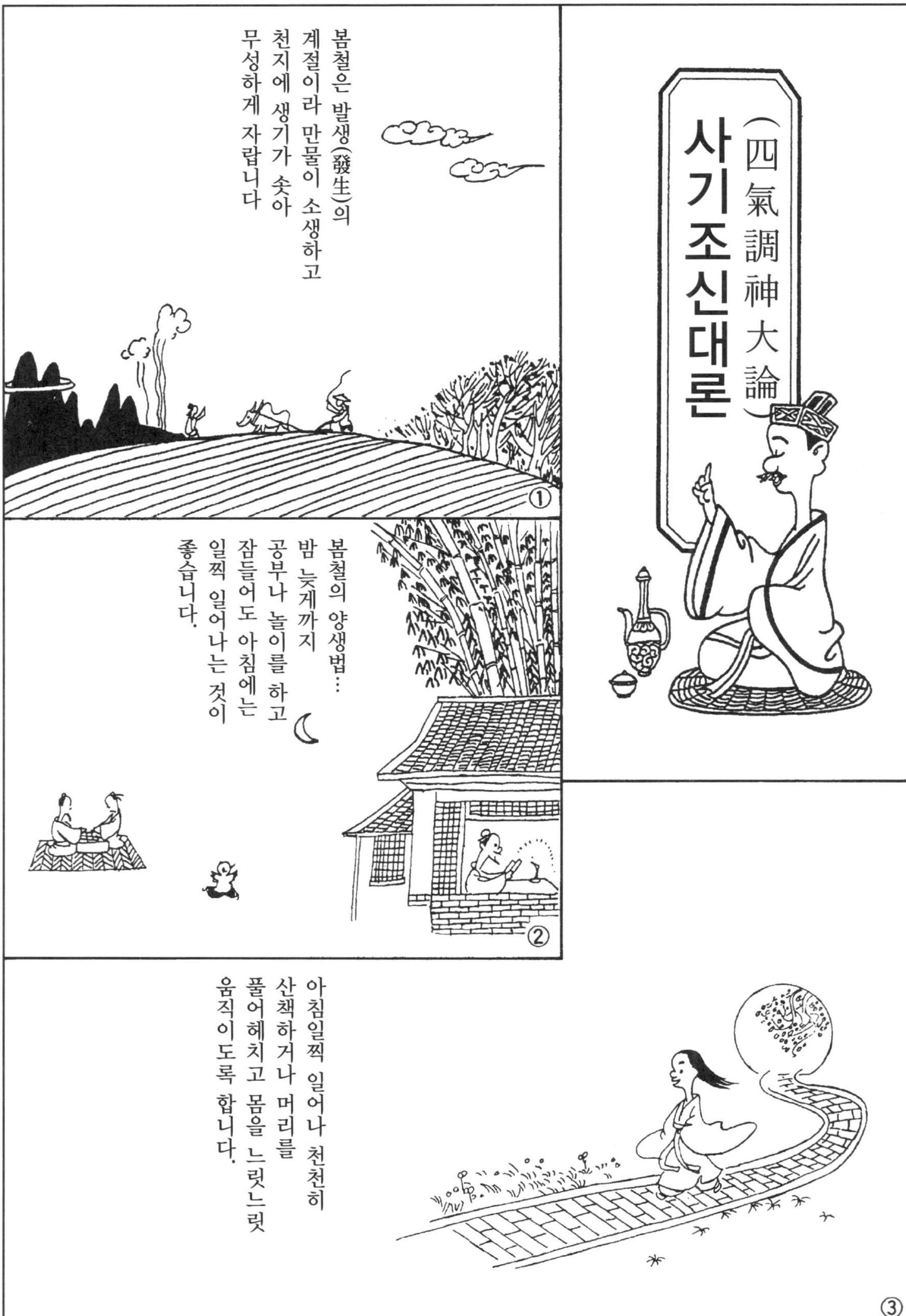
사기조신대론
(四氣調神大論)
봄철은 발생(發生)의
계절이라 만물이 소생하고
천지에 생기가 솟아
무성하게 자랍니다
①
봄철의 양생법…
밤 늦게까지
공부나 놀이를 하고
잠들어도 아침에는
일찍 일어나는 것이
좋습니다.
②
아침일찍 일어나 천천히
산책하거나 머리를
풀어헤치고 몸을 느릿느릿
움직이도록 합니다.
③

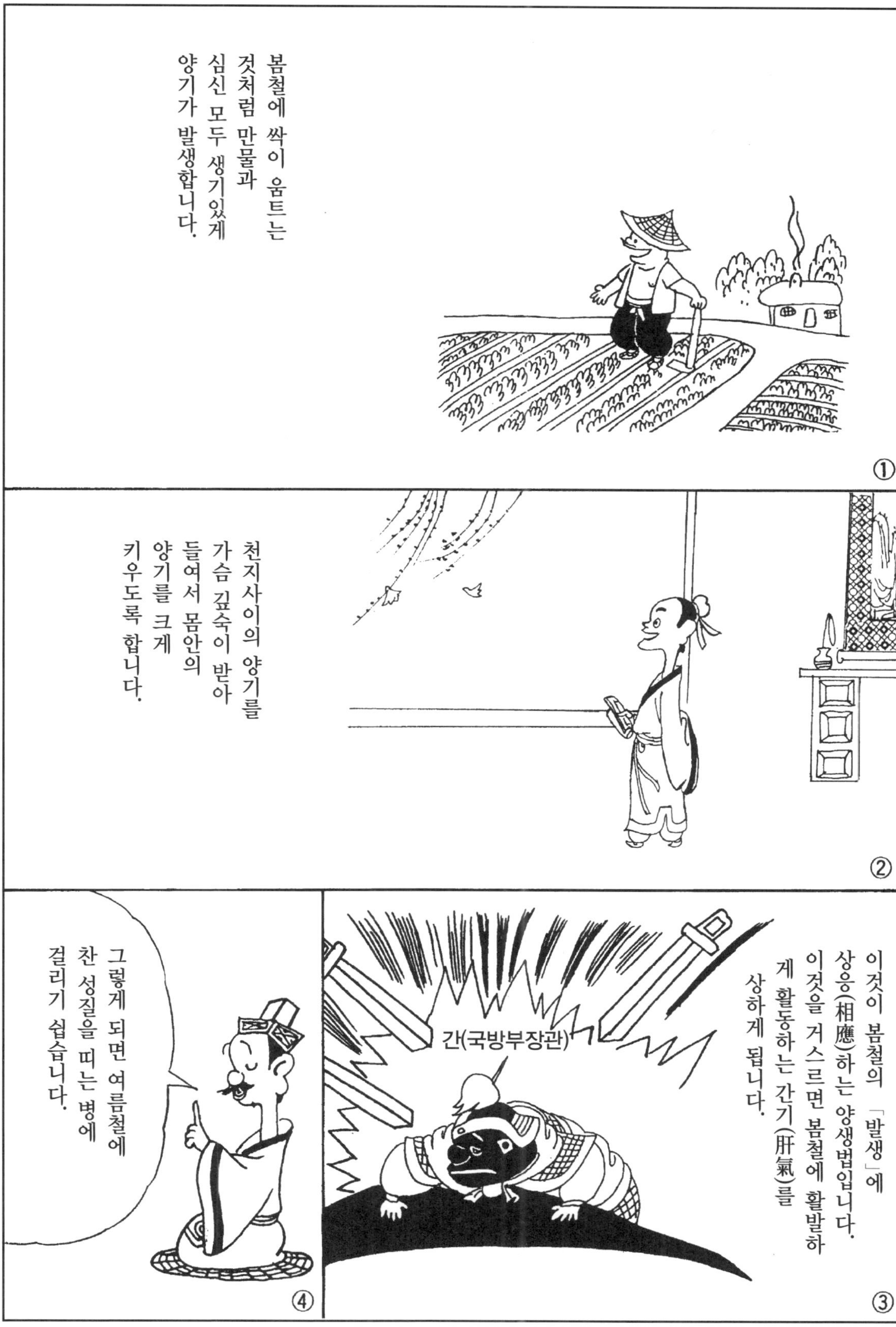
봄철에 싹이 움트는
것처럼 만물과
심신 모두 생기있게
양기가 발생합니다.
①
천지사이의 양기를
가슴 깊숙이 받아
들여서 몸안의
양기를 크게
키우도록 합니다.
②
이것이 봄철의 「발생」에
상응(相應)하는 양생법입니다.
이것을 거스르면 봄철에 활발하
게 활동하는 간기(肝氣)를
상하게 됩니다.
간(국방부장관)
③
그렇게 되면 여름철에
찬 성질을 띠는 병에
걸리기 쉽습니다.
④

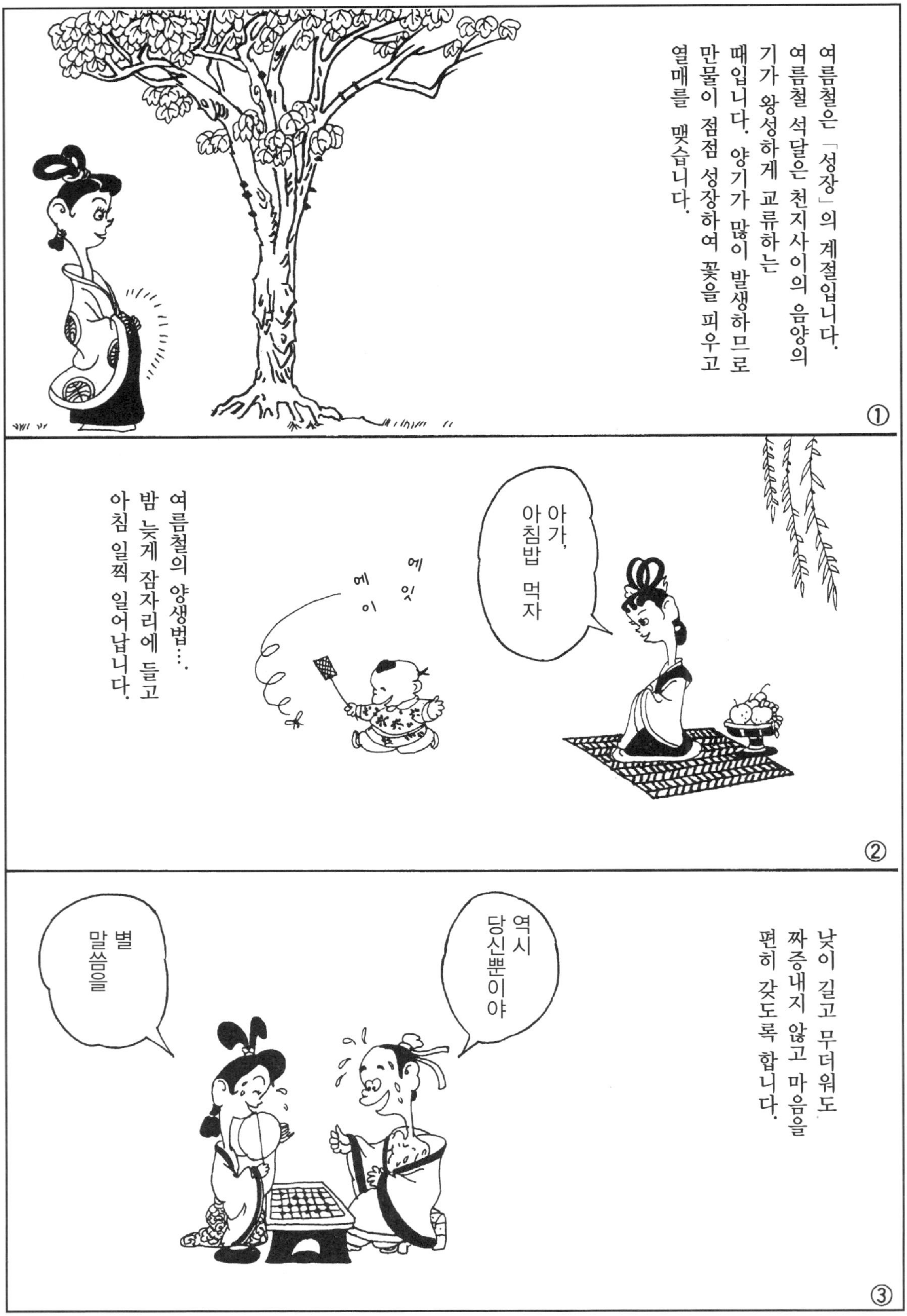
여름철은 「성장」의 계절입니다.
여름철 석달은 천지사이의 음양의
기가 왕성하게 교류하는
때입니다. 양기가 많이 발생하므로
만물이 점점 성장하여 꽃을 피우고
열매를 맺습니다.
①
아가, 아침밥 먹자
에잇
에이
여름철의 양생법….
밤 늦게 잠자리에 들고
아침 일찍 일어납니다.
②
낮이 길고 무더워도
짜증내지 않고 마음을
편히 갖도록 합니다.
역시 당신뿐이야
별 말씀을
③

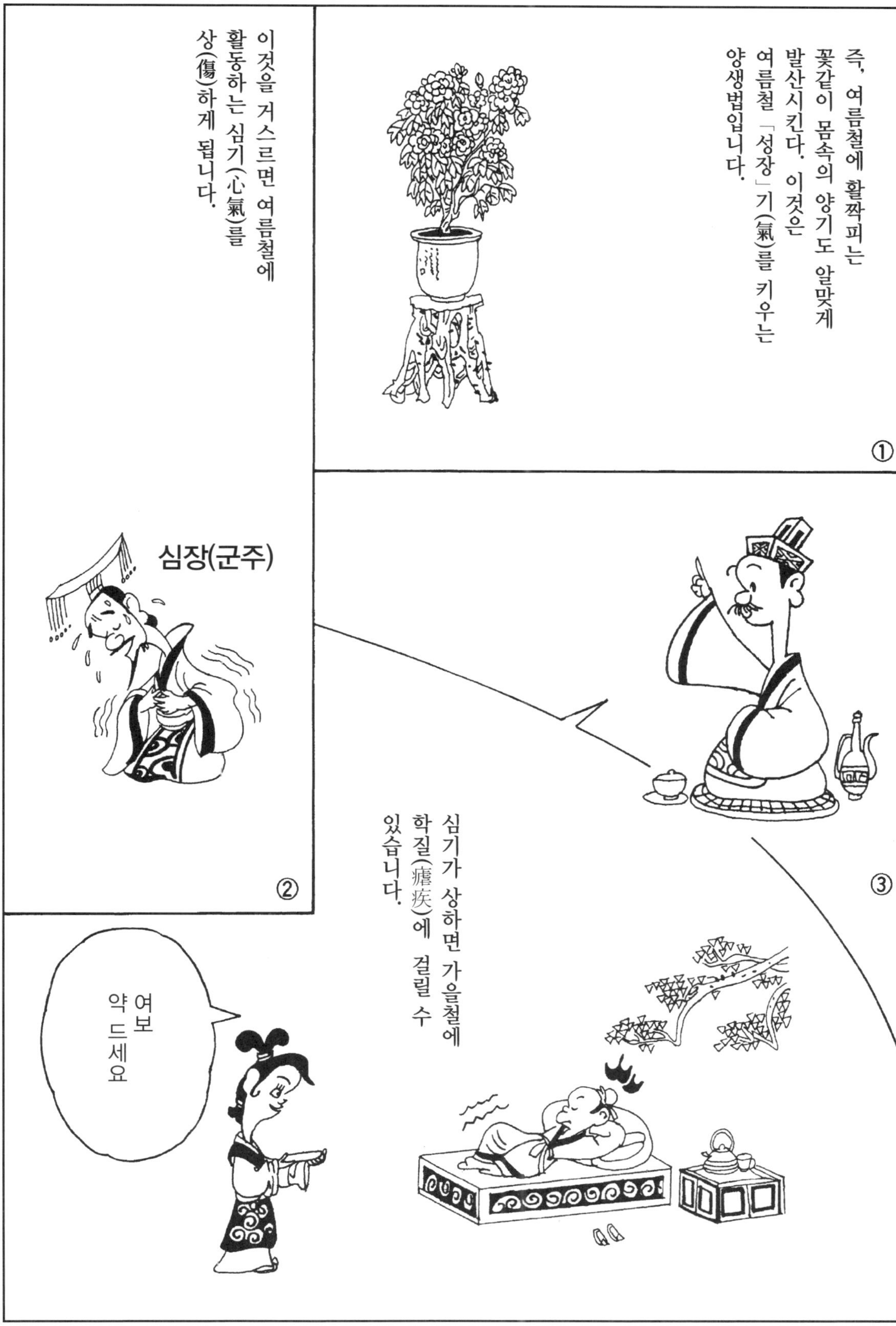
즉, 여름철에 활짝피는
꽃같이 몸속의 양기도 알맞게
발산시킨다. 이것은
여름철 「성장」기(氣)를 키우는
양생법입니다.
①
이것을 거스르면 여름철에
활동하는 심기(心氣)를
상(傷)하게 됩니다.
심장(군주)
②
심기가 상하면 가을철에
학질(瘧疾)에 걸릴 수
있습니다.
③
여보
약 드세요

주) 심기(心氣) : 심(心)은 순환계 + 중추신경계를 가리킨다.

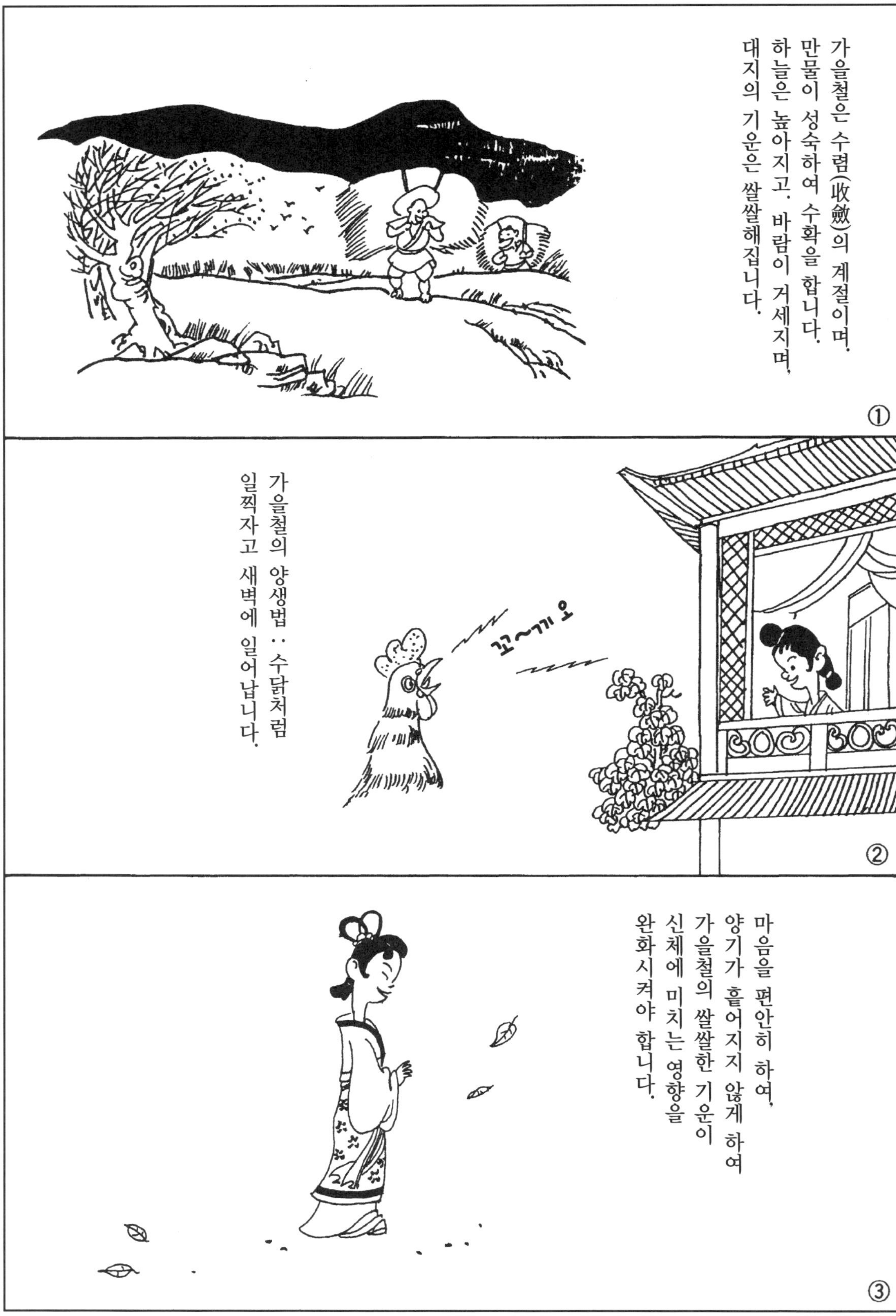
가을철은 수렴(收斂)의 계절이며,
만물이 성숙하여 수확을 합니다.
하늘은 높아지고, 바람이 거세지며,
대지의 기운은 쌀쌀해집니다.
①
가을철의 양생법 : 수닭처럼
일찍자고 새벽에 일어납니다.
꼬~끼오
②
마음을 편안히 하여,
양기가 흩어지지 않게 하여
가을철의 쌀쌀한 기운이
신체에 미치는 영향을
완화시켜야 합니다.
③

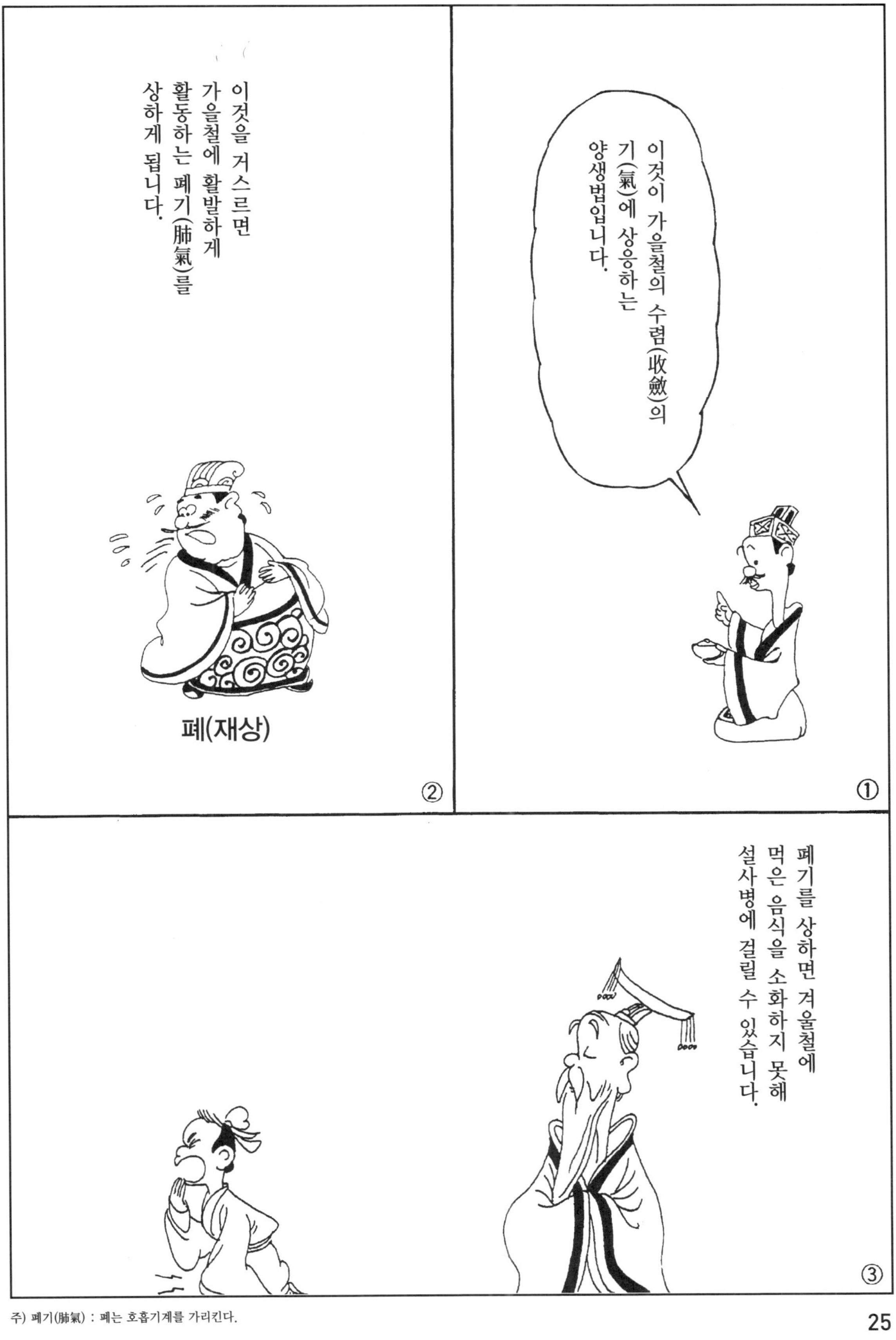
이것이 가을철의 수렴(收斂)의
기(氣)에 상응하는
양생법입니다.
①
이것을 거스르면
가을철에 활발하게
활동하는 폐기(肺氣)를
상하게 됩니다.
폐(재상)
②
폐기를 상하면 겨울철에
먹은 음식을 소화하지 못해
설사병에 걸릴 수 있습니다.
③

주) 폐기(肺氣) : 폐는 호흡기계를 가리킨다.

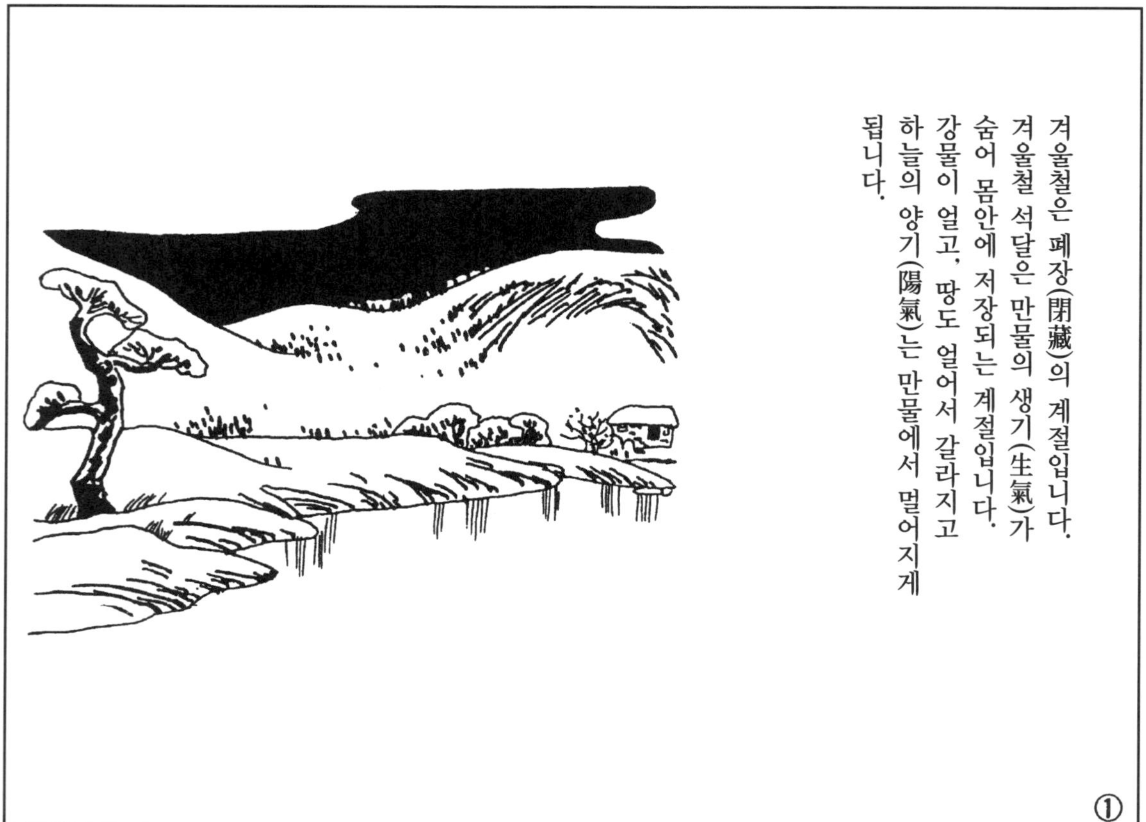
겨울철은 폐장(閉藏)의 계절입니다.
겨울철 석달은 만물의 생기(生氣)가
숨어 몸안에 저장되는 계절입니다.
강물이 얼고, 땅도 얼어서 갈라지고
하늘의 양기(陽氣)는 만물에서 멀어지게
됩니다.
①

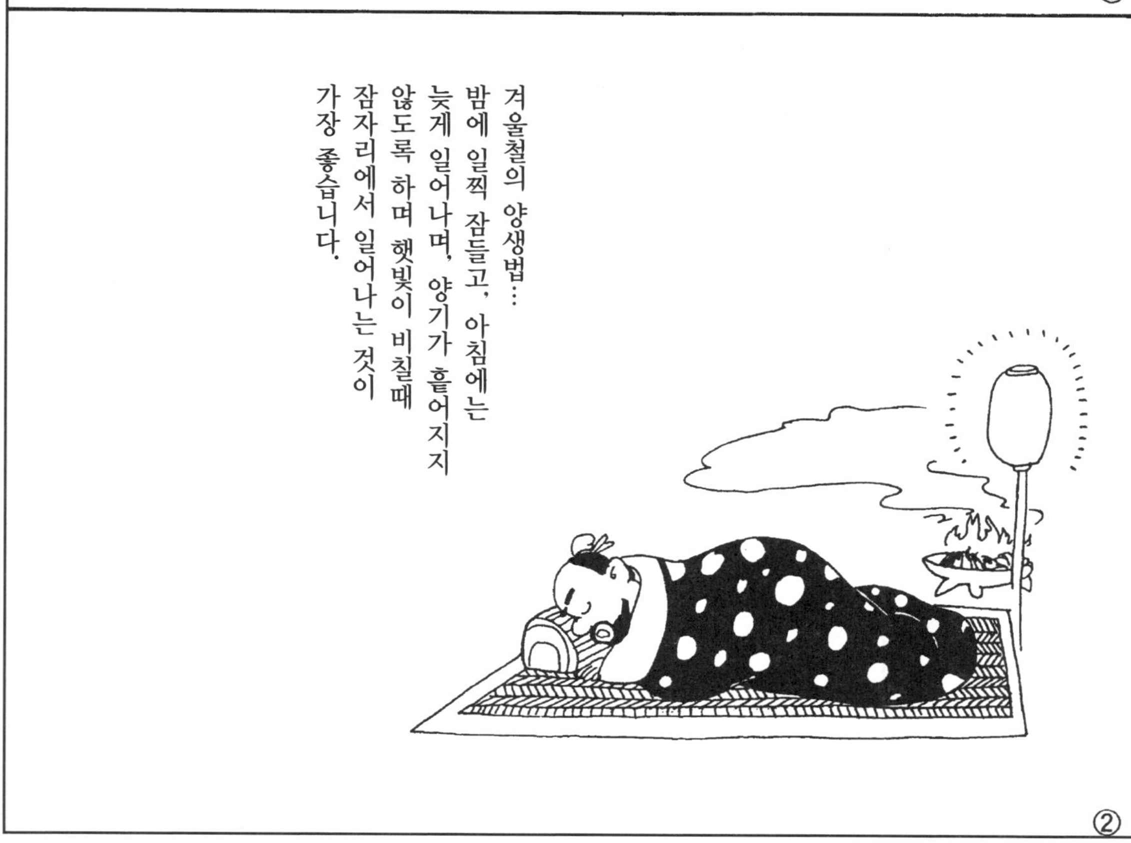
겨울철의 양생법…
밤에 일찍 잠들고, 아침에는
늦게 일어나며, 양기가 흩어지지
않도록 하며 햇빛이 비칠때
잠자리에서 일어나는 것이
가장 좋습니다.
②

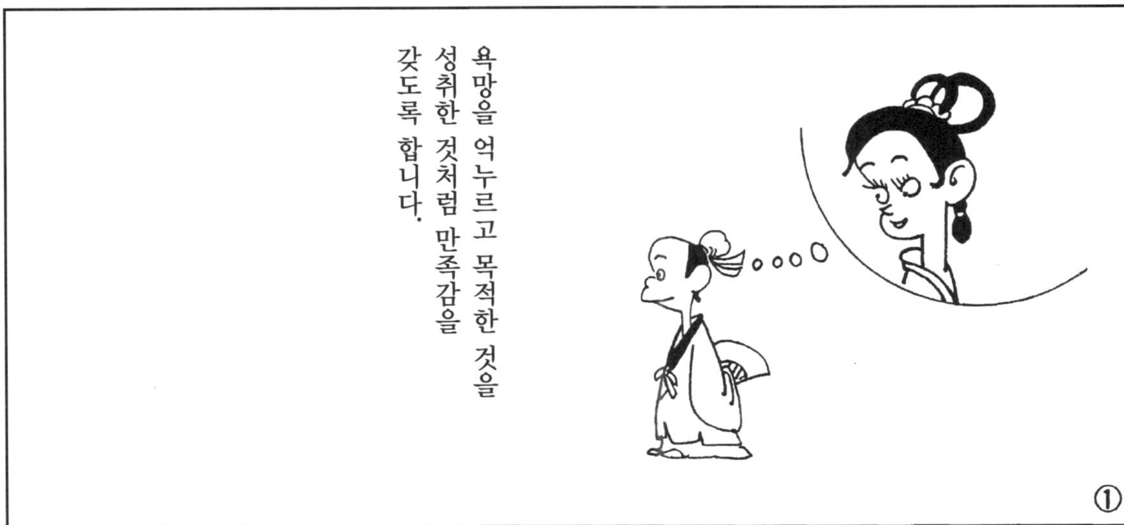
욕망을 억누르고 목적한 것을
성취한 것처럼 만족감을
갖도록 합니다.
①

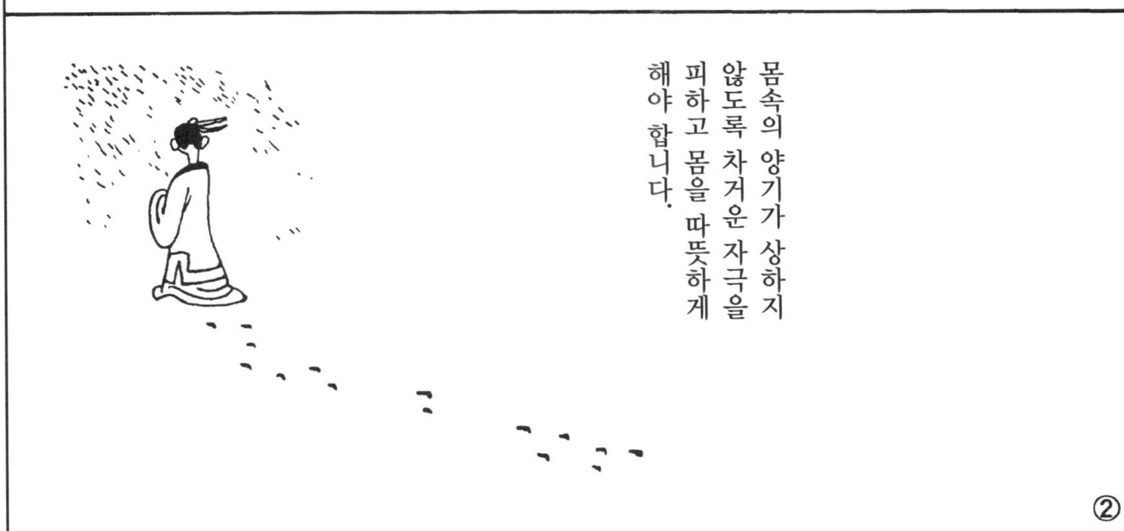
몸속의 양기가 상하지
않도록 차거운 자극을
피하고 몸을 따뜻하게
해야 합니다.
②

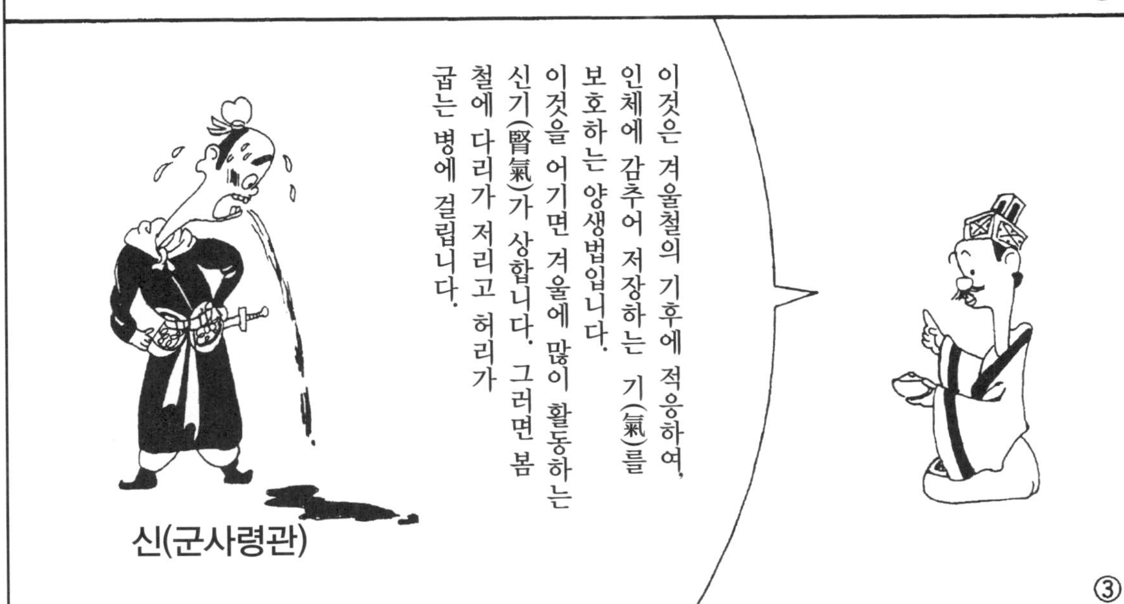
이것은 겨울철의 기후에 적응하여,
인체에 감추어 저장하는 기(氣)를
보호하는 양생법입니다.
이것을 어기면 겨울에 많이 활동하는
신기(腎氣)가 상합니다. 그러면 봄
철에 다리가 저리고 허리가
굽는 병에 걸립니다.
신(군사령관)
③

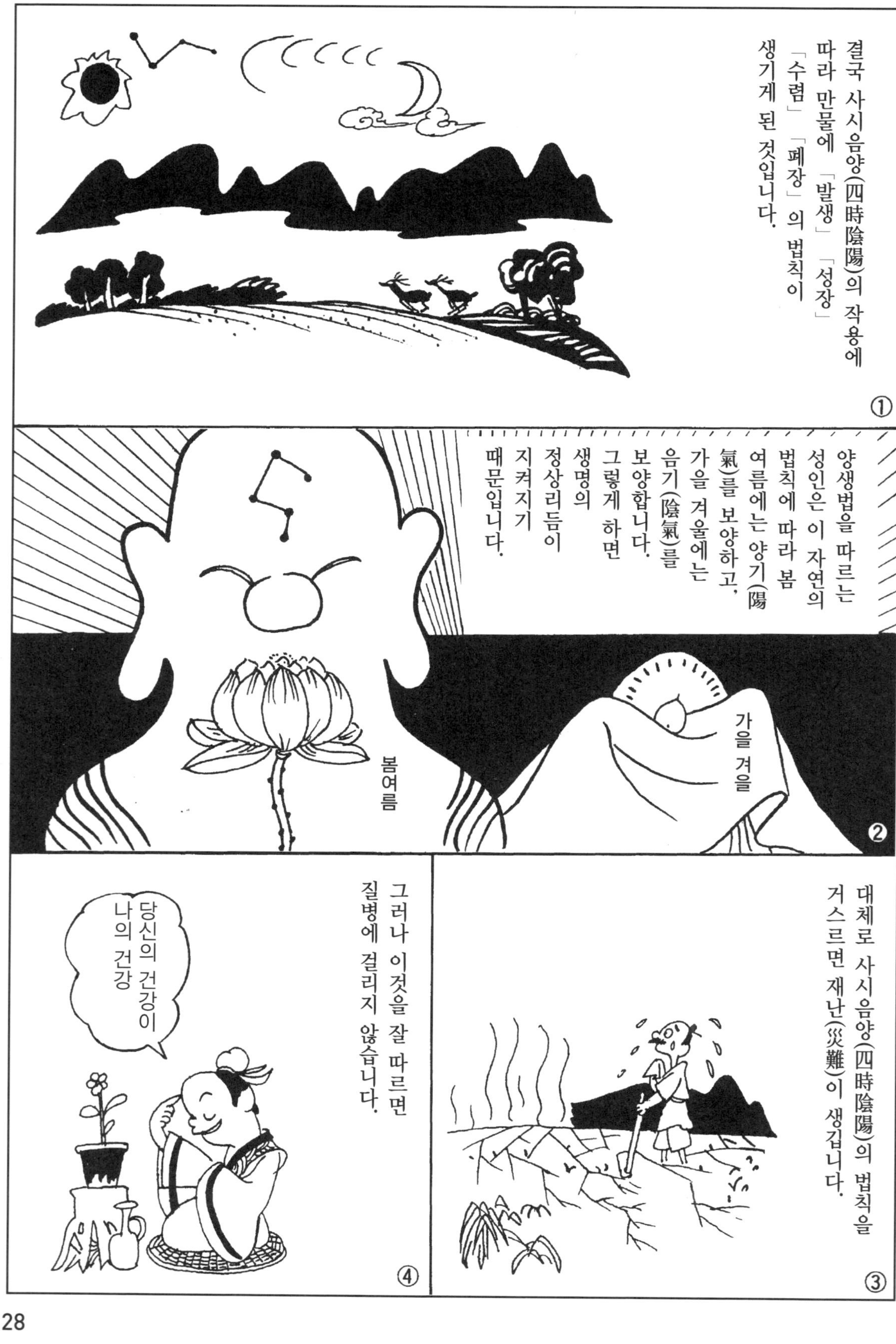
결국 사시음양(四時陰陽)의 작용에
따라 만물에 「발생」 「성장」
「수렴」 「폐장」의 법칙이
생기게 된 것입니다.
①
양생법을 따르는
성인은 이 자연의
법칙에 따라 봄
여름에는 양기(陽
氣)를 보양하고,
가을 겨울에는
음기(陰氣)를
보양합니다.
그렇게 하면
생명의
정상리듬이
지켜지기
때문입니다.
가을 겨울
봄여름
②
대체로 사시음양(四時陰陽)의 법칙을
거스르면 재난(災難)이 생깁니다.
③
그러나 이것을 잘 따르면
질병에 걸리지 않습니다.
당신의 건강이
나의 건강
④

천기(天氣)는 본래 깨끗하고,
밝지만 그 덕을 깊숙이 감추고
자신의 밝은 덕을 그대로 노출하지
않았기 때문에 긴 세월동안
보존할 수 있었던 것입니다.

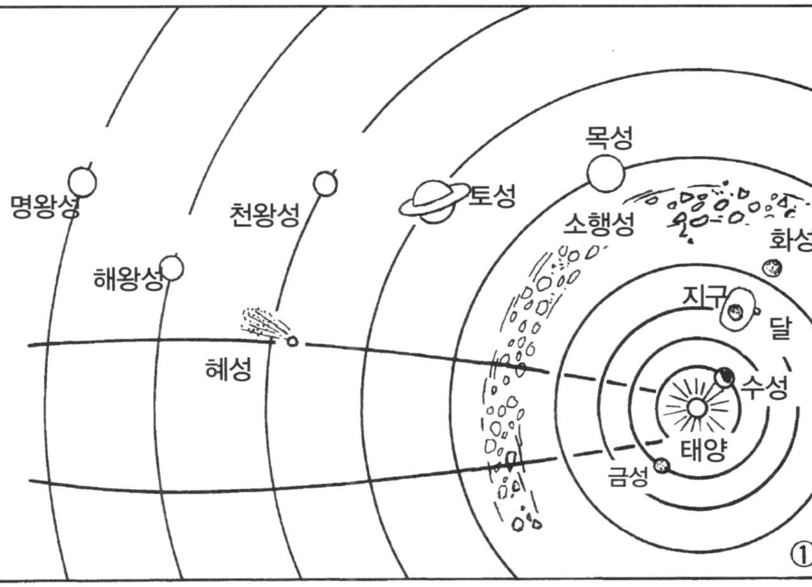

①

하늘이 덕을 간직하지 않았다면
해와 달은 빛을 잃어 사기(邪氣)가
천지사이에 메꾸어져 위아래의
기운이 서로 통하지 않게 되었을
겁니다.

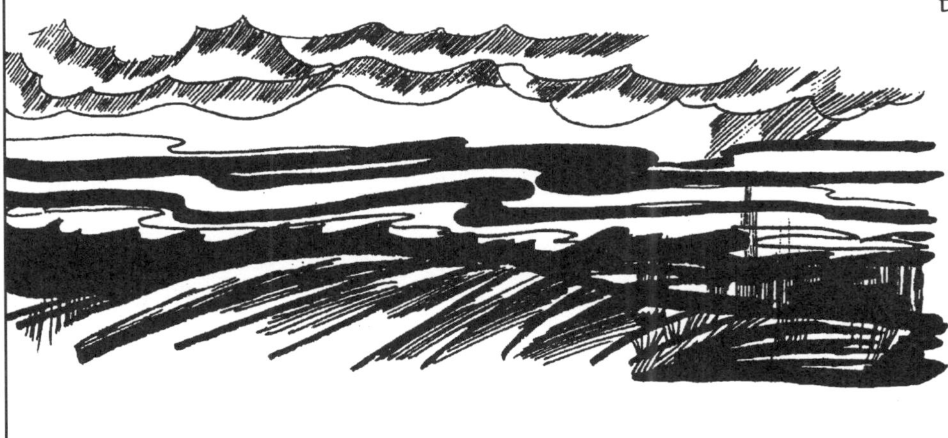

②

비나 이슬이 내리지 않으면, 만물은
성장을 멈추고, 커다란 수목(樹木)
마저도 시들게 될 것입니다.

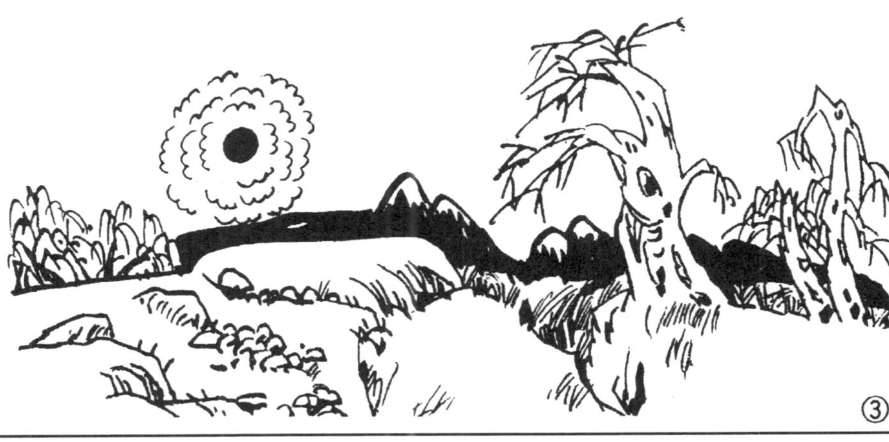

③

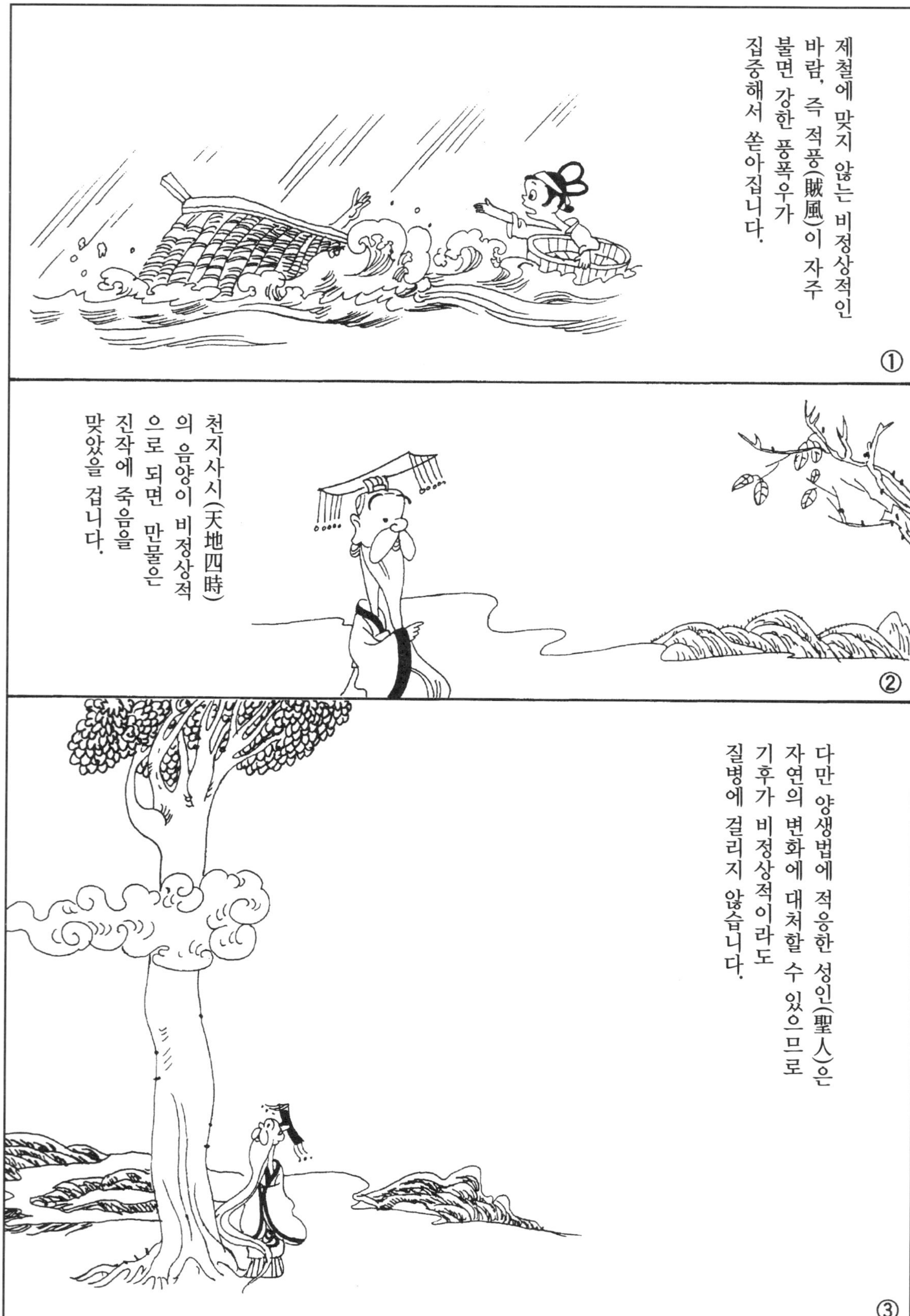
제철에 맞지 않는 비정상적인
바람, 즉 적풍(賊風)이 자주
불면 강한 풍폭우가
집중해서 쏟아집니다.
①
천지사시(天地四時)
의 음양이 비정상적
으로 되면 만물은
진작에 죽음을
맞았을 겁니다.
②
다만 양생법에 적응한 성인(聖人)은
자연의 변화에 대처할 수 있으므로
기후가 비정상적이라도
질병에 걸리지 않습니다.
③

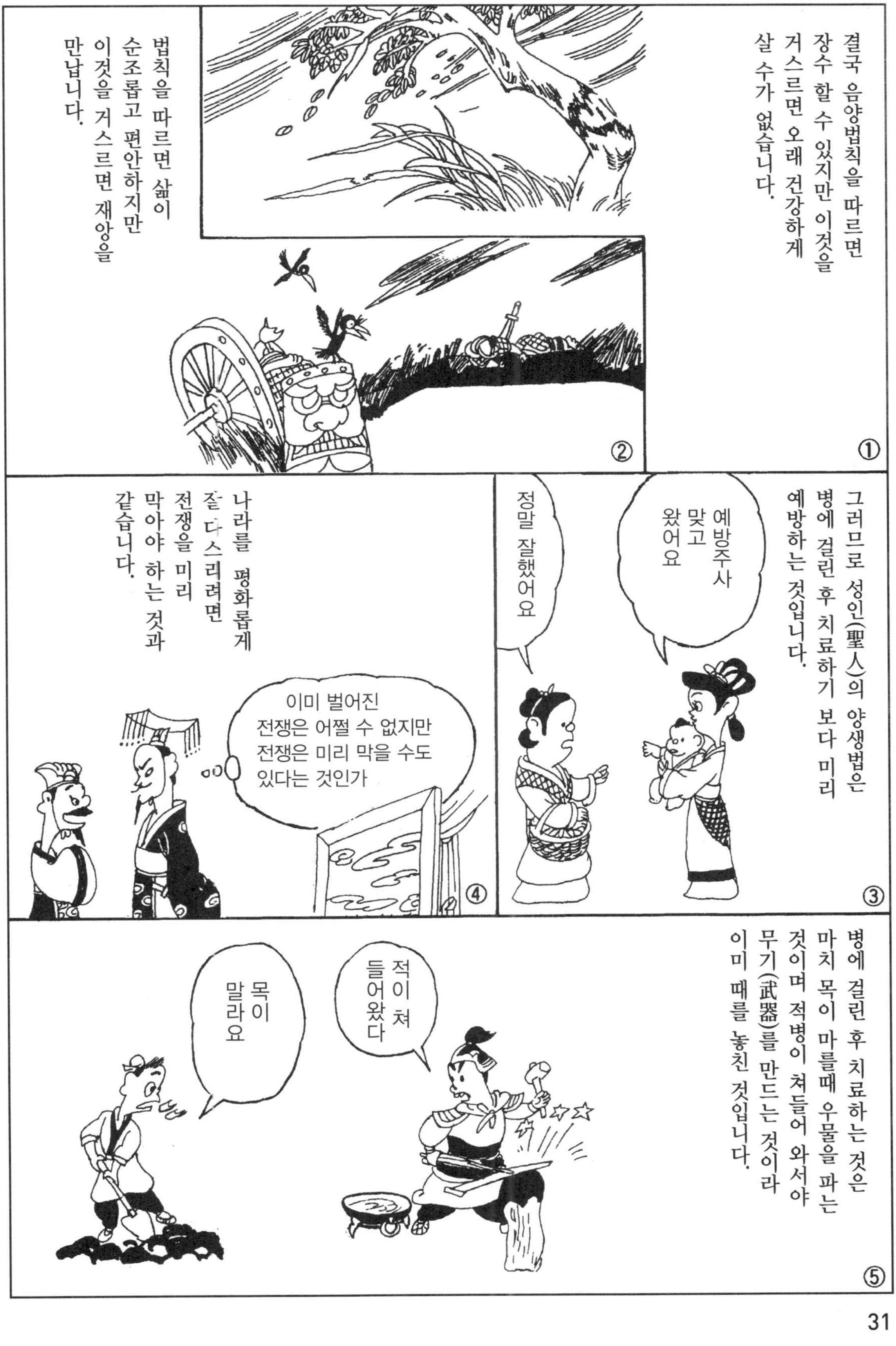
결국 음양법칙을 따르면 장수 할 수 있지만 이것을 거스르면 오래 건강하게 살 수가 없습니다.
①
법칙을 따르면 삶이 순조롭고 편안하지만 이것을 거스르면 재앙을 만납니다.
②
그러므로 성인(聖人)의 양생법은 병에 걸린 후 치료하기 보다 미리 예방하는 것입니다.
예방주사 맞고 왔어요
정말 잘했어요
③
나라를 평화롭게 잘 다스리려면 전쟁을 미리 막아야 하는 것과 같습니다.
이미 벌어진 전쟁은 어쩔 수 없지만 전쟁은 미리 막을 수도 있다는 것인가
④
병에 걸린 후 치료하는 것은 마치 목이 마를때 우물을 파는 것이며 적병이 쳐들어 와서야 무기(武器)를 만드는 것이라 이미 때를 놓친 것입니다.
적이 쳐들어왔다
목이 말라요
⑤

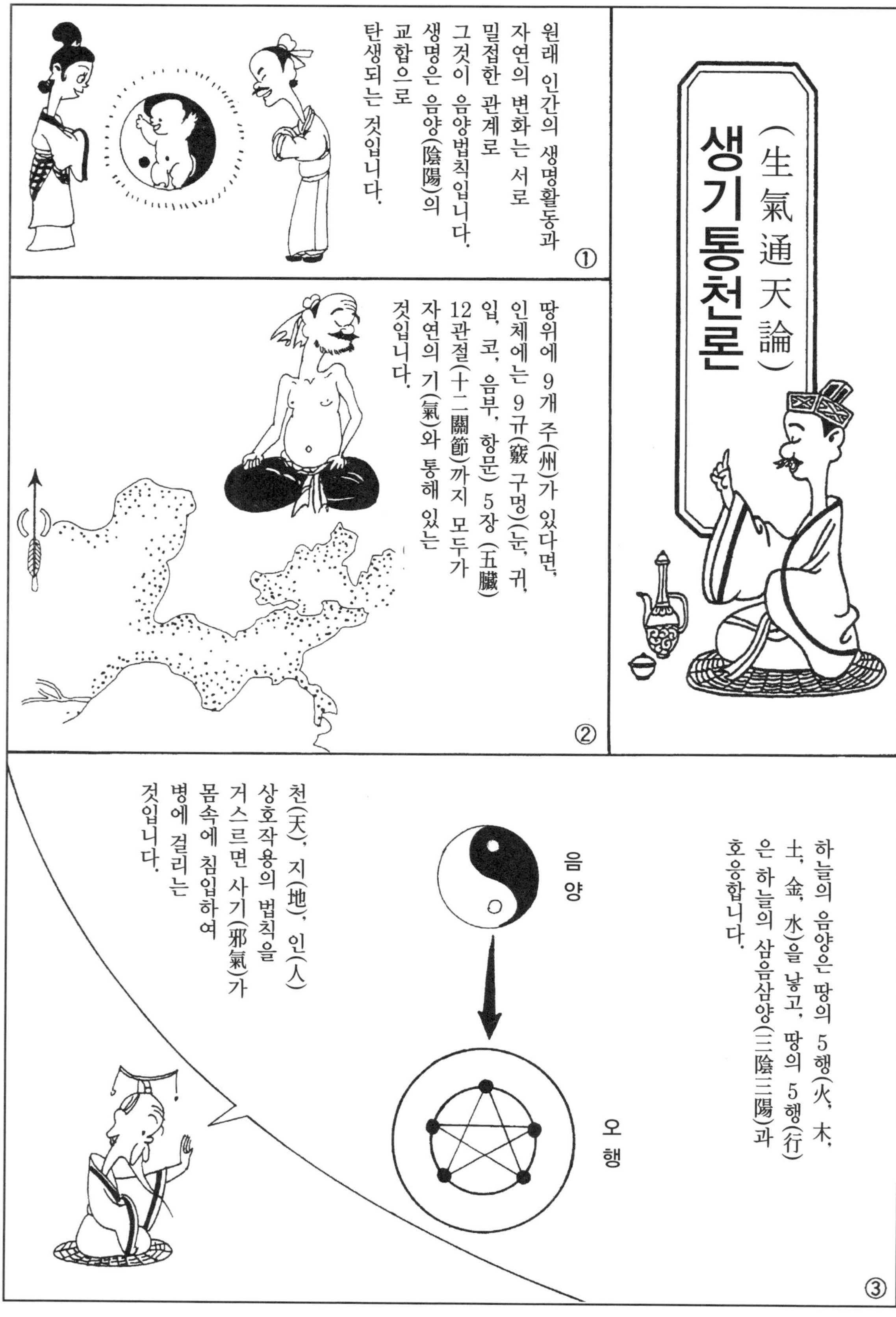
(生氣通天論)
생기통천론
①
원래 인간의 생명활동과
자연의 변화는 서로
밀접한 관계로
그것이 음양법칙입니다.
생명은 음양(陰陽)의
교합으로
탄생되는 것입니다.
②
땅위에 9개 주(州)가 있다면,
인체에는 9규(竅 구멍)(눈, 귀,
입, 코, 음부, 항문) 5장 (五臟)
12관절(十二關節)까지 모두가
자연의 기(氣)와 통해 있는
것입니다.
③
하늘의 음양은 땅의 5행(火, 木,
土, 金, 水)을 낳고, 땅의 5행(行)
은 하늘의 삼음삼양(三陰三陽)과
호응합니다.
음양
오행
천(天), 지(地), 인(人)
상호작용의 법칙을
거스르면 사기(邪氣)가
몸속에 침입하여
병에 걸리는
것입니다.

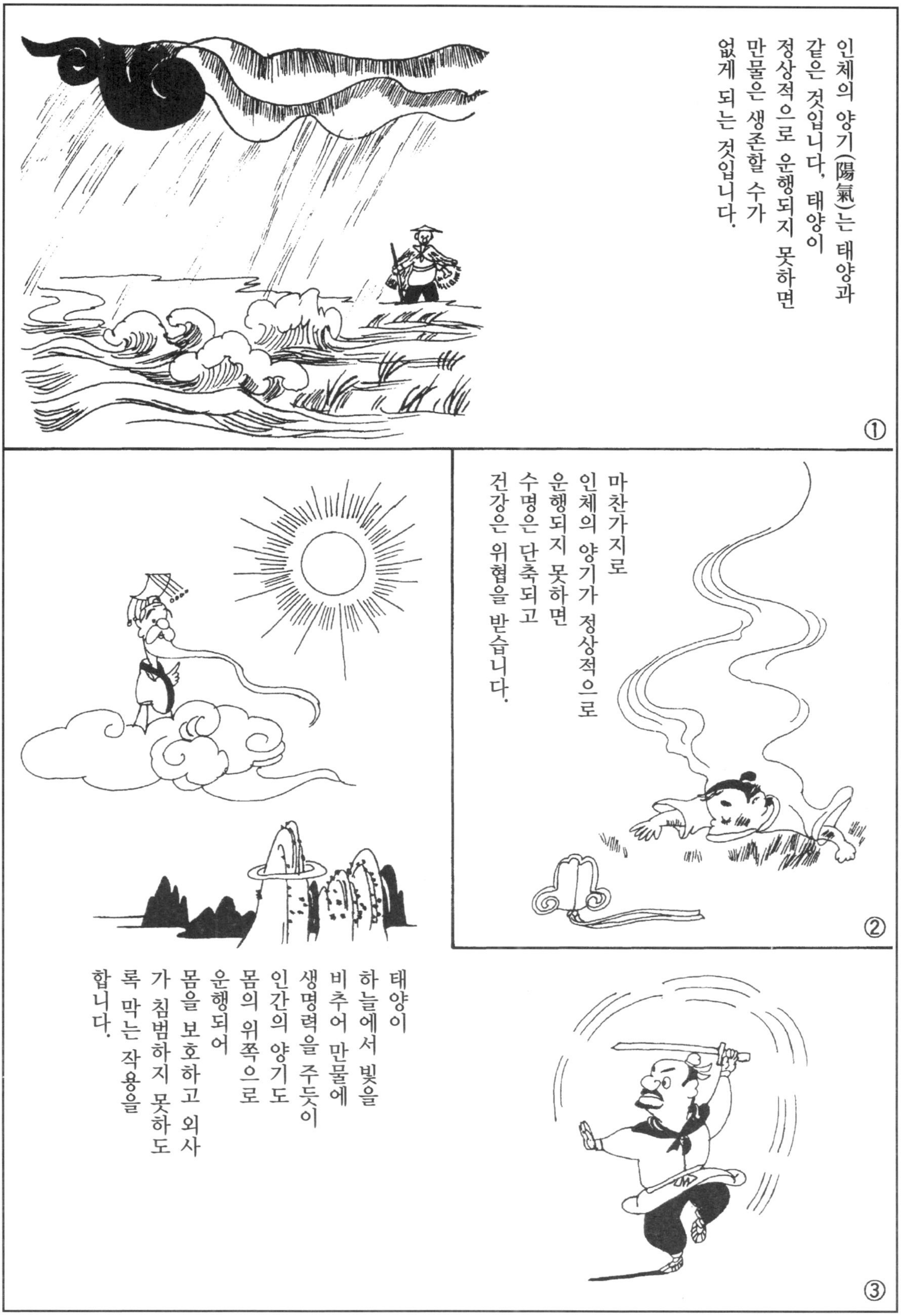
인체의 양기(陽氣)는 태양과
같은 것입니다. 태양이
정상적으로 운행되지 못하면
만물은 생존할 수가
없게 되는 것입니다.
①
마찬가지로
인체의 양기가 정상적으로
운행되지 못하면
수명은 단축되고
건강은 위협을 받습니다.
②
태양이
하늘에서 빛을
비추어 만물에
생명력을 주듯이
인간의 양기도
몸의 위쪽으로
운행되어
몸을 보호하고 외사
가 침범하지 못하도
록 막는 작용을
합니다.
③

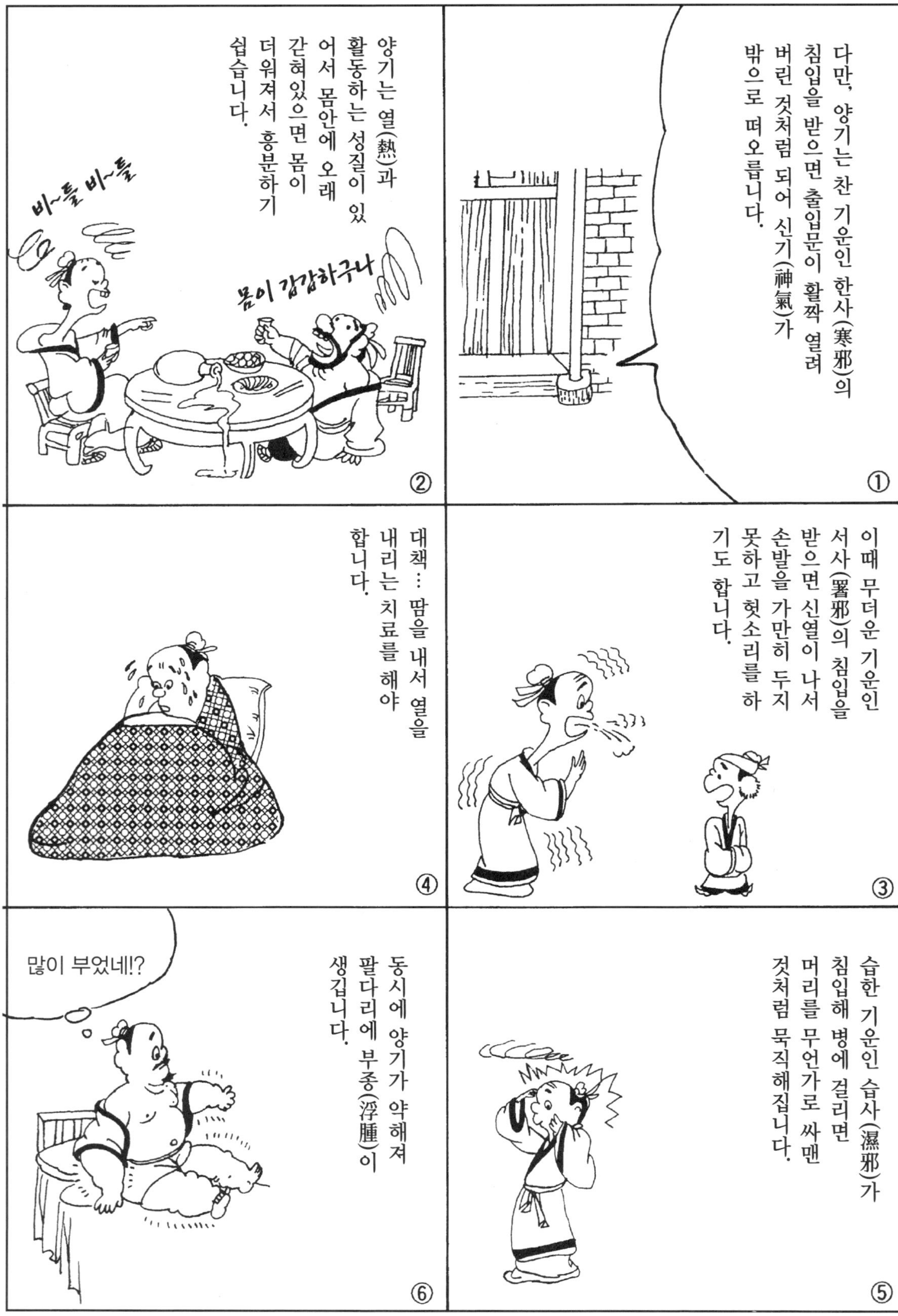
다만, 양기는 찬 기운인 한사(寒邪)의
침입을 받으면 출입문이 활짝 열려
버린 것처럼 되어 신기(神氣)가
밖으로 떠오릅니다.
①
양기는 열(熱)과
활동하는 성질이 있
어서 몸안에 오래
갇혀있으면 몸이
더워져서 흥분하기
쉽습니다.
몸이 갑갑하구나
비~틀 비~틀
②
이때 무더운 기운인
서사(署邪)의 침입을
받으면 신열이 나서
손발을 가만히 두지
못하고 헛소리를 하
기도 합니다.
③
대책… 땀을 내서 열을
내리는 치료를 해야
합니다.
④
습한 기운인 습사(濕邪)가
침입해 병에 걸리면
머리를 무언가로 싸맨
것처럼 묵직해집니다.
⑤
동시에 양기가 약해져
팔다리에 부종(浮腫)이
생깁니다.
많이 부었네!?
⑥

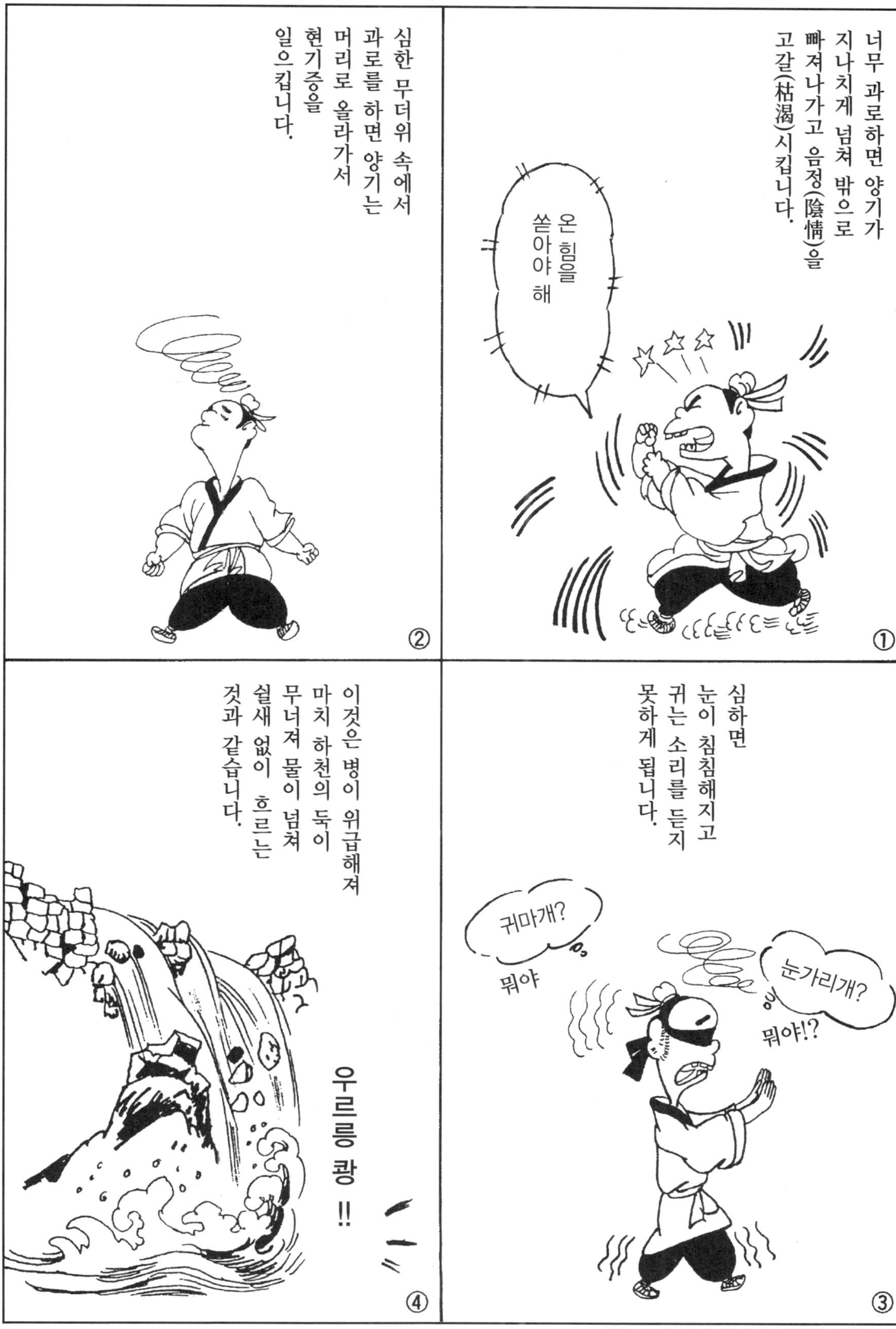
너무 과로하면 양기가
지나치게 넘쳐 밖으로
빠져나가고 음정(陰情)을
고갈(枯渴)시킵니다.
온 힘을 쏟아야 해
①
심한 무더위 속에서
과로를 하면 양기는
머리로 올라가서
현기증을
일으킵니다.
②
심하면
눈이 침침해지고
귀는 소리를 듣지
못하게 됩니다.
귀마개?
뭐야
눈가리개?
뭐야!?
③
이것은 병이 위급해져
마치 하천의 둑이
무너져 물이 넘쳐
쉴새 없이 흐르는
것과 같습니다.
우르릉 쾅 !!
④

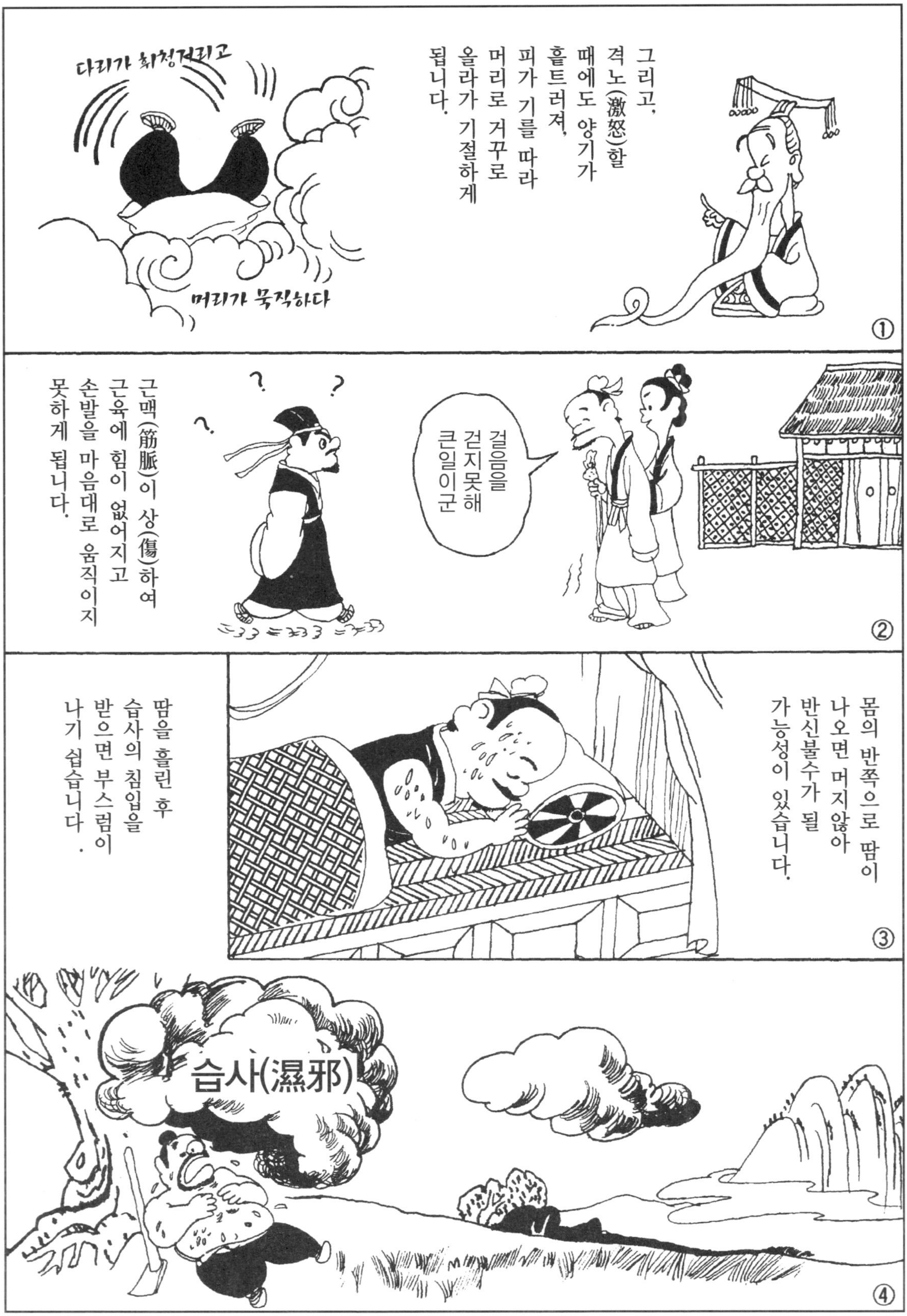
그리고, 격노(激怒)할 때에도 양기가 흩트러져, 피가 기를 따라 머리로 거꾸로 올라가 기절하게 됩니다.
다리가 휘청거리고
머리가 묵직하다
①
걸음을 걷지못해 큰일이군
근맥(筋脈)이 상(傷)하여 근육에 힘이 없어지고 손발을 마음대로 움직이지 못하게 됩니다.
②
몸의 반쪽으로 땀이 나오면 머지않아 반신불수가 될 가능성이 있습니다.
땀을 흘린 후 습사의 침입을 받으면 부스럼이 나기 쉽습니다.
③
습사(濕邪)
④

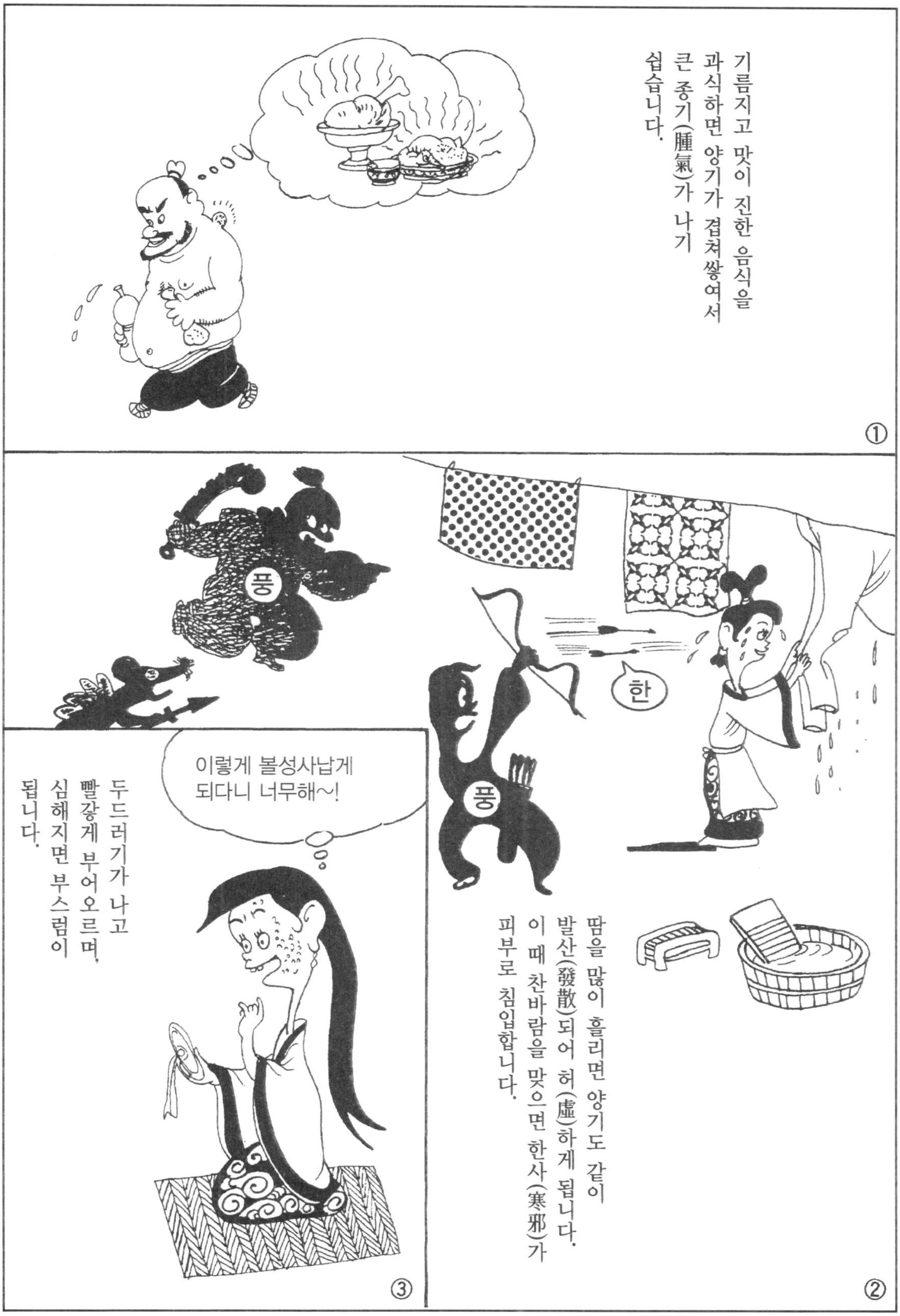
기름지고 맛이 진한 음식을
과식하면 양기가 겹쳐쌓여서
큰 종기(腫氣)가 나기
쉽습니다.
①
풍
풍
한
땀을 많이 흘리면 양기도 같이
발산(發散)되어 허(虛)하게 됩니다.
이 때 찬바람을 맞으면 한사(寒邪)가
피부로 침입합니다.
②
이렇게 볼성사납게
되다니 너무해~!
두드러기가 나고
빨갛게 부어오르며,
심해지면 부스럼이
됩니다.
③

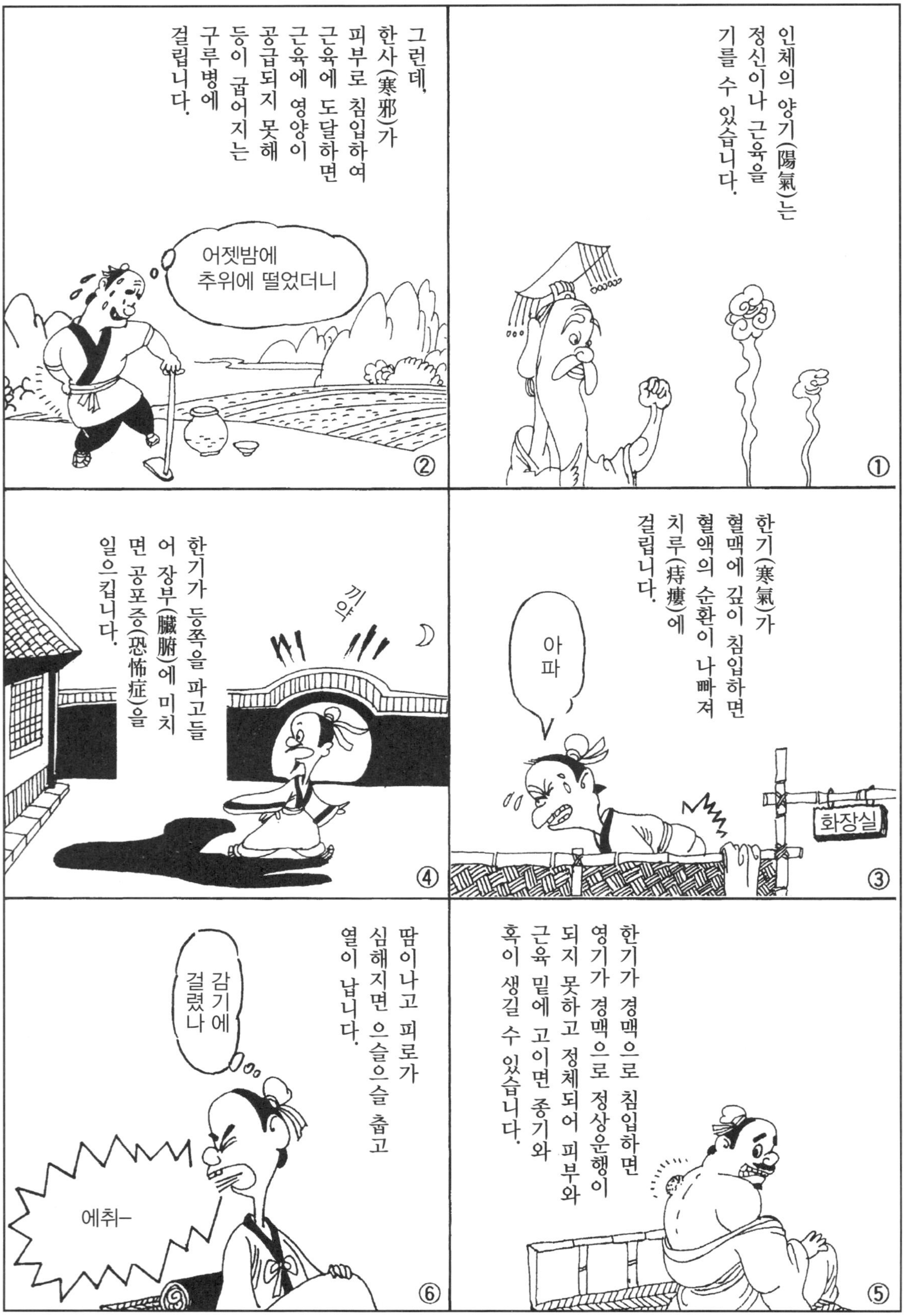
인체의 양기(陽氣)는
정신이나 근육을
기를 수 있습니다.
①
그런데,
한사(寒邪)가
피부로 침입하여
근육에 도달하면
근육에 영양이
공급되지 못해
등이 굽어지는
구루병에
걸립니다.
어젯밤에 추위에 떨었더니
②
한기(寒氣)가
혈맥에 깊이 침입하면
혈액의 순환이 나빠져
치루(痔瘻)에
걸립니다.
아파
화장실
③
한기가 등쪽을 파고들
어 장부(臟腑)에 미치
면 공포증(恐怖症)을
일으킵니다.
끼약
④
한기가 경맥으로 침입하면
영기가 경맥으로 정상운행이
되지 못하고 정체되어 피부와
근육 밑에 고이면 종기와
혹이 생길 수 있습니다.
⑤
땀이나고 피로가
심해지면 으슬으슬 춥고
열이 납니다.
감기에 걸렸나
에취–
⑥

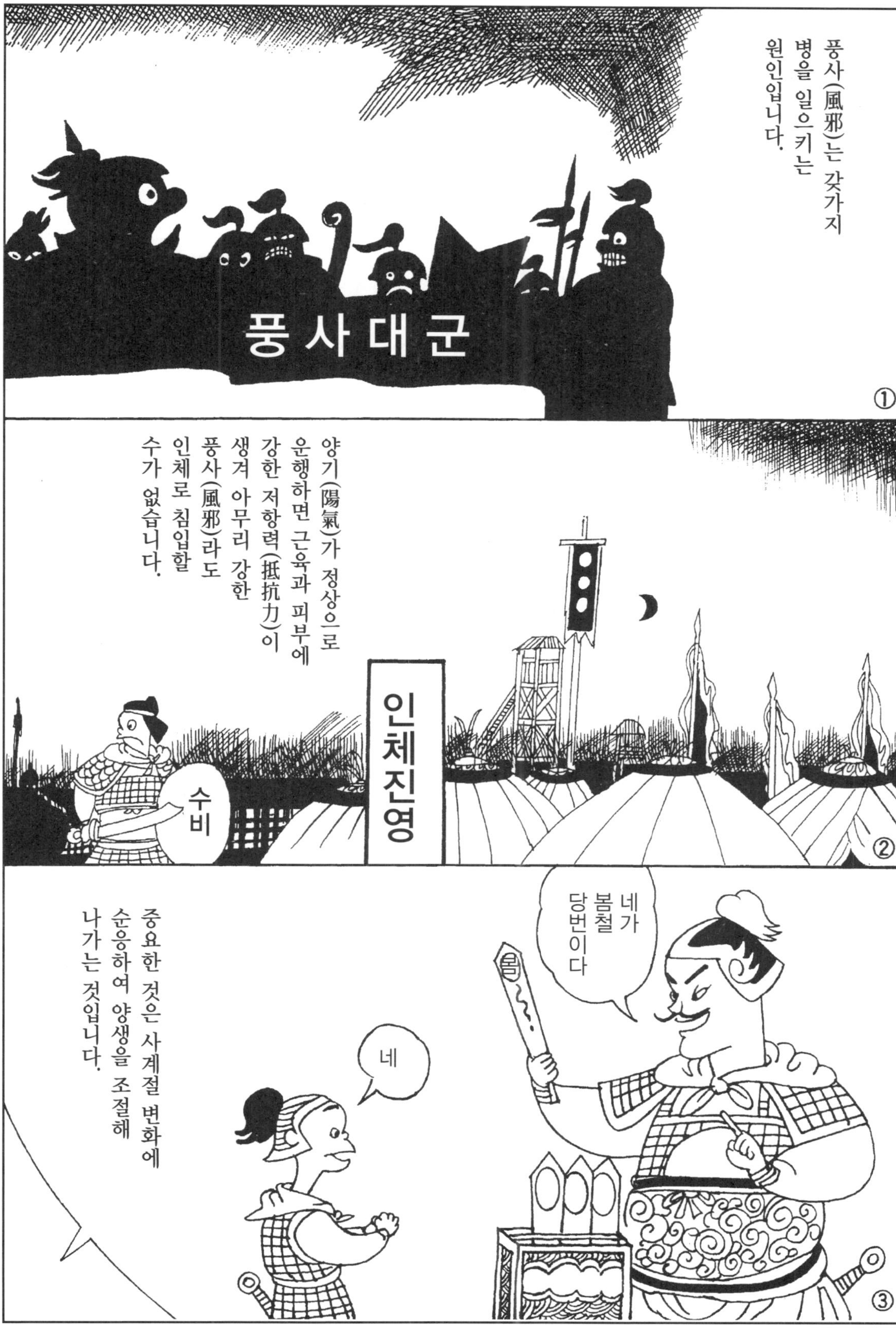
풍사(風邪)는 갖가지 병을 일으키는 원인입니다.
풍사대군
①
양기(陽氣)가 정상으로 운행하면 근육과 피부에 강한 저항력(抵抗力)이 생겨 아무리 강한 풍사(風邪)라도 인체로 침입할 수가 없습니다.
인체진영
수비
②
네가 봄철 당번이다
네
중요한 것은 사계절 변화에 순응하여 양생을 조절해 나가는 것입니다.
③

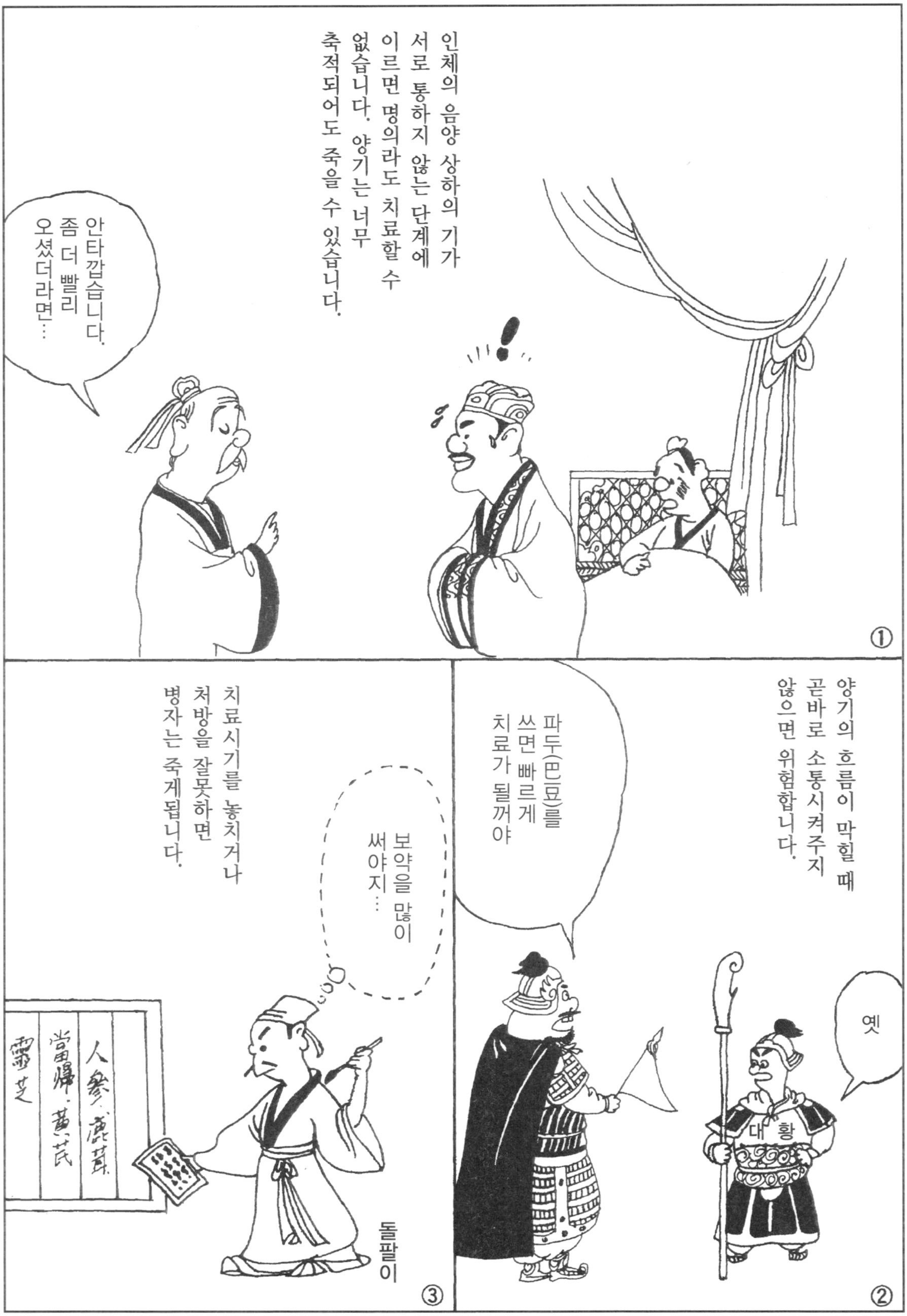
인체의 음양 상하의 기가
서로 통하지 않는 단계에
이르면 명의라도 치료할 수
없습니다. 양기는 너무
축적되어도 죽을 수 있습니다.
안타깝습니다. 좀 더 빨리 오셨더라면…
①
양기의 흐름이 막힐 때
곧바로 소통시켜주지
않으면 위험합니다.
파두(巴豆)를 쓰면 빠르게 치료가 될꺼야
옛
대황
②
치료시기를 놓치거나
처방을 잘못하면
병자는 죽게됩니다.
보약을 많이 써야지…
人參, 鹿茸
當歸, 黃芪
靈芝
돌팔이
③

주) 파두(巴豆),대황(大黃) : 생약의 한 종류

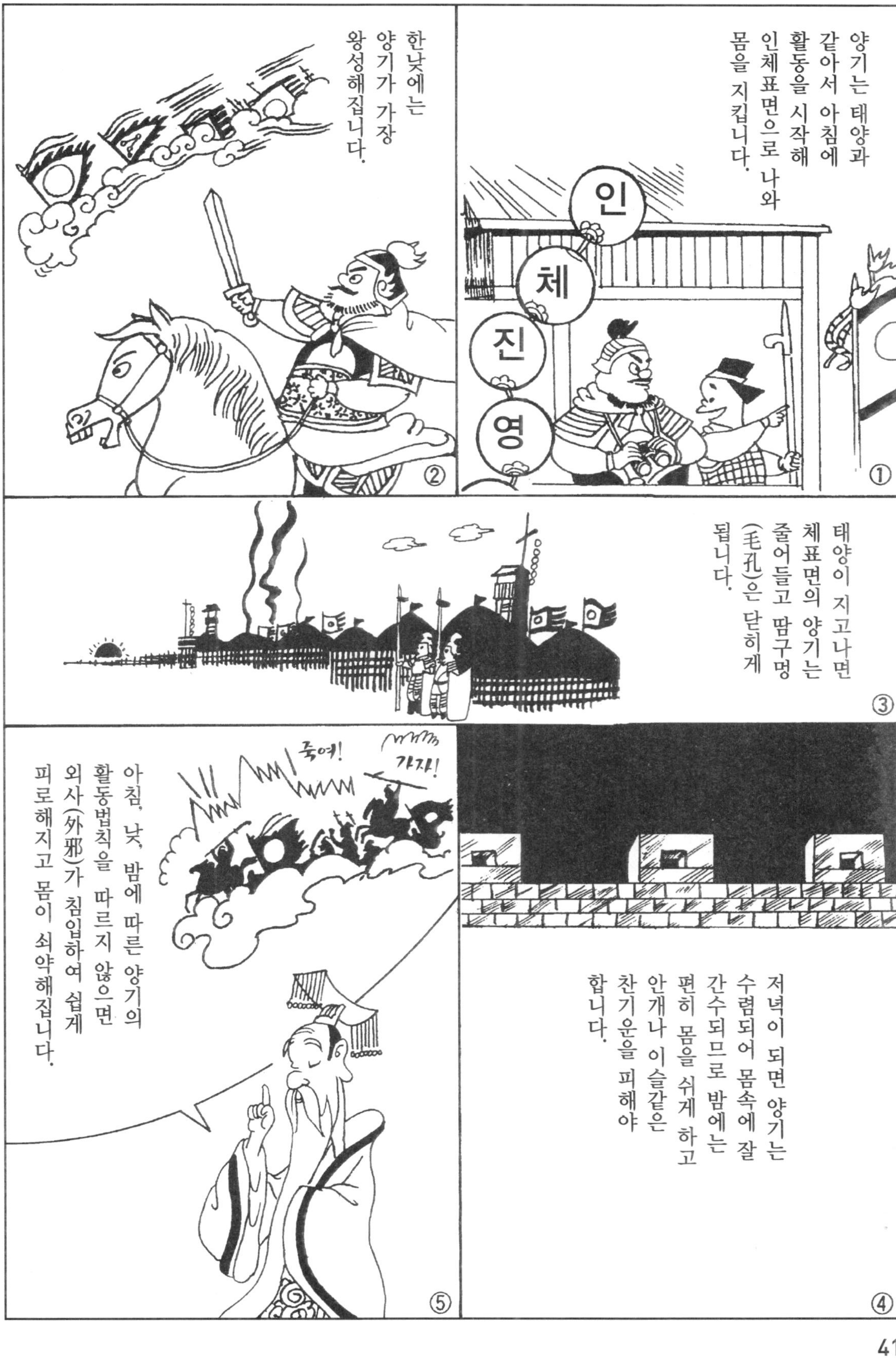
양기는 태양과
같아서 아침에
활동을 시작해
인체표면으로 나와
몸을 지킵니다.
인체진영
①
한낮에는
양기가 가장
왕성해집니다.
②
태양이 지고나면
체표면의 양기는
줄어들고 땀구멍
(毛孔)은 닫히게
됩니다.
③
저녁이 되면 양기는
수렴되어 몸속에 잘
간수되므로 밤에는
편히 몸을 쉬게 하고
안개나 이슬같은
찬기운을 피해야
합니다.
④
죽여!
가자!
아침, 낮, 밤에 따른 양기의
활동법칙을 따르지 않으면
외사(外邪)가 침입하여 쉽게
피로해지고 몸이 쇠약해집니다.
⑤

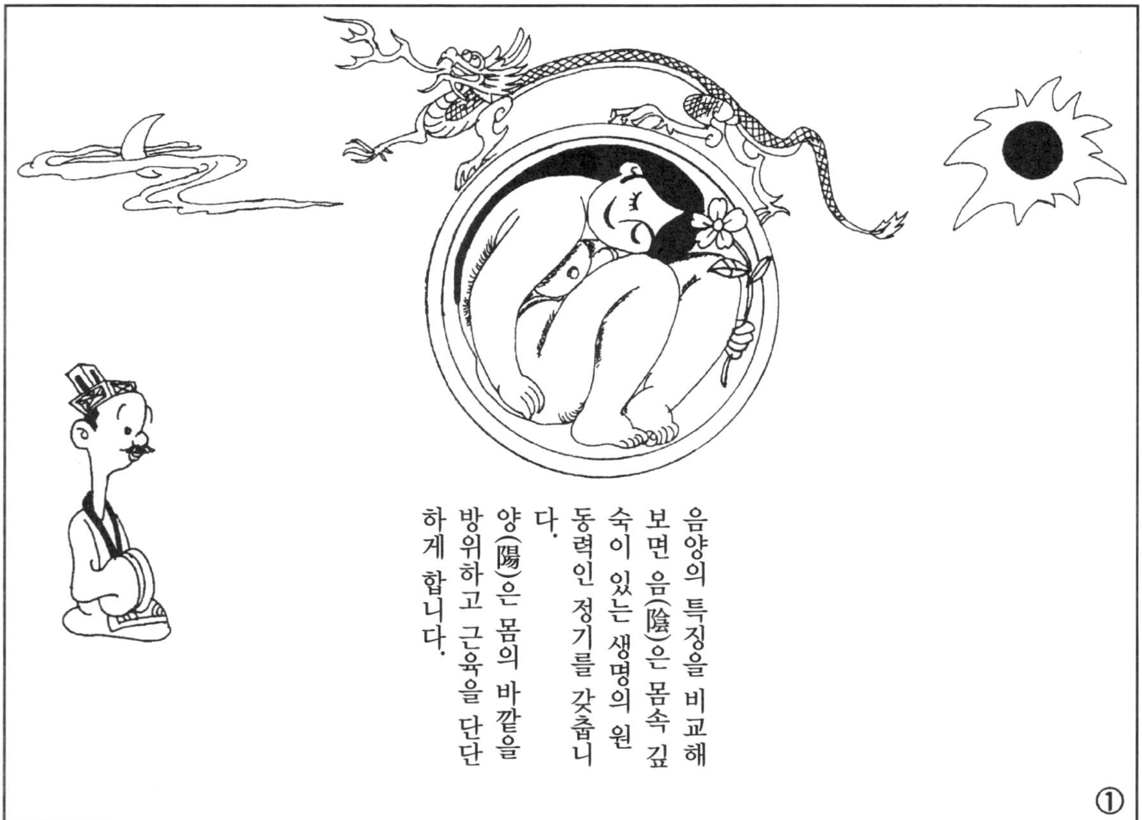
음양의 특징을 비교해 보면 음(陰)은 몸속 깊숙이 있는 생명의 원동력인 정기를 갖춥니다.
양(陽)은 몸의 바깥을 방위하고 근육을 단단하게 합니다.
①

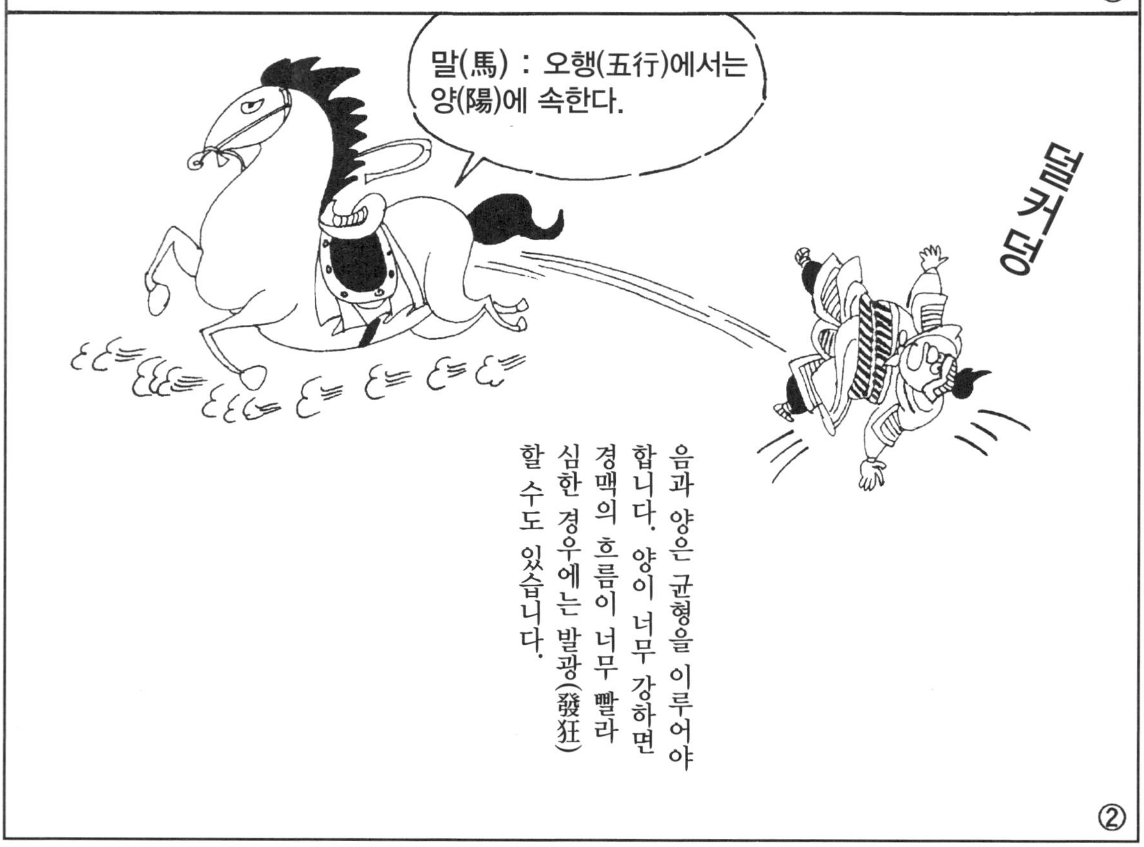
말(馬) : 오행(五行)에서는 양(陽)에 속한다.
덜커덩
음과 양은 균형을 이루어야 합니다. 양이 너무 강하면 경맥의 흐름이 너무 빨라 심한 경우에는 발광(發狂)할 수도 있습니다.
②

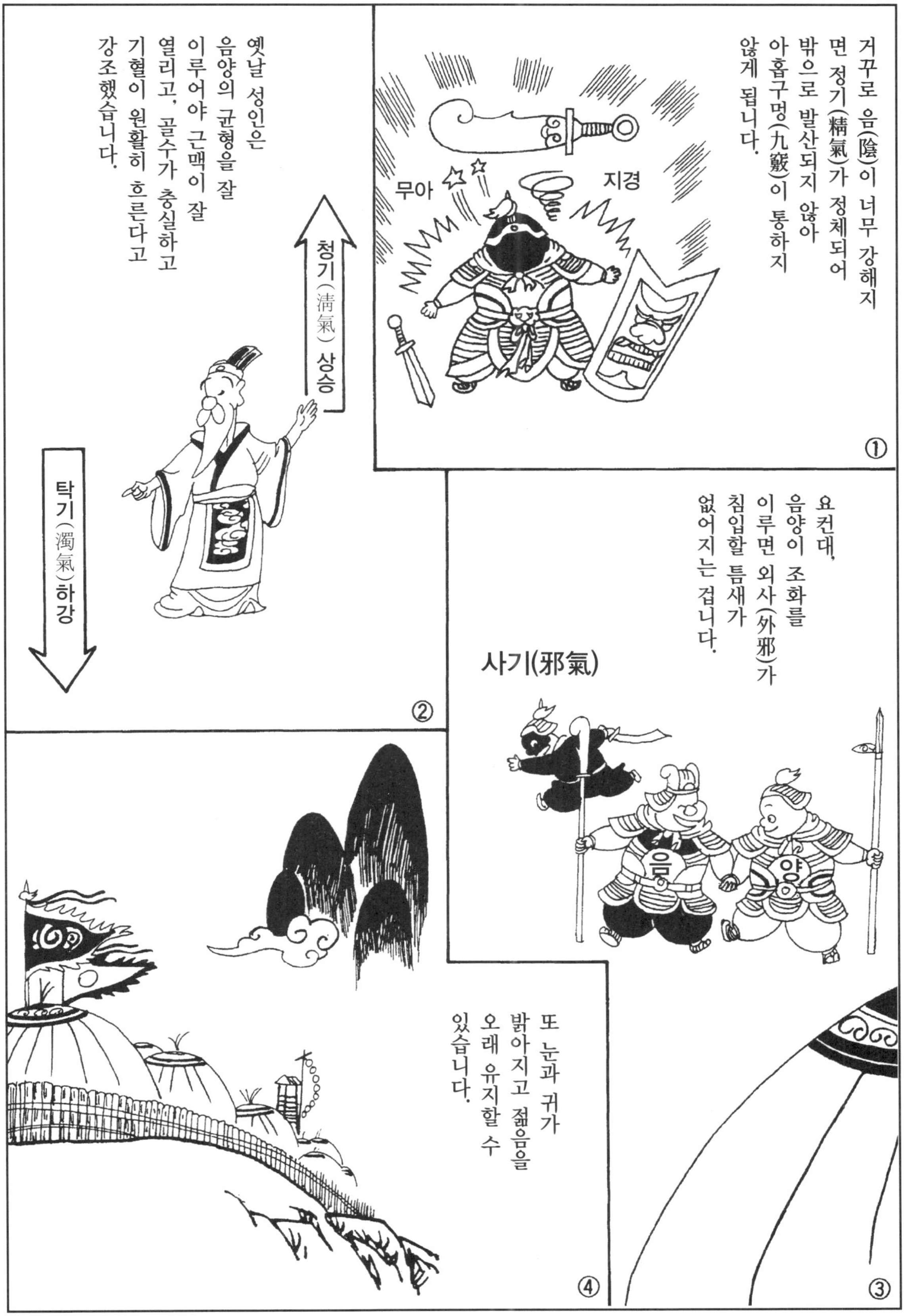
거꾸로 음(陰)이 너무 강해지
면 정기(精氣)가 정체되어
밖으로 발산되지 않아
아홉구멍(九竅)이 통하지
않게 됩니다.
무아
지경
①
옛날 성인은
음양의 균형을 잘
이루어야 근맥이 잘
열리고, 골수가 충실하고
기혈이 원활히 흐른다고
강조했습니다.
청기(淸氣) 상승
탁기(濁氣) 하강
②
요컨대,
음양이 조화를
이루면 외사(外邪)가
침입할 틈새가
없어지는 겁니다.
사기(邪氣)
음
양
③
또 눈과 귀가
밝아지고 젊음을
오래 유지할 수
있습니다.
④

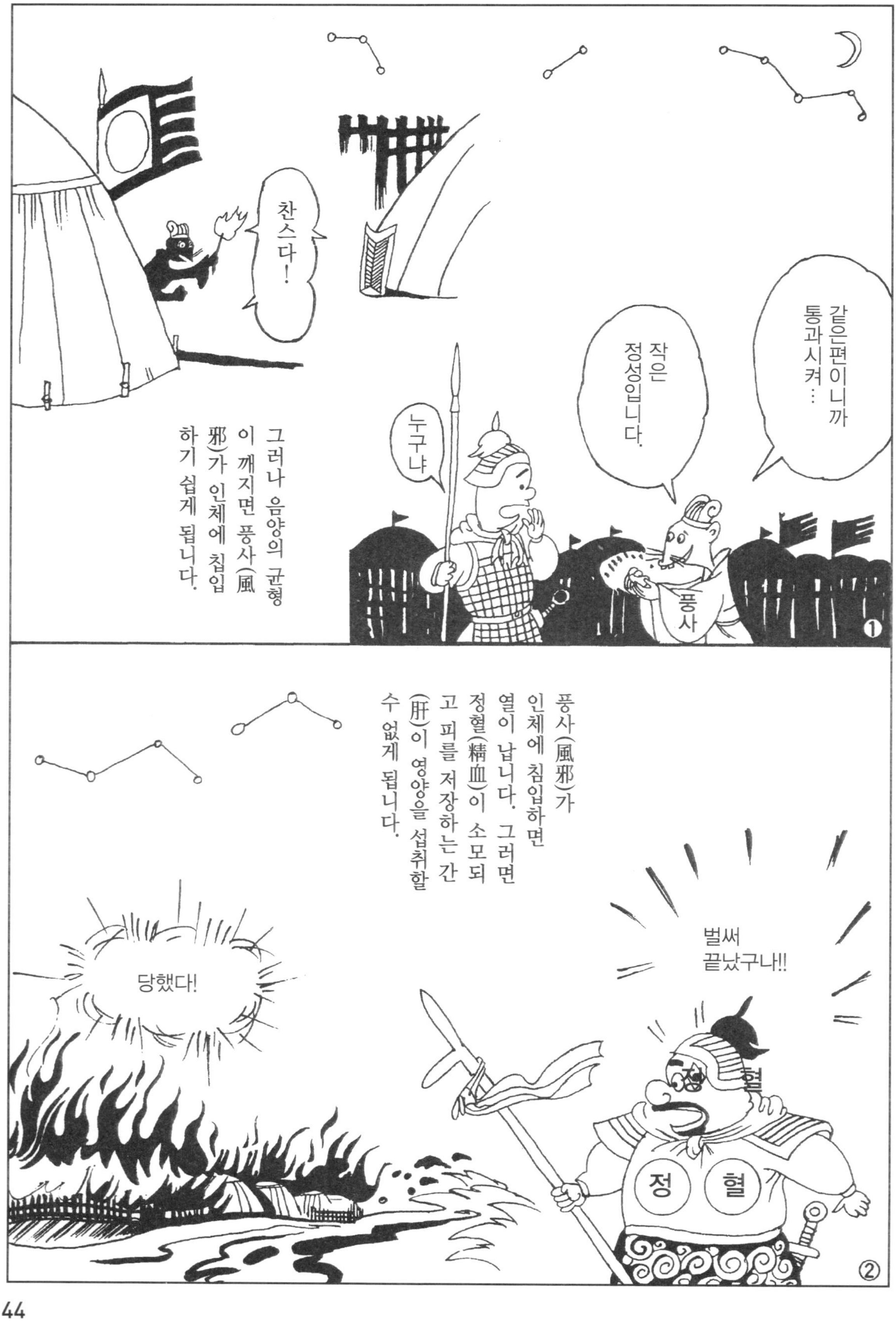
찬스다!
같은편이니까 통과시켜…
작은 정성입니다.
풍사
누구냐
그러나 음양의 균형이 깨지면 풍사(風邪)가 인체에 칩입하기 쉽게 됩니다.
①
풍사(風邪)가 인체에 침입하면 열이 납니다. 그러면 정혈(精血)이 소모되고 피를 저장하는 간(肝)이 영양을 섭취할 수 없게 됩니다.
벌써 끝났구나!!
당했다!
정혈
정 혈
②

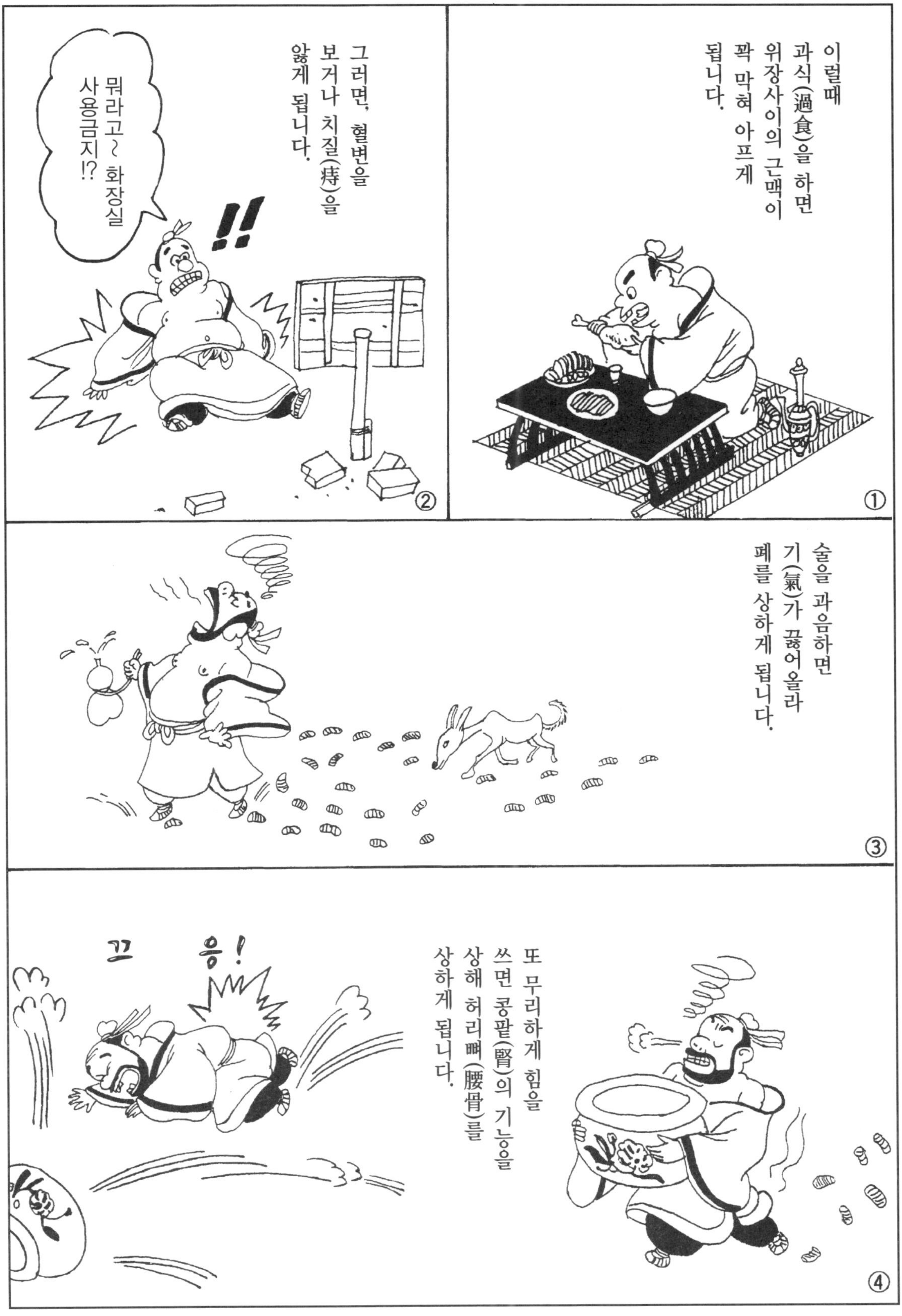
①
이럴때
과식(過食)을 하면
위장사이의 근맥이
꽉 막혀 아프게
됩니다.
②
그러면, 혈변을
보거나 치질(痔)을
앓게 됩니다.
뭐라고~ 화장실
사용금지!?
!!
③
술을 과음하면
기(氣)가 끓어올라
폐를 상하게 됩니다.
④
또 무리하게 힘을
쓰면 콩팥(腎)의 기능을
상해 허리뼈(腰骨)를
상하게 됩니다.
끄 응!

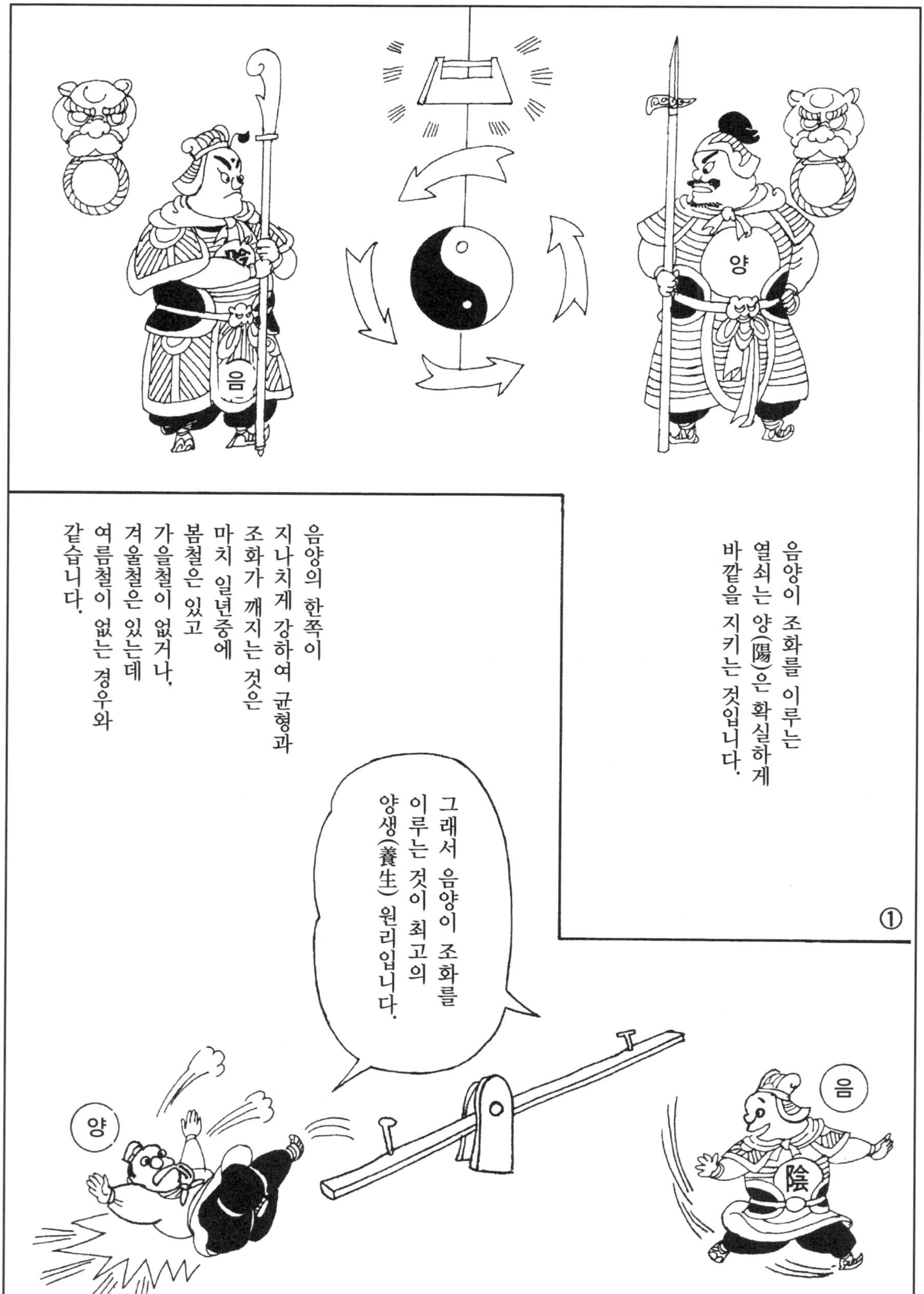
음
음
양
음양이 조화를 이루는
열쇠는 양(陽)은 확실하게
바깥을 지키는 것입니다.
①
음양의 한쪽이
지나치게 강하여 균형과
조화가 깨지는 것은
마치 일년중에
봄철은 있고
가을철이 없거나,
겨울철은 있는데
여름철이 없는 경우와
같습니다.
그래서 음양이 조화를
이루는 것이 최고의
양생(養生) 원리입니다.
양
음
陰
②

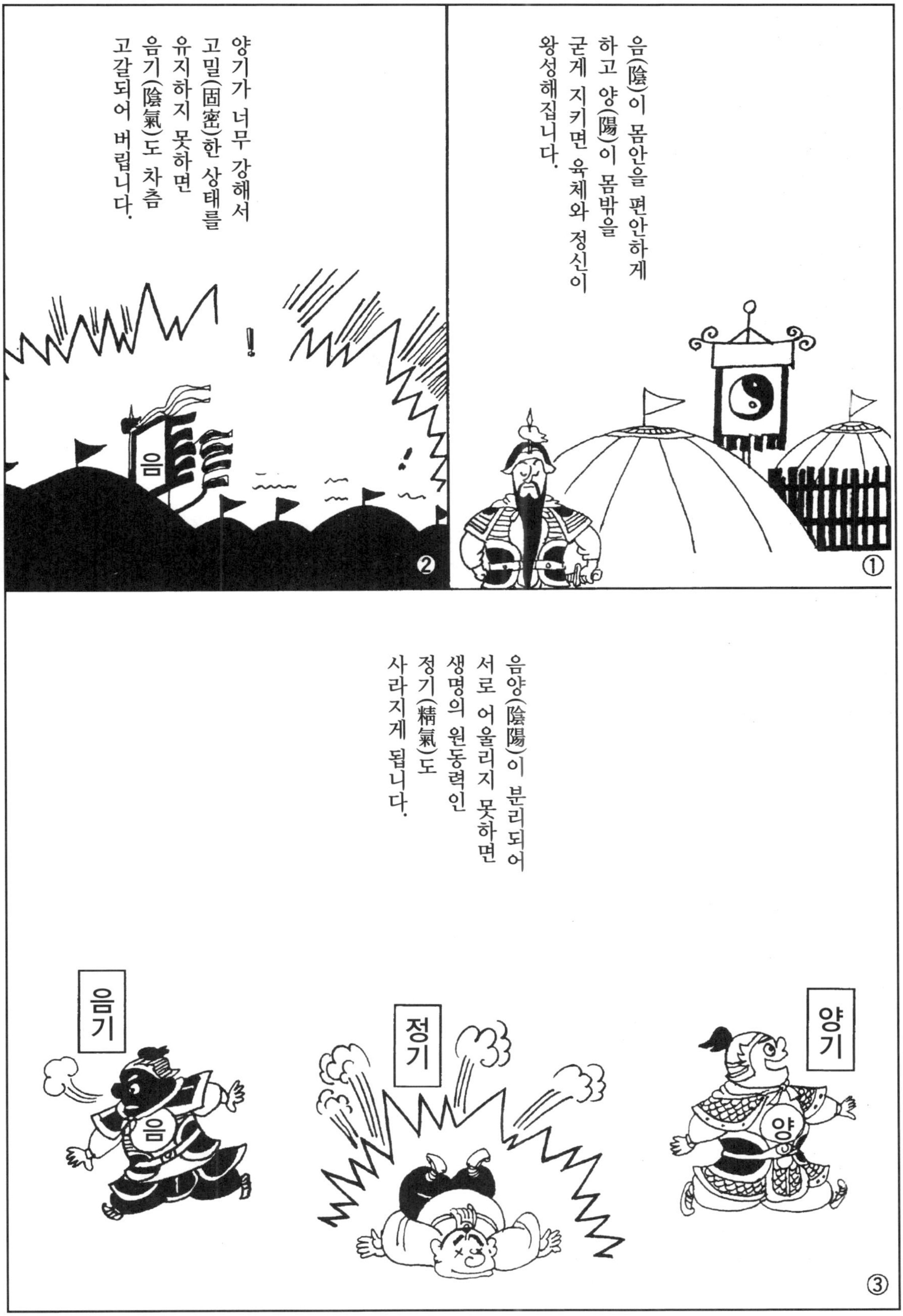
음(陰)이 몸안을 편안하게
하고 양(陽)이 몸밖을
굳게 지키면 육체와 정신이
왕성해집니다.
①
양기가 너무 강해서
고밀(固密)한 상태를
유지하지 못하면
음기(陰氣)도 차츰
고갈되어 버립니다.
음
②
음양(陰陽)이 분리되어
서로 어울리지 못하면
생명의 원동력인
정기(精氣)도
사라지게 됩니다.
양기
양
정기
음기
음
③

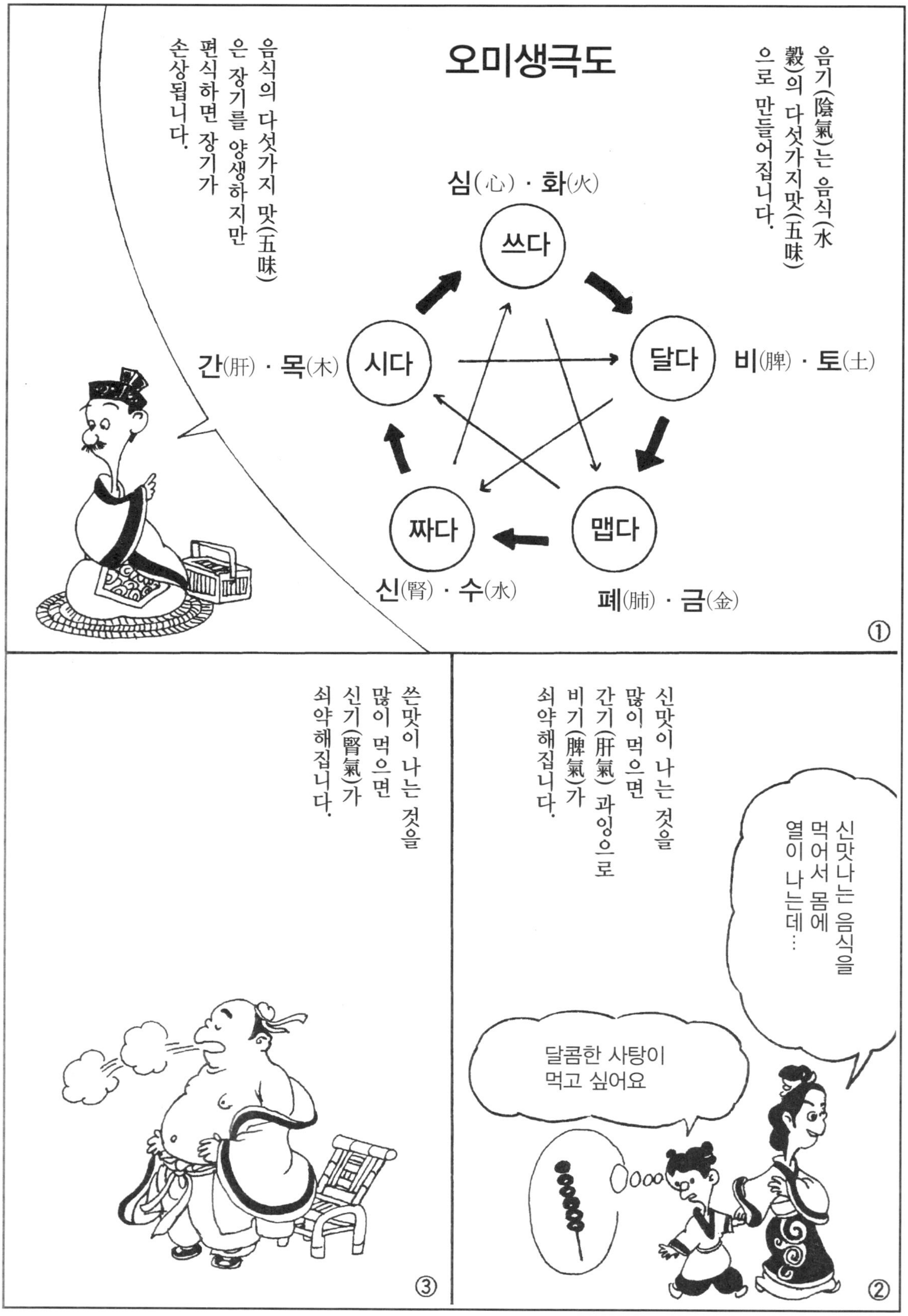

 주) 비기(脾氣) : 비는 비장만을 칭하는 것이 아니고 소화기계를 말한다.

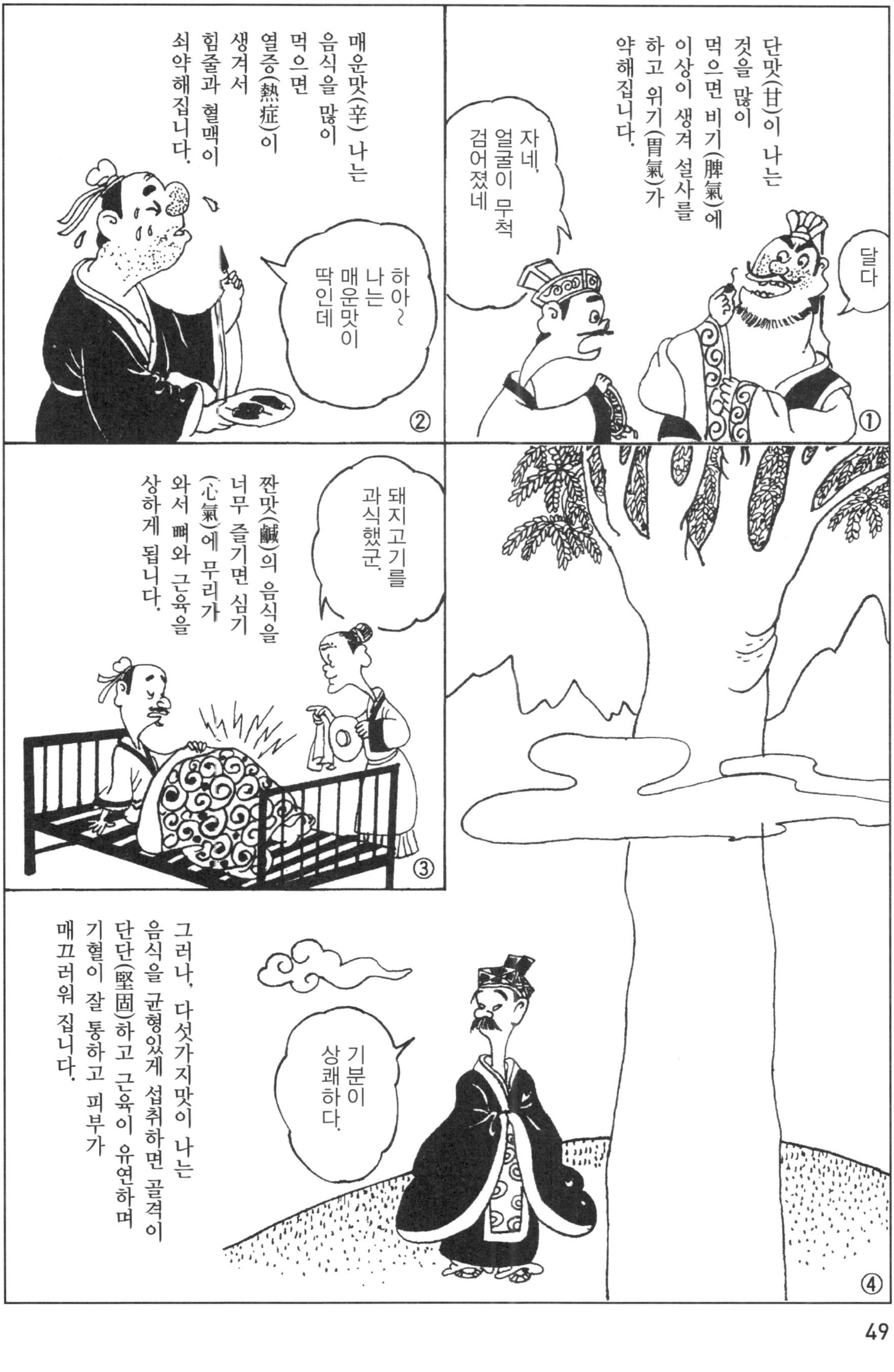
단맛(甘)이 나는
것을 많이
먹으면 비기(脾氣)에
이상이 생겨 설사를
하고 위기(胃氣)가
약해집니다.
달다
자네, 얼굴이 무척 검어졌네
매운맛(辛) 나는
음식을 많이
먹으면
열증(熱症)이
생겨서
힘줄과 혈맥이
쇠약해집니다.
하아~ 나는 매운맛이 딱인데
짠맛(鹹)의 음식을
너무 즐기면 심기
(心氣)에 무리가
와서 뼈와 근육을
상하게 됩니다.
돼지고기를 과식했군.
그러나, 다섯가지맛이 나는
음식을 균형있게 섭취하면 골격이
단단(堅固)하고 근육이 유연하며
기혈이 잘 통하고 피부가
매끄러워 집니다.
기분이 상쾌하다.

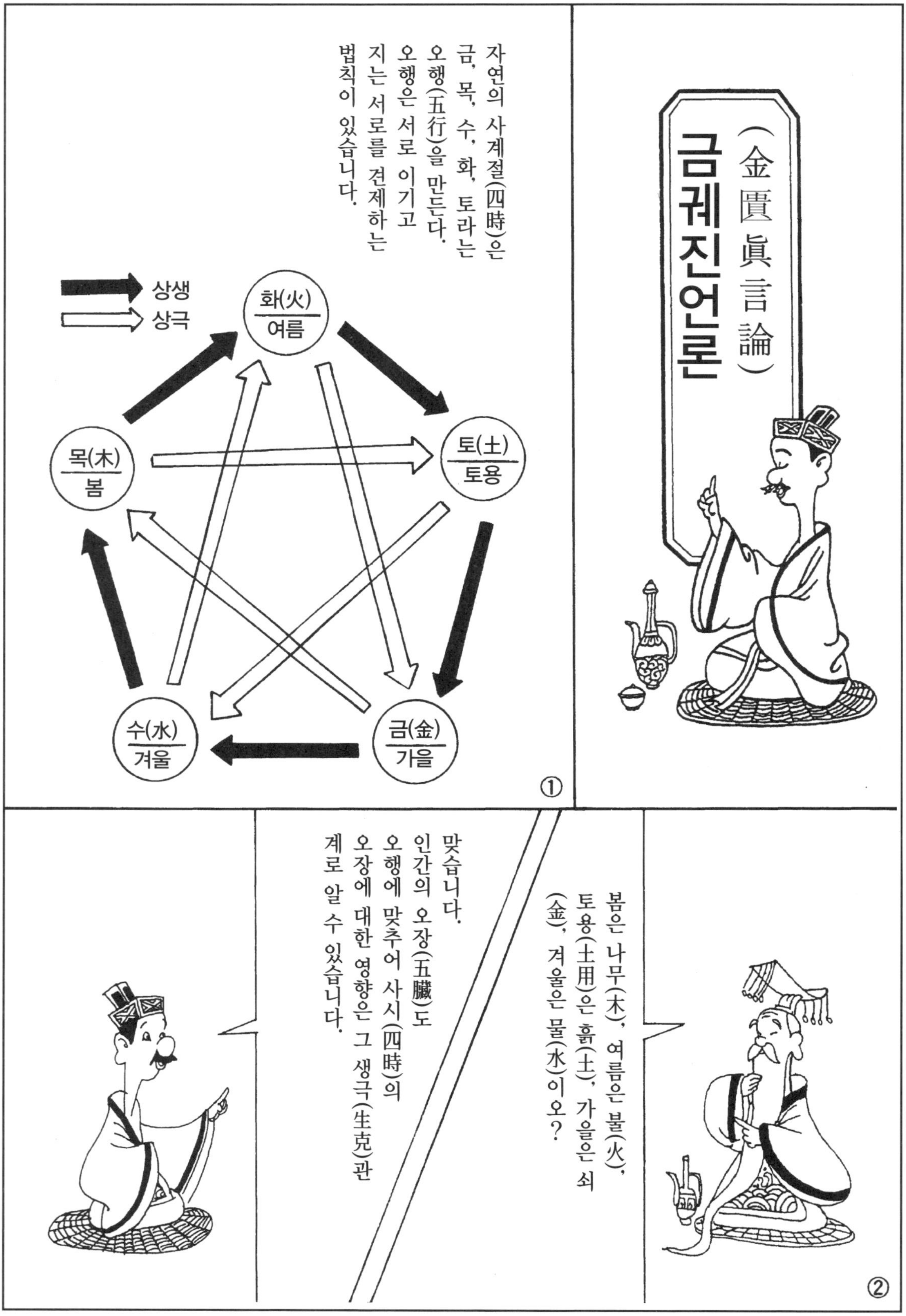

주) 토용(土用) : 늦여름을 말한다(長夏)

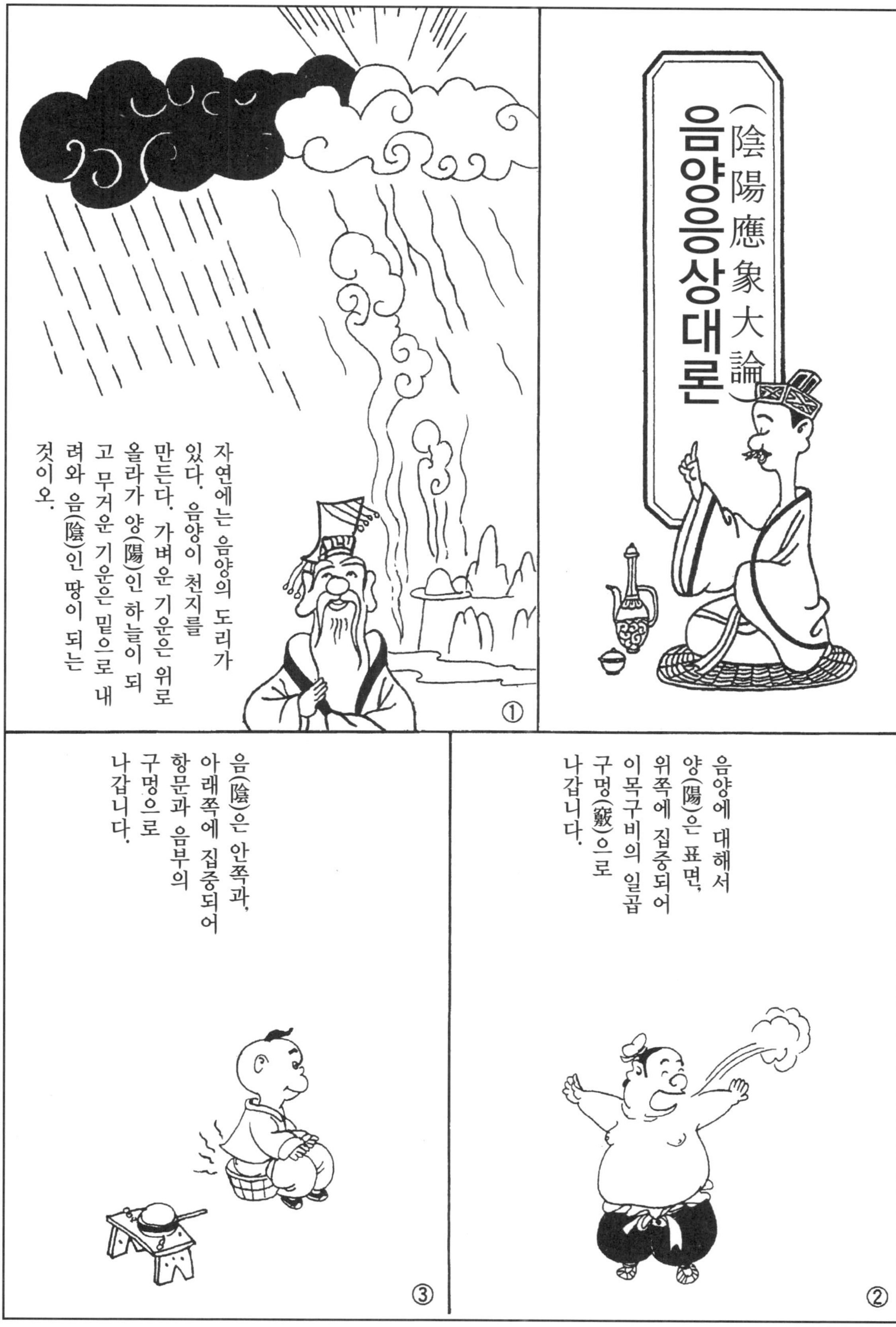
음양응상대론
(陰陽應象大論)
①
자연에는 음양의 도리가
있다. 음양이 천지를
만든다. 가벼운 기운은 위로
올라가 양(陽)인 하늘이 되
고 무거운 기운은 밑으로 내
려와 음(陰)인 땅이 되는
것이오.
②
음양에 대해서
양(陽)은 표면,
위쪽에 집중되어
이목구비의 일곱
구멍(竅)으로
나갑니다.
③
음(陰)은 안쪽과,
아래쪽에 집중되어
항문과 음부의
구멍으로
나갑니다.

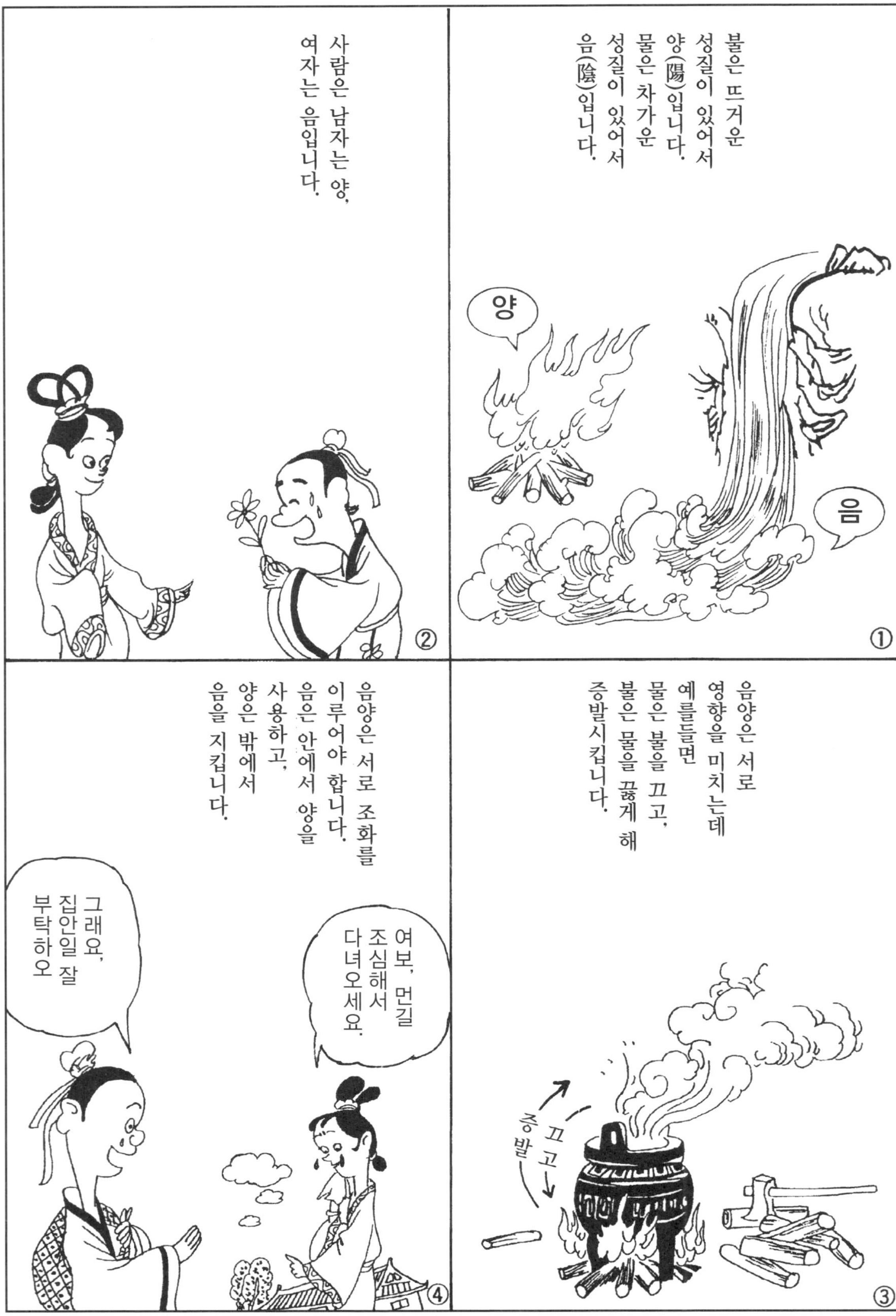
불은 뜨거운
성질이 있어서
양(陽)입니다.
물은 차가운
성질이 있어서
음(陰)입니다.
양
음
①
사람은 남자는 양,
여자는 음입니다.
②
음양은 서로
영향을 미치는데
예를들면
물은 불을 끄고,
불은 물을 끓게 해
증발시킵니다.
끄고
증발
③
음양은 서로 조화를
이루어야 합니다.
음은 안에서 양을
사용하고,
양은 밖에서
음을 지킵니다.
여보, 먼길
조심해서
다녀오세요.
그래요,
집안일 잘
부탁하오
④

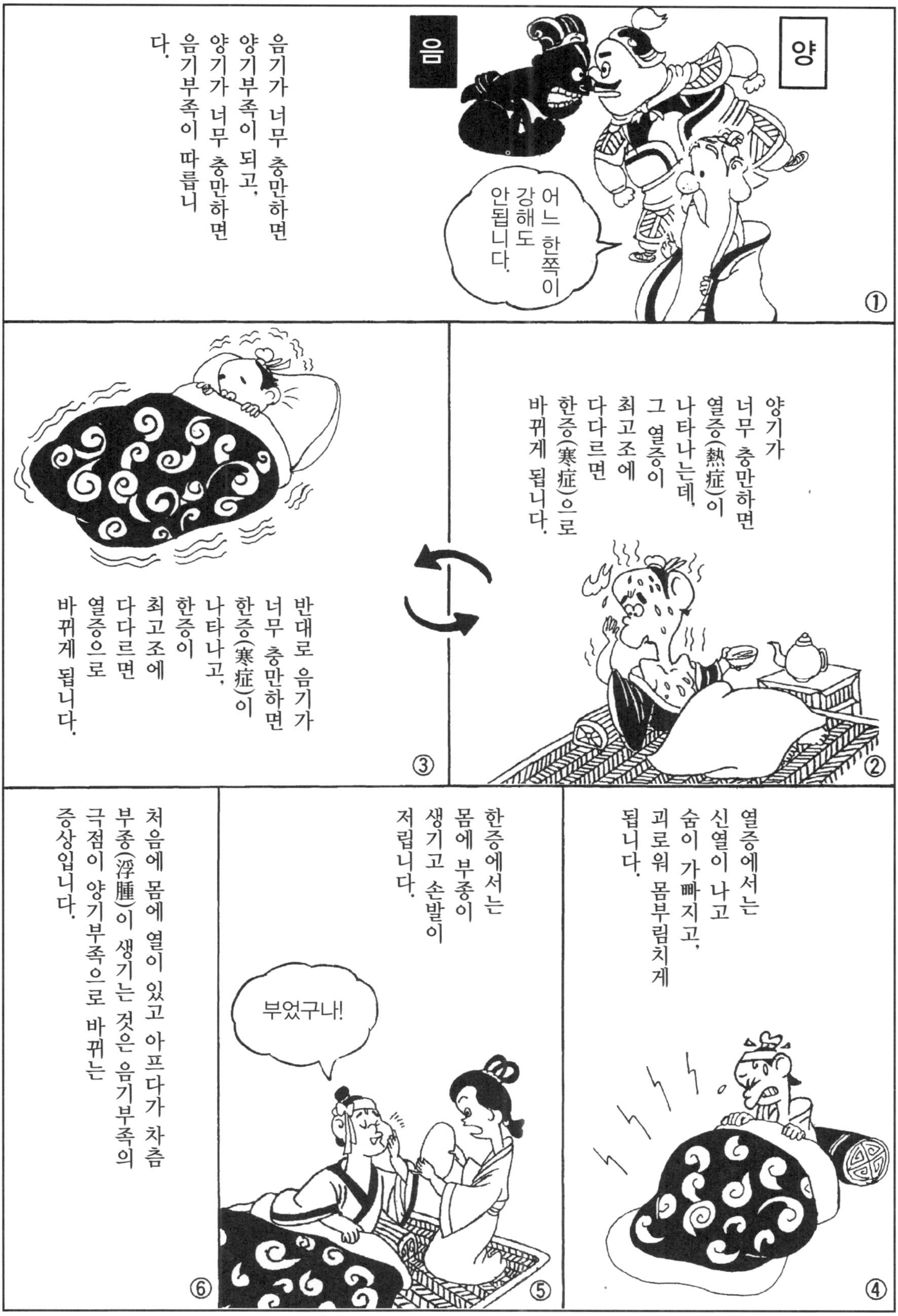
양
음
어느 한쪽이 강해도 안됩니다.
음기가 너무 충만하면 양기부족이 되고, 양기가 너무 충만하면 음기부족이 따릅니다.
①
양기가 너무 충만하면 열증(熱症)이 나타나는데, 그 열증이 최고조에 다다르면 한증(寒症)으로 바뀌게 됩니다.
②
반대로 음기가 너무 충만하면 한증(寒症)이 나타나고, 한증이 최고조에 다다르면 열증으로 바뀌게 됩니다.
③
열증에서는 신열이 나고 숨이 가빠지고, 괴로워 몸부림치게 됩니다.
④
한증에서는 몸에 부종이 생기고 손발이 저립니다.
부었구나!
⑤
처음에 몸에 열이 있고 아프다가 차츰 부종(浮腫)이 생기는 것은 음기부족의 극점이 양기부족으로 바뀌는 증상입니다.
⑥

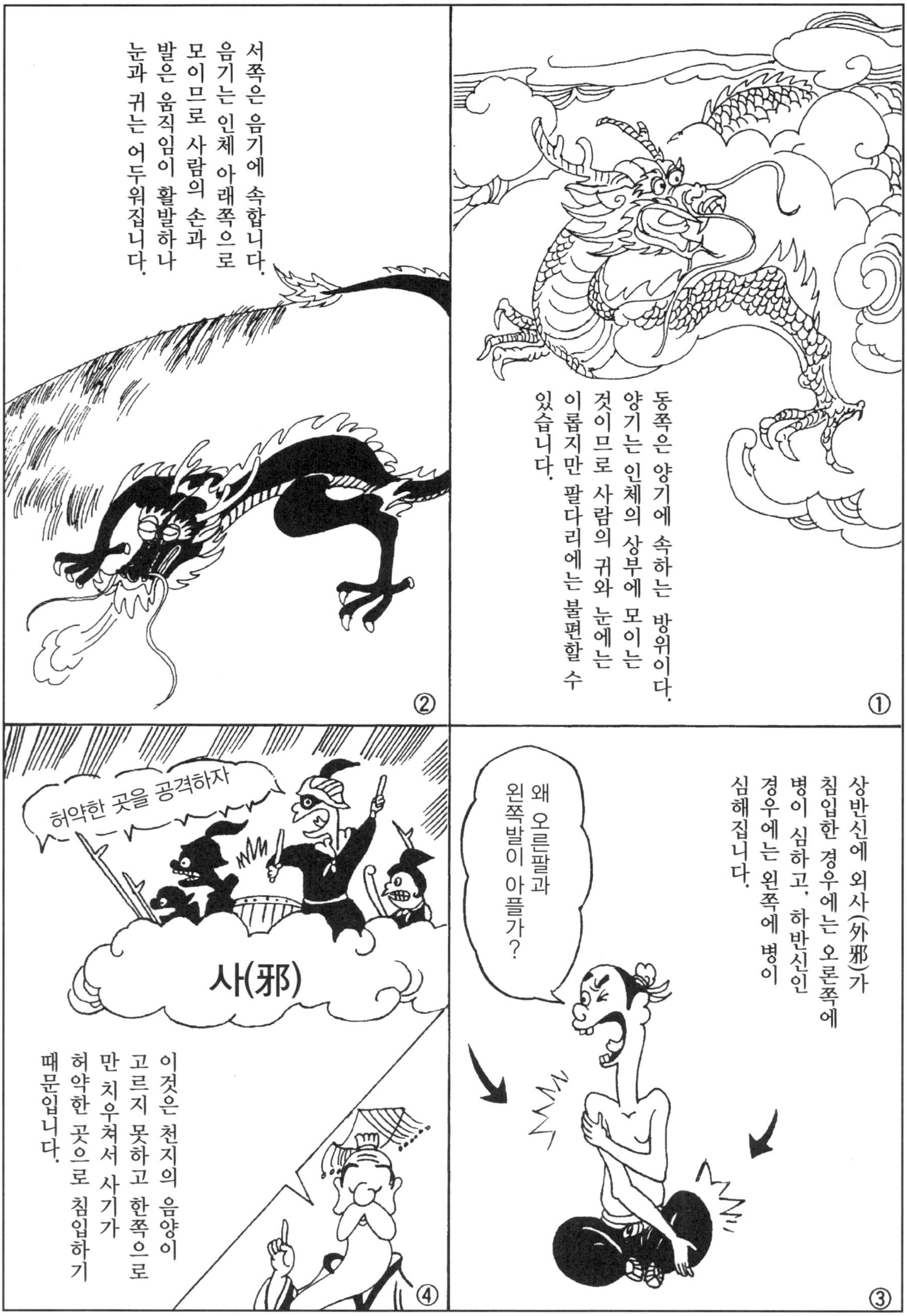
①
동쪽은 양기에 속하는 방위이다.
양기는 인체의 상부에 모이는
것이므로 사람의 귀와 눈에는
이롭지만 팔다리에는 불편할 수
있습니다.
②
서쪽은 음기에 속합니다.
음기는 인체 아래쪽으로
모이므로 사람의 손과
발은 움직임이 활발하나
눈과 귀는 어두워집니다.
③
상반신에 외사(外邪)가
침입한 경우에는 오른쪽에
병이 심하고, 하반신인
경우에는 왼쪽에 병이
심해집니다.
왜 오른팔과
왼쪽발이 아플가?
④
허약한 곳을 공격하자
사(邪)
이것은 천지의 음양이
고르지 못하고 한쪽으로
만 치우쳐서 사기가
허약한 곳으로 침입하기
때문입니다.

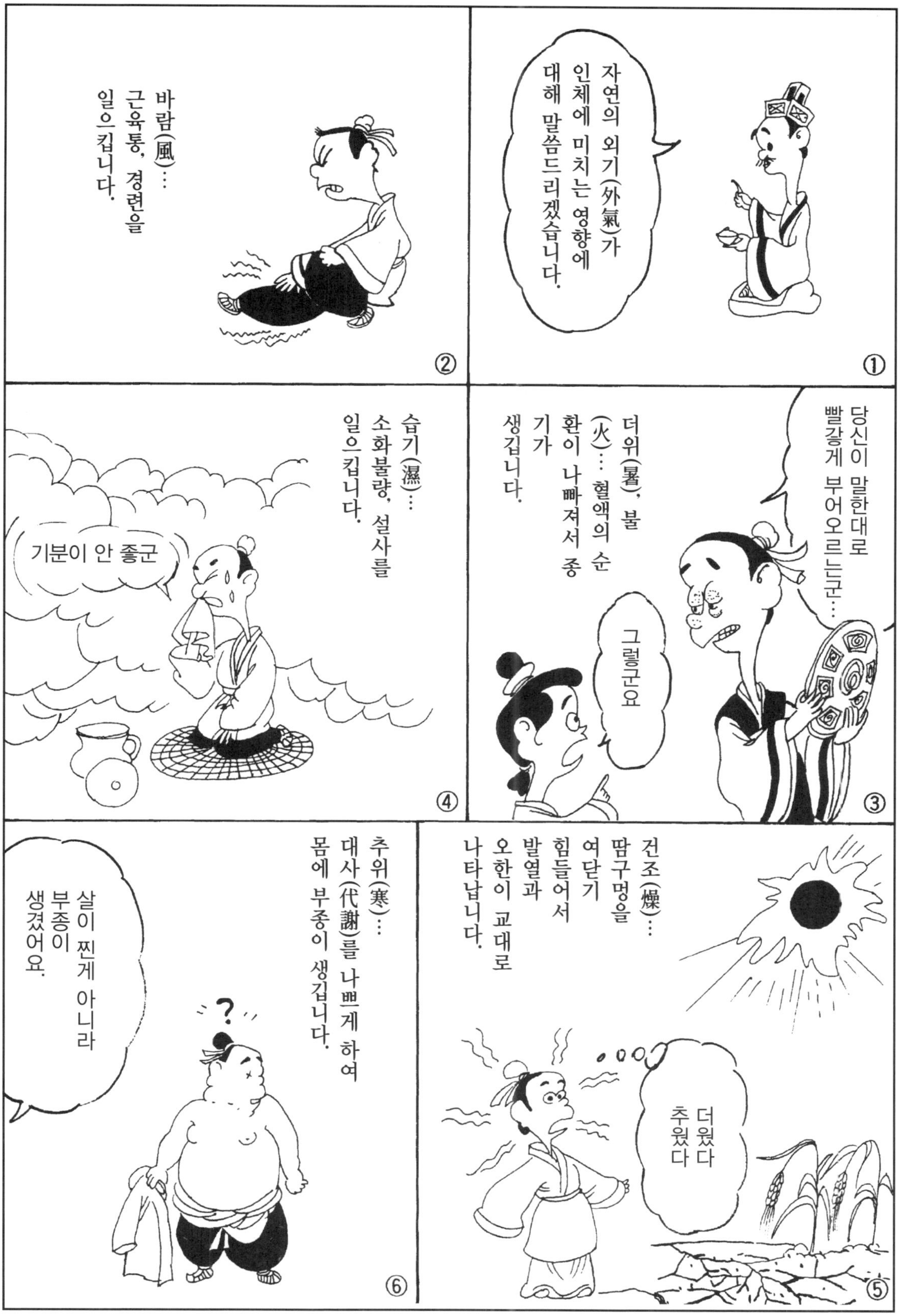
①
자연의 외기(外氣)가 인체에 미치는 영향에 대해 말씀드리겠습니다.
②
바람(風)… 근육통, 경련을 일으킵니다.
③
당신이 말한대로 빨갛게 부어오르는군…
더위(暑), 불(火)… 혈액의 순환이 나빠져서 종기가 생깁니다.
그렇군요
④
습기(濕)… 소화불량, 설사를 일으킵니다.
기분이 안 좋군
⑤
건조(燥)… 땀구멍을 여닫기 힘들어서 발열과 오한이 교대로 나타납니다.
더웠다 추웠다
⑥
추위(寒)… 대사(代謝)를 나쁘게 하여 몸에 부종이 생깁니다.
살이 찐게 아니라 부종이 생겼어요.

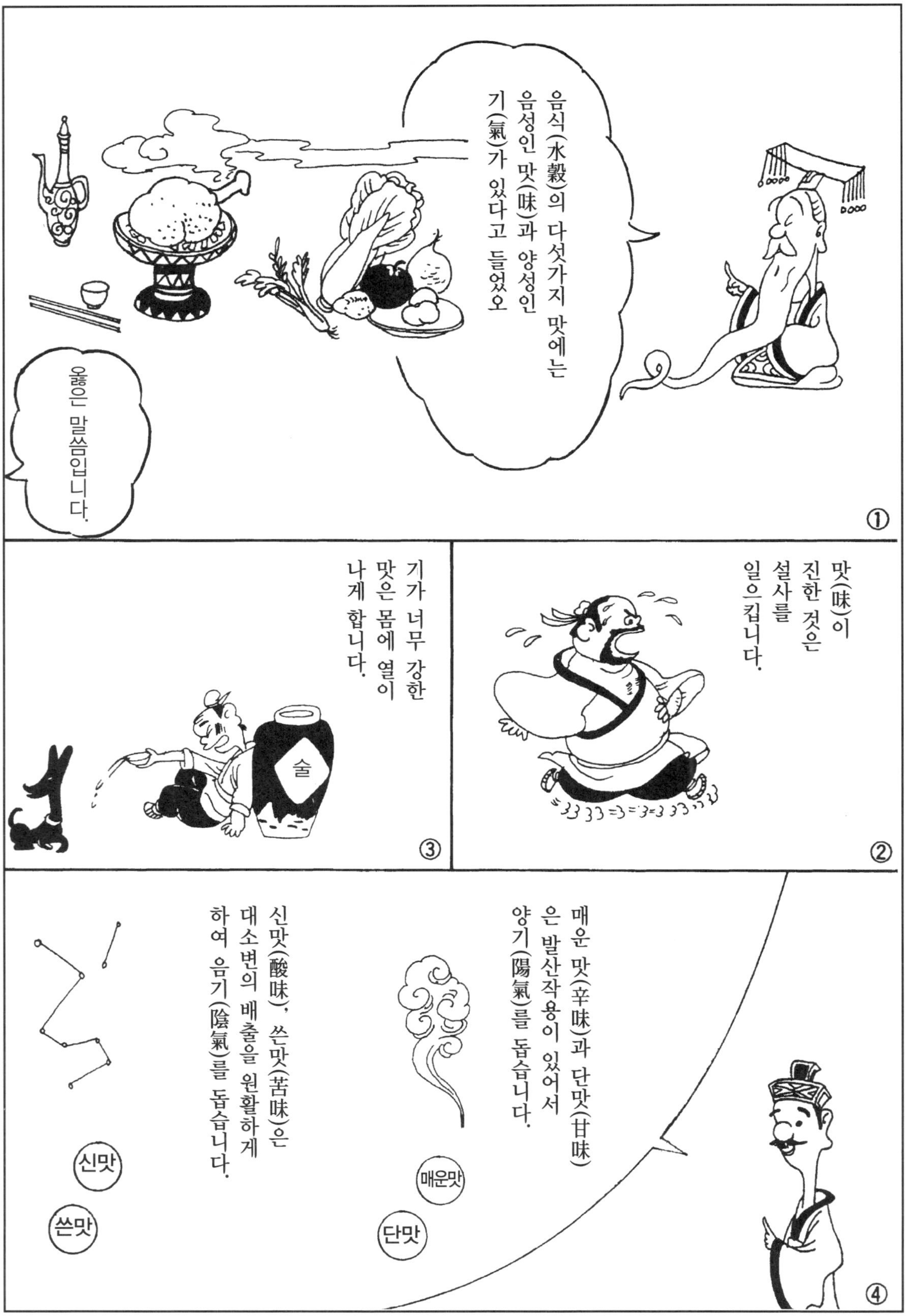

음식(水穀)의 다섯가지 맛에는
음성인 맛(味)과 양성인
기(氣)가 있다고 들었오
옳은 말씀입니다.
①
맛(味)이
진한 것은
설사를
일으킵니다.
②
기가 너무 강한
맛은 몸에 열이
나게 합니다.
술
③
매운 맛(辛味)과 단맛(甘味)
은 발산작용이 있어서
양기(陽氣)를 돕습니다.
신맛(酸味), 쓴맛(苦味)은
대소변의 배출을 원활하게
하여 음기(陰氣)를 돕습니다.
매운맛
단맛
신맛
쓴맛
④

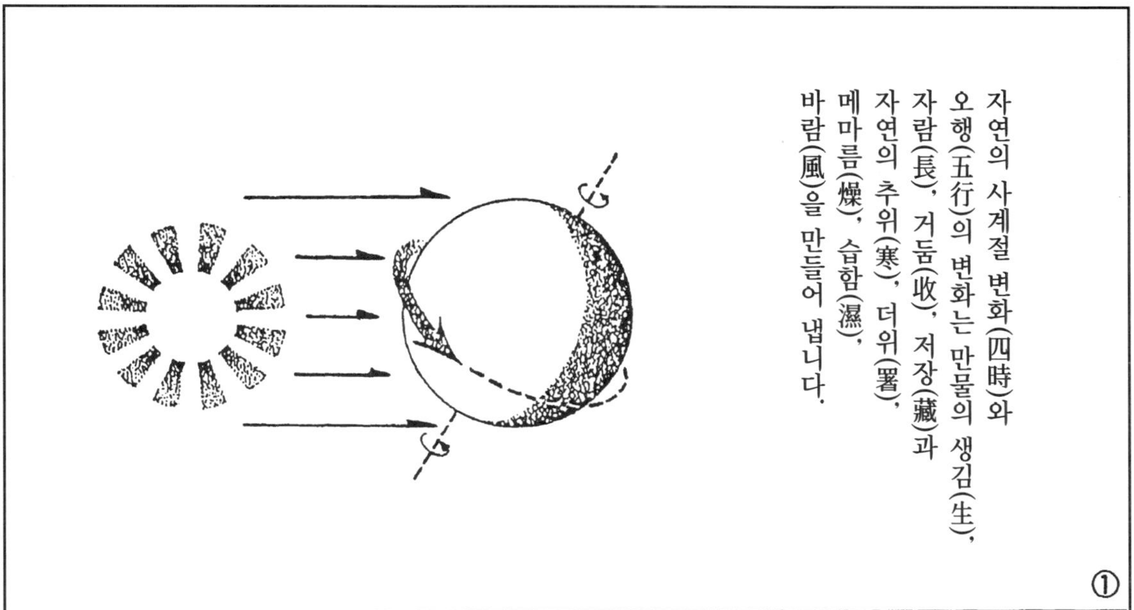
자연의 사계절 변화(四時)와
오행(五行)의 변화는 만물의 생김(生),
자람(長), 거둠(收), 저장(藏)과
자연의 추위(寒), 더위(署),
메마름(燥), 습함(濕),
바람(風)을 만들어 냅니다.
①

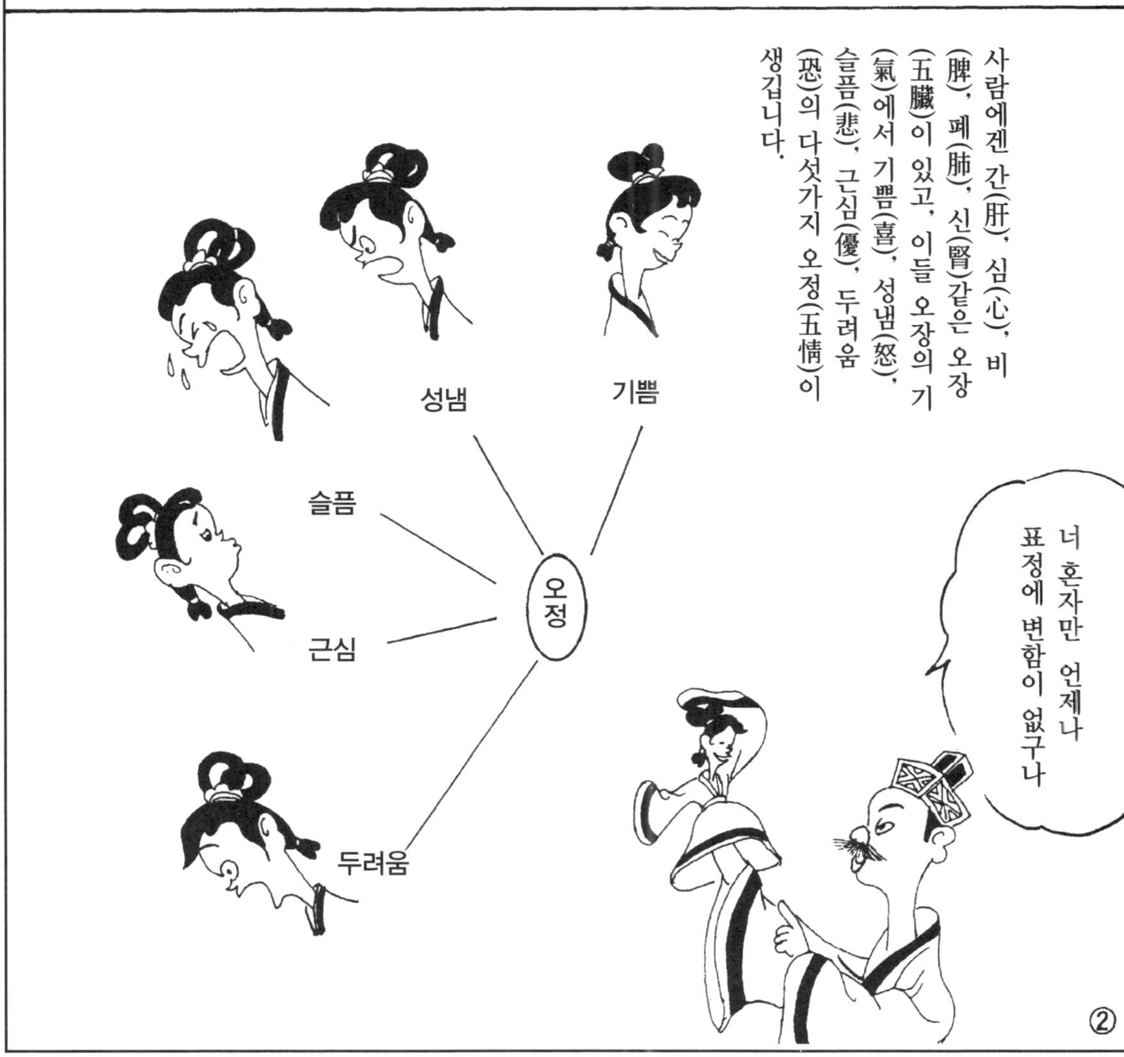
사람에겐 간(肝), 심(心), 비
(脾), 폐(肺), 신(腎)같은 오장
(五臟)이 있고, 이들 오장의 기
(氣)에서 기쁨(喜), 성냄(怒),
슬픔(悲), 근심(優), 두려움
(恐)의 다섯가지 오정(五情)이
생깁니다.
기쁨
성냄
슬픔
오정
근심
두려움
너 혼자만 언제나
표정에 변함이 없구나
②

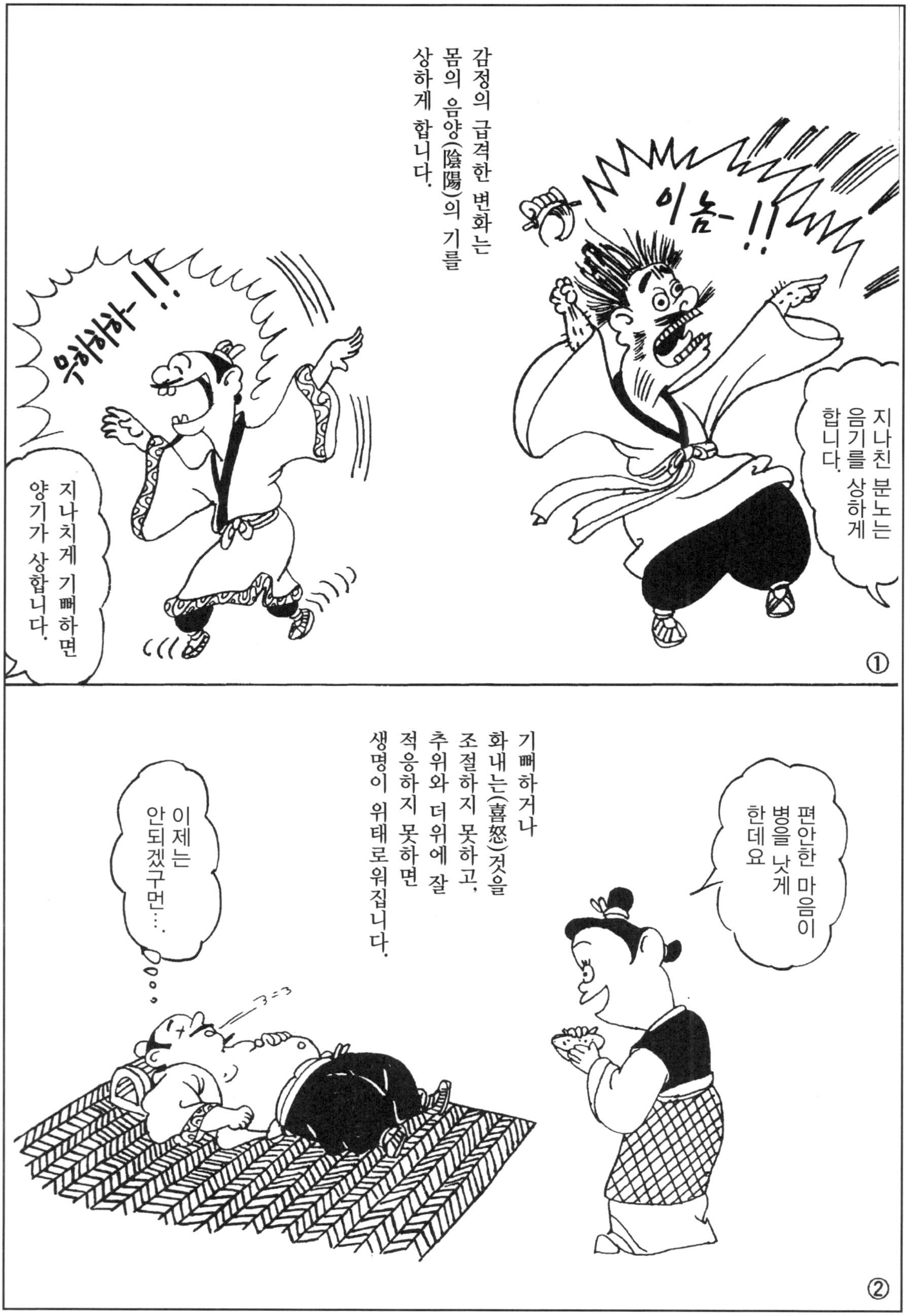
감정의 급격한 변화는
몸의 음양(陰陽)의 기를
상하게 합니다.
이놈-!!
지나친 분노는
음기를 상하게
합니다.
우하하하-!!
지나치게 기뻐하면
양기가 상합니다.
편안한 마음이
병을 낫게
한데요
기뻐하거나
화내는(喜怒) 것을
조절하지 못하고,
추위와 더위에 잘
적응하지 못하면
생명이 위태로워집니다.
이제는
안되겠구먼….
①
②

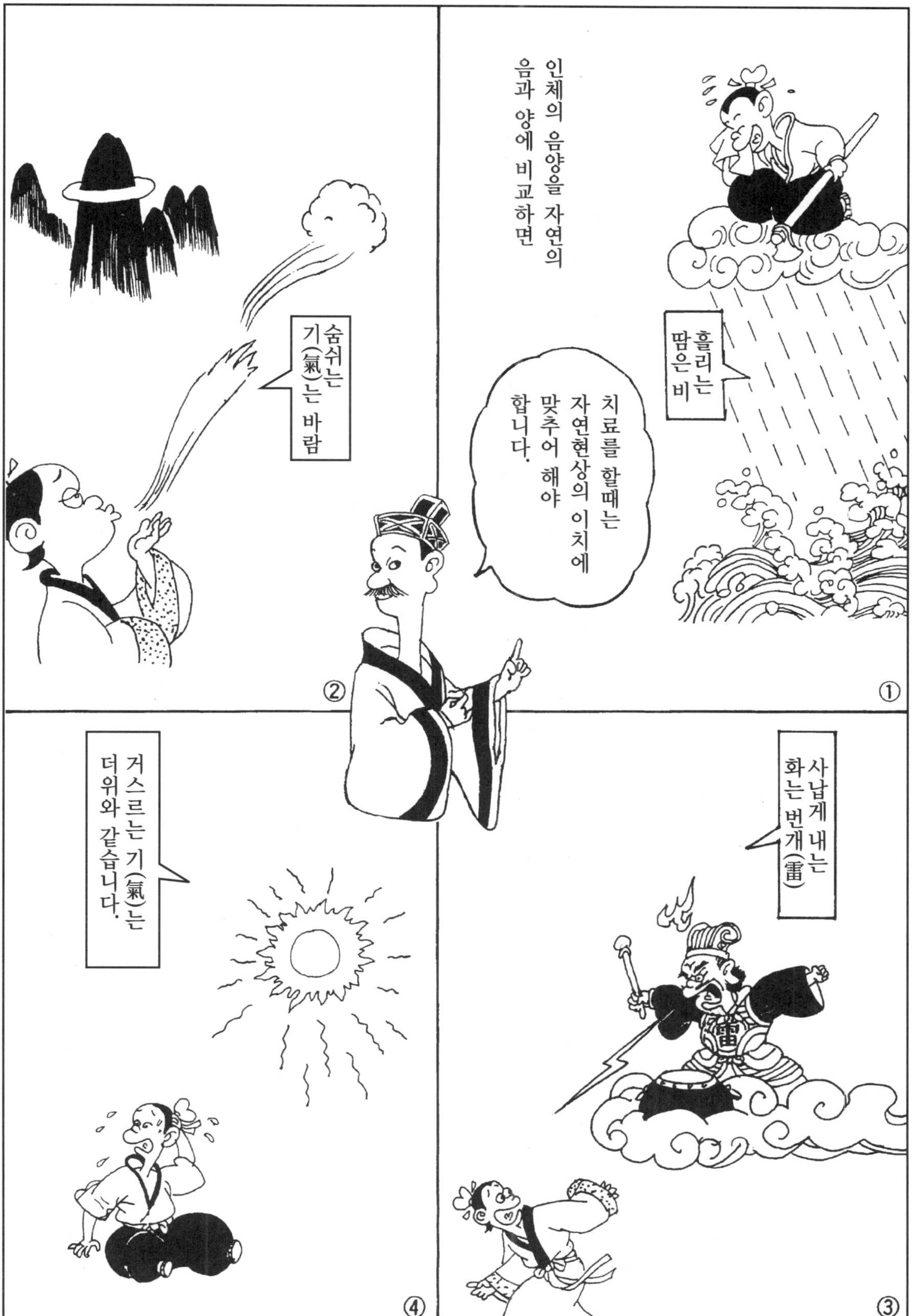
인체의 음양을 자연의
음과 양에 비교하면
흘리는 땀은 비
치료를 할때는 자연현상의 이치에 맞추어 해야 합니다.
숨쉬는 기(氣)는 바람
사납게 내는 화는 번개(雷)
雷
거스르는 기(氣)는 더위와 같습니다.

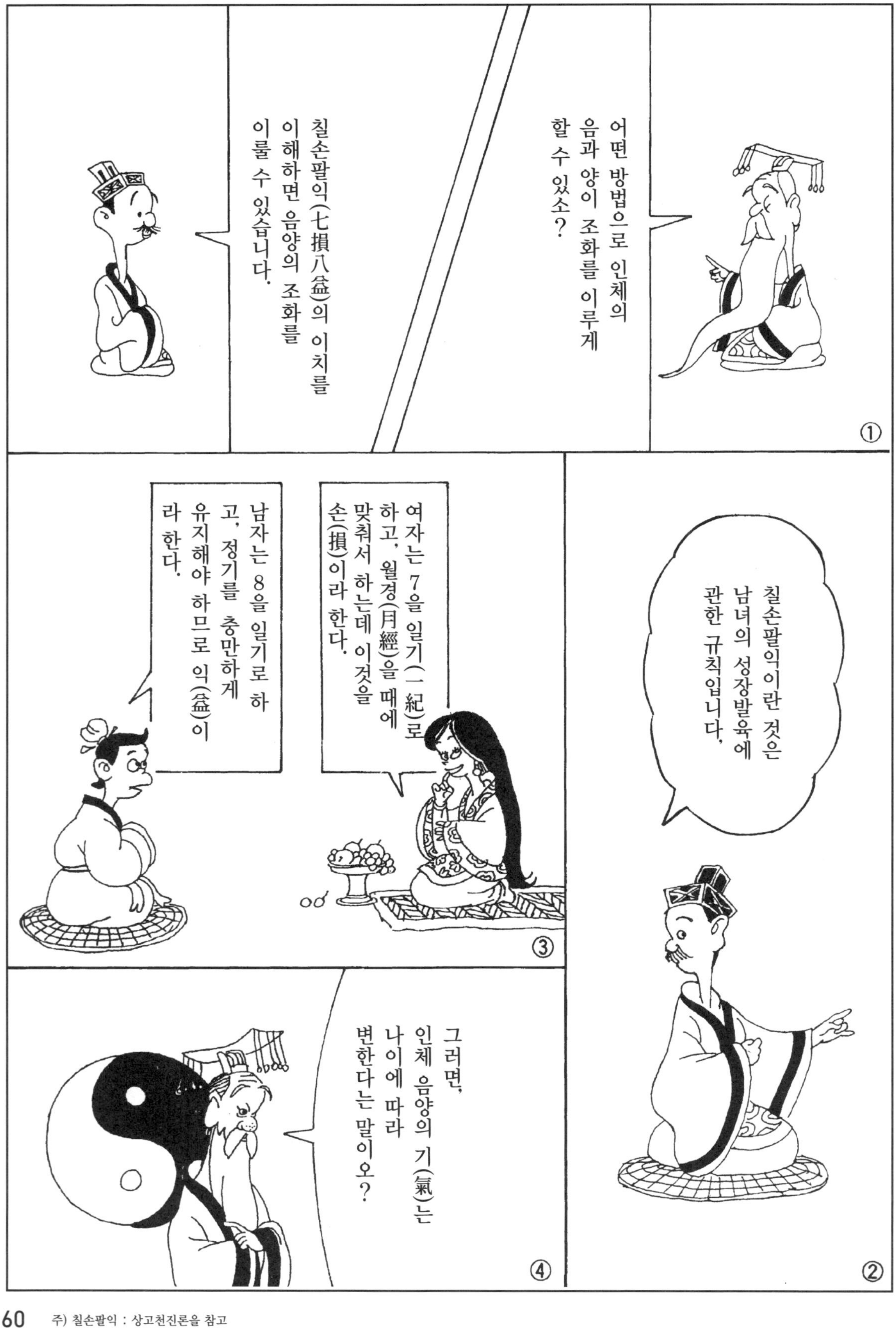
어떤 방법으로 인체의 음과 양이 조화를 이루게 할 수 있소?
칠손팔익(七損八益)의 이치를 이해하면 음양의 조화를 이룰 수 있습니다.
칠손팔익이란 것은 남녀의 성장발육에 관한 규칙입니다.
여자는 7을 일기(一紀)로 하고, 월경(月經)을 때에 맞춰서 하는데 이것을 손(損)이라 한다.
남자는 8을 일기로 하고, 정기를 충만하게 유지해야 하므로 익(益)이라 한다.
그러면, 인체 음양의 기(氣)는 나이에 따라 변한다는 말이오?

 주) 칠손팔익 : 상고천진론을 참고

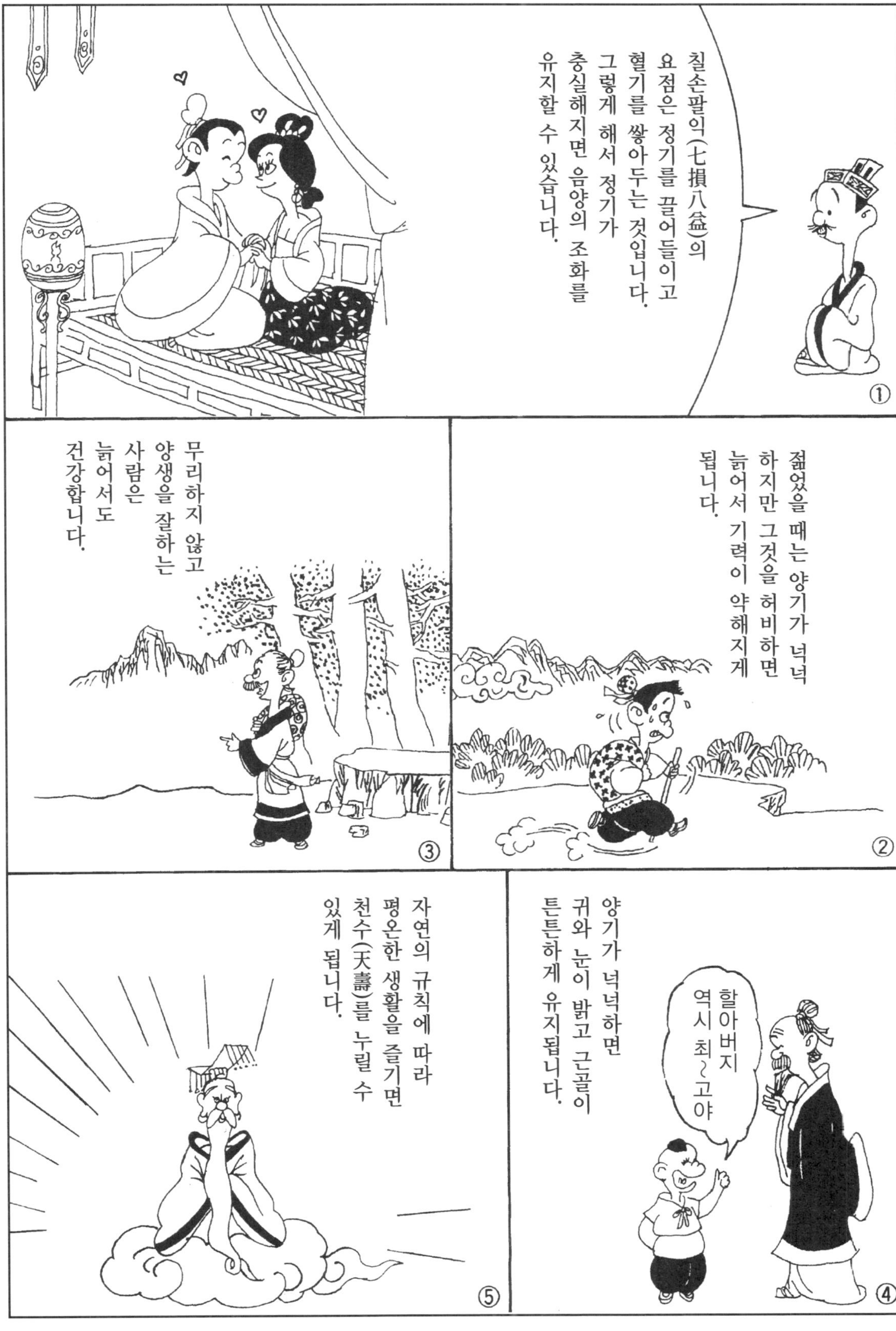
칠손팔익(七損八益)의
요점은 정기를 끌어들이고
혈기를 쌓아두는 것입니다.
그렇게 해서 정기가
충실해지면 음양의 조화를
유지할 수 있습니다.
①
젊었을 때는 양기가 넉넉
하지만 그것을 허비하면
늙어서 기력이 약해지게
됩니다.
②
무리하지 않고
양생을 잘하는
사람은
늙어서도
건강합니다.
③
양기가 넉넉하면
귀와 눈이 밝고 근골이
튼튼하게 유지됩니다.
할아버지
역시 최~고야
④
자연의 규칙에 따라
평온한 생활을 즐기면
천수(天壽)를 누릴 수
있게 됩니다.
⑤

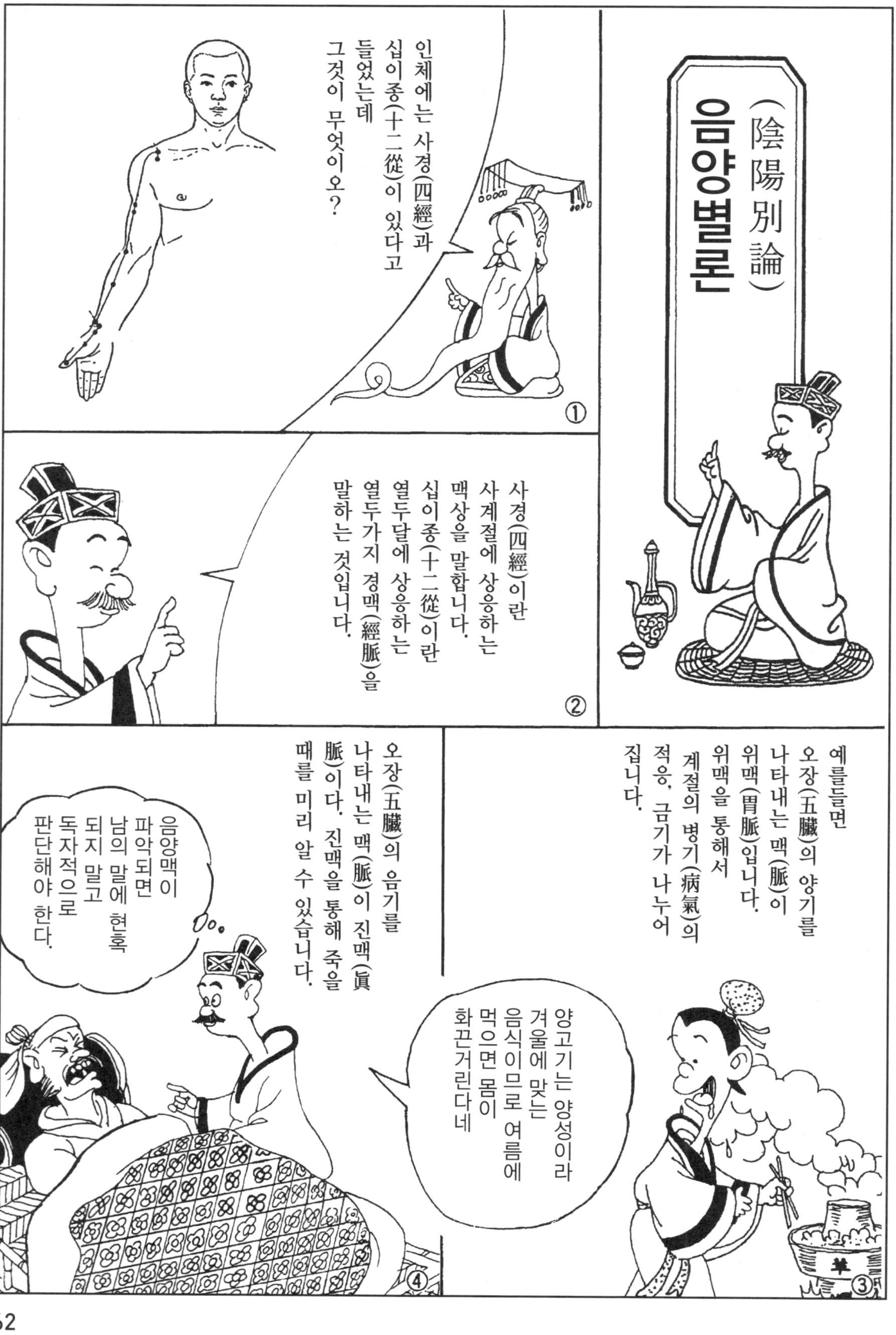
음양별론
(陰陽別論)
인체에는 사경(四經)과
십이종(十二從)이 있다고
들었는데
그것이 무엇이오?
①
사경(四經)이란
사계절에 상응하는
맥상을 말합니다.
십이종(十二從)이란
열두달에 상응하는
열두가지 경맥(經脈)을
말하는 것입니다.
②
예를들면
오장(五臟)의 양기를
나타내는 맥(脈)이
위맥(胃脈)입니다.
위맥을 통해서
계절의 병기(病氣)의
적응, 금기가 나누어
집니다.
양고기는 양성이라
겨울에 맞는
음식이므로 여름에
먹으면 몸이
화끈거린다네
③
오장(五臟)의 음기를
나타내는 맥(脈)이 진맥(眞
脈)이다. 진맥을 통해 죽을
때를 미리 알 수 있습니다.
음양맥이
파악되면
남의 말에 현혹
되지 말고
독자적으로
판단해야 한다.
④

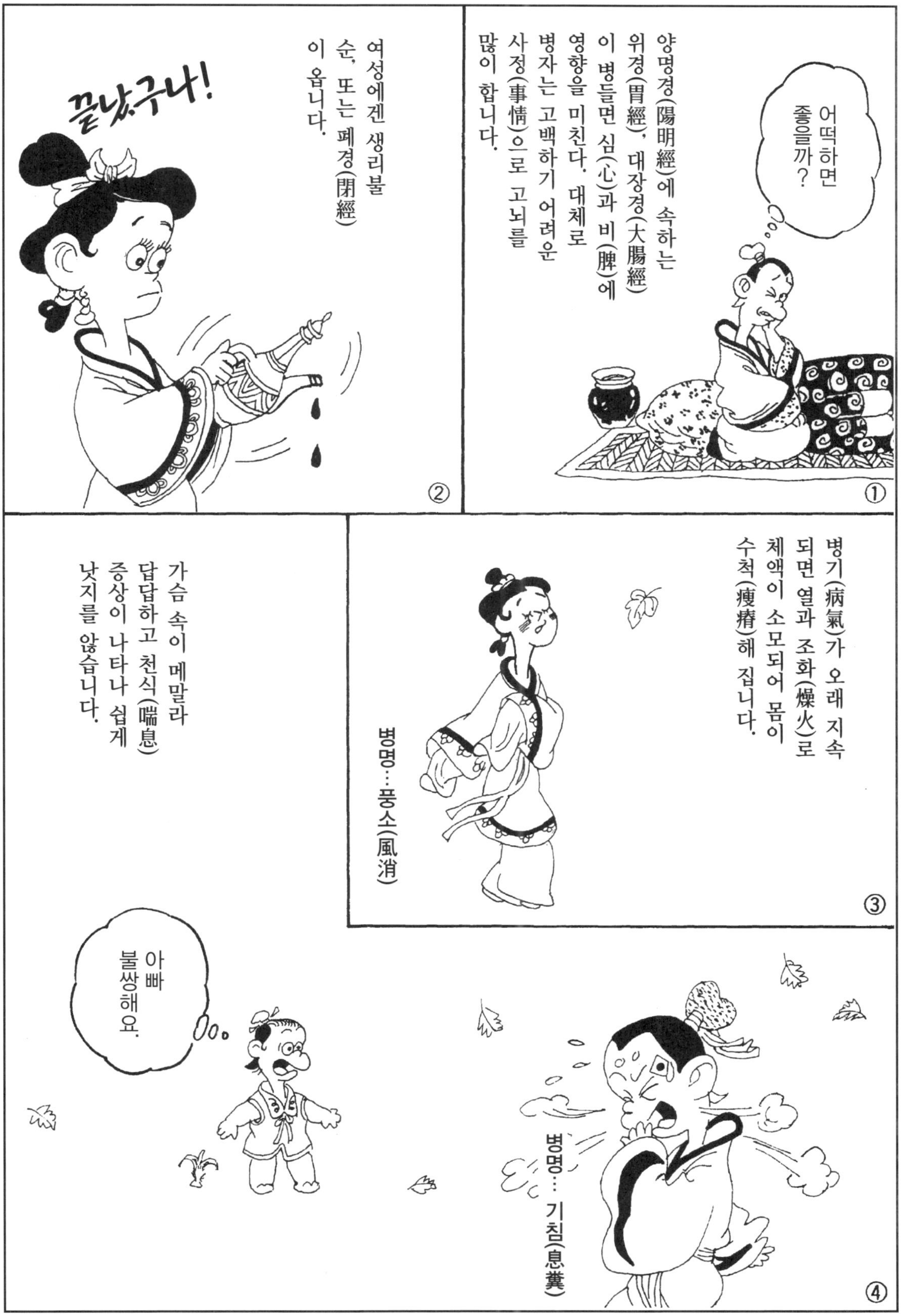
어떡하면
좋을까?
양명경(陽明經)에 속하는
위경(胃經), 대장경(大腸經)
이 병들면 심(心)과 비(脾)에
영향을 미친다. 대체로
병자는 고백하기 어려운
사정(事情)으로 고뇌를
많이 합니다.
①
여성에겐 생리불
순, 또는 폐경(閉經)
이 옵니다.
끝났구나!
②
병기(病氣)가 오래 지속
되면 열과 조화(燥火)로
체액이 소모되어 몸이
수척(瘦瘠)해 집니다.
병명… 풍소(風消)
③
가슴 속이 메말라
답답하고 천식(喘息)
증상이 나타나 쉽게
낫지를 않습니다.
아빠
불쌍해요.
병명… 기침(息賁)
④

주) 조화(燥火)- 마르게 하는 성질이 강한 화(火)의 기운

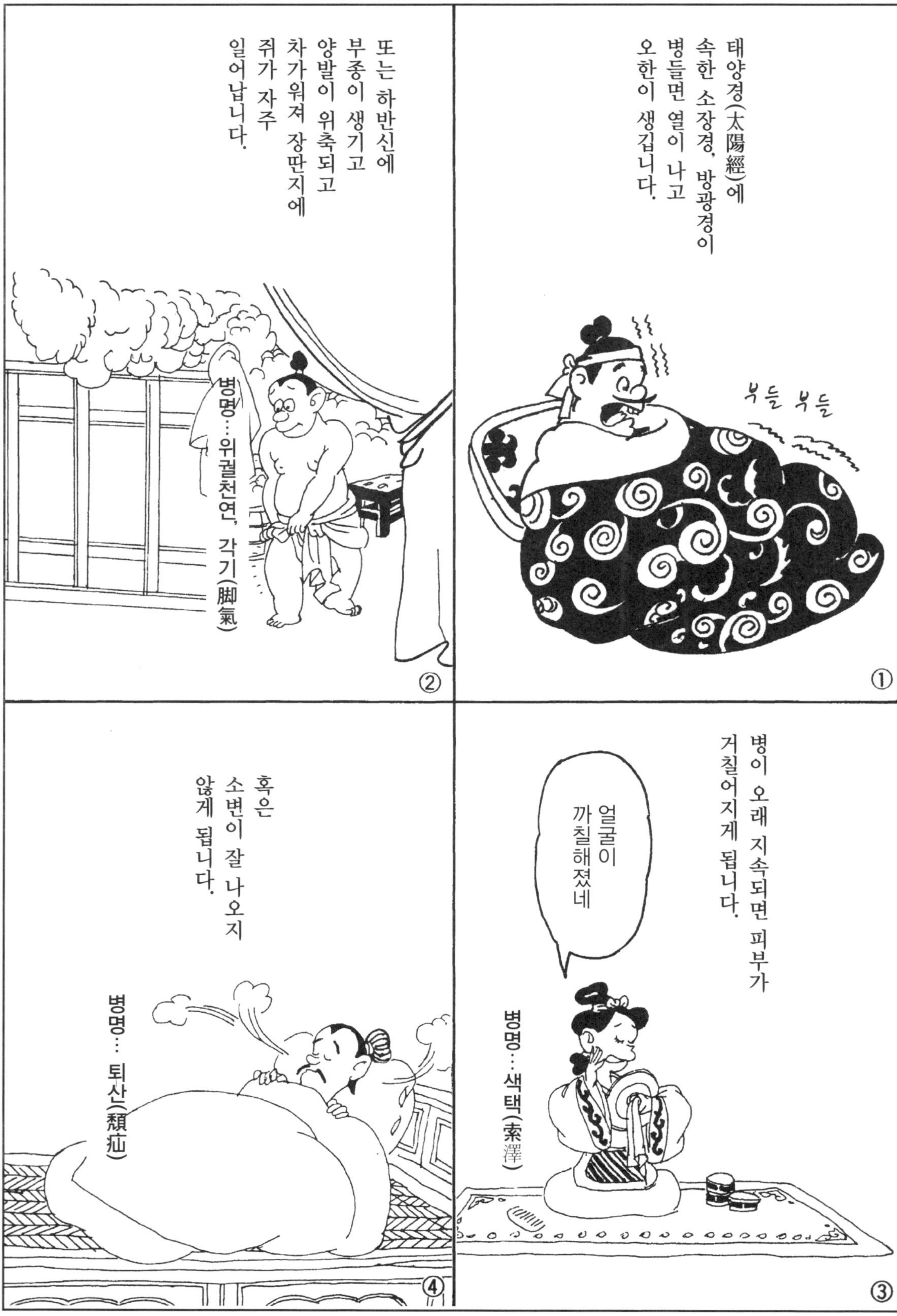
태양경(太陽經)에 속한 소장경, 방광경이 병들면 열이 나고 오한이 생깁니다.
부들 부들
또는 하반신에 부종이 생기고 양발이 위축되고 차가워져 장딴지에 쥐가 자주 일어납니다.
병명…위궐천연, 각기(脚氣)
병이 오래 지속되면 피부가 거칠어지게 됩니다.
얼굴이 까칠해졌네
병명…색택(索澤)
혹은 소변이 잘 나오지 않게 됩니다.
병명… 퇴산(頹疝)

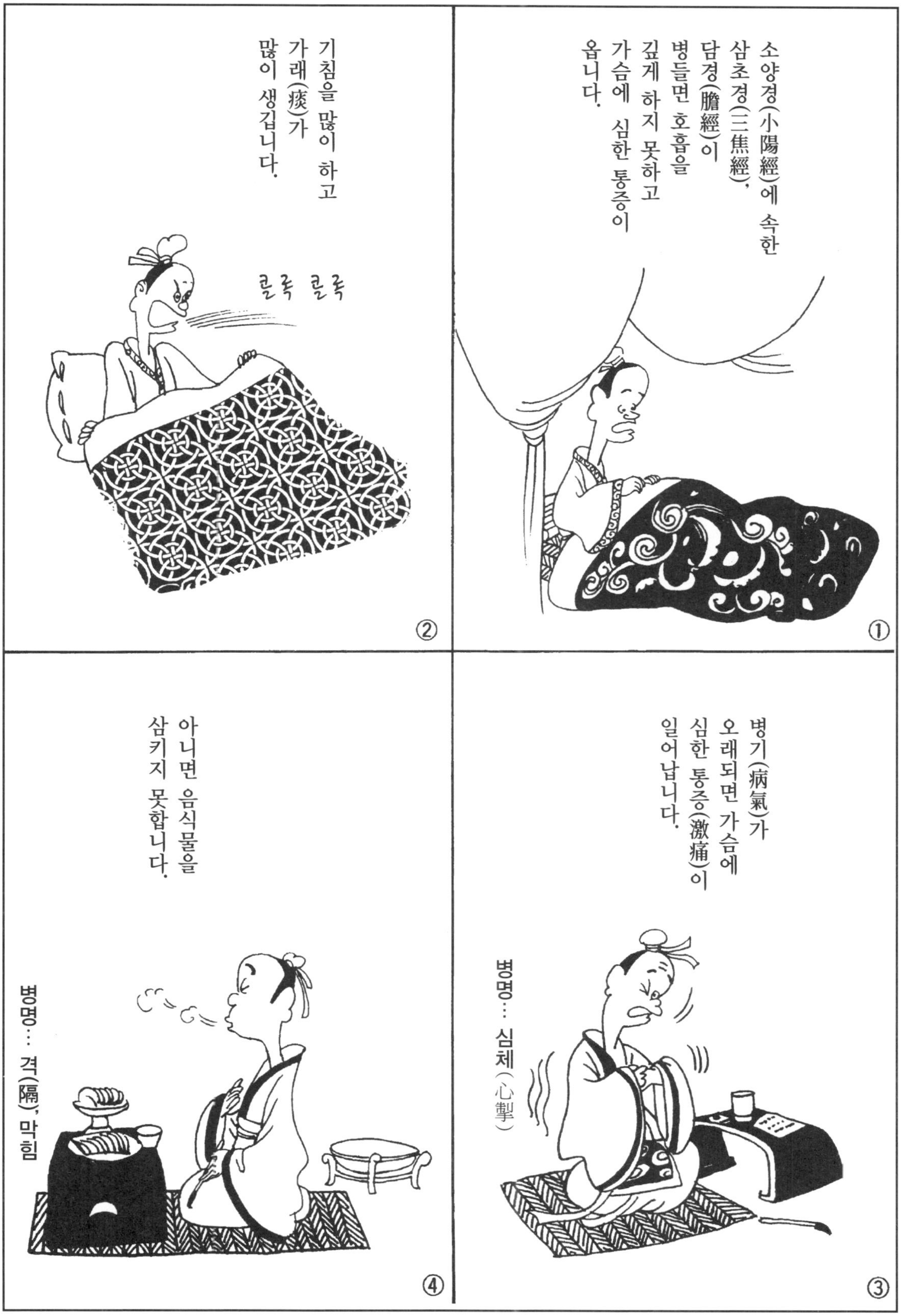
소양경(小陽經)에 속한
삼초경(三焦經),
담경(膽經)이
병들면 호흡을
깊게 하지 못하고
가슴에 심한 통증이
옵니다.
①
기침을 많이 하고
가래(痰)가
많이 생깁니다.
콜록 콜록
②
병기(病氣)가
오래되면 가슴에
심한 통증(激痛)이
일어납니다.
병명… 심체(心掣)
③
아니면 음식물을
삼키지 못합니다.
병명… 격(隔), 막힘
④

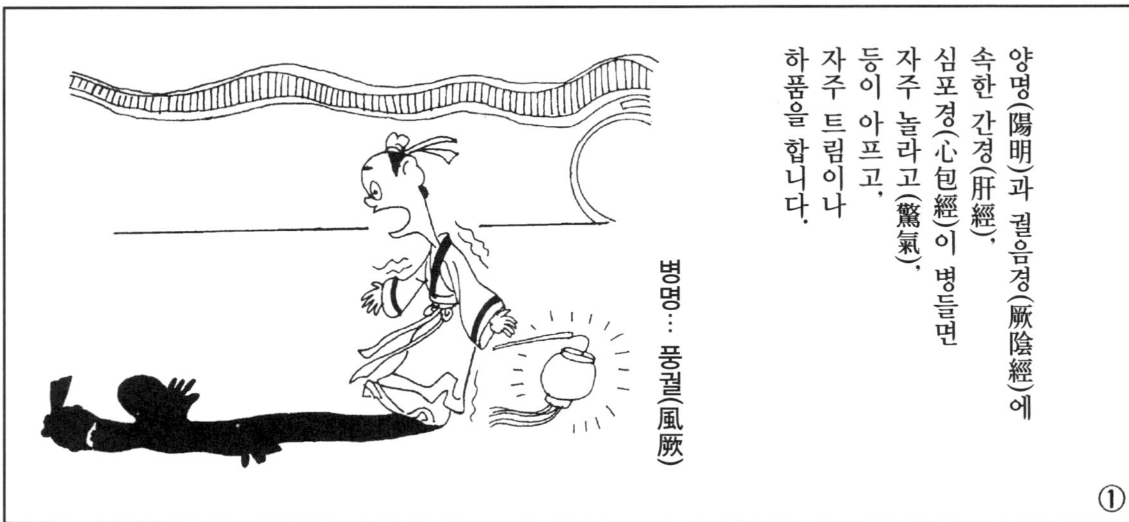
양명(陽明)과 궐음경(厥陰經)에
속한 간경(肝經),
심포경(心包經)이 병들면
자주 놀라고(驚氣),
등이 아프고,
자주 트림이나
하품을 합니다.
병명… 풍궐(風厥)
①

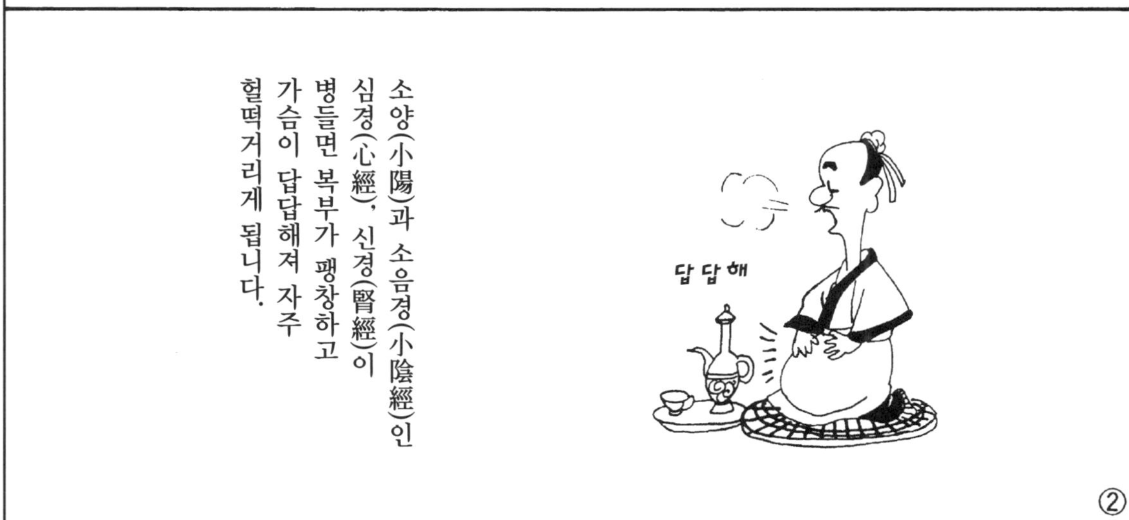
소양(小陽)과 소음경(小陰經)인
심경(心經), 신경(腎經)이
병들면 복부가 팽창하고
가슴이 답답해져 자주
헐떡거리게 됩니다.
답답해
②

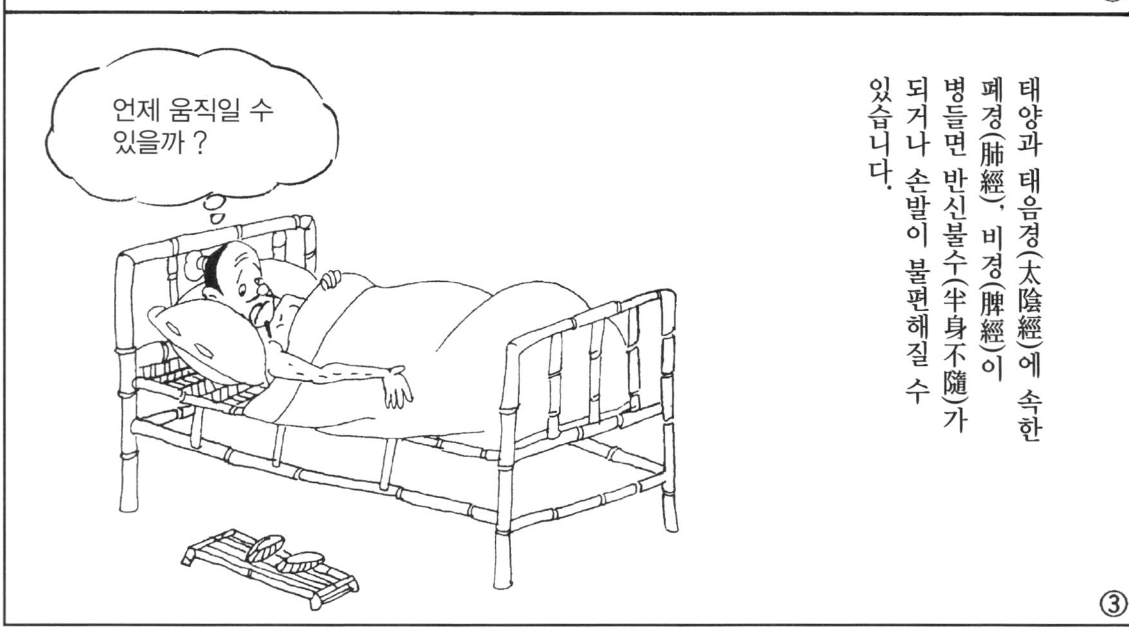
태양과 태음경(太陰經)에 속한
폐경(肺經), 비경(脾經)이
병들면 반신불수(半身不隨)가
되거나 손발이 불편해질 수
있습니다.
언제 움직일 수 있을까?
③

이법방의론 (異法方宜論)

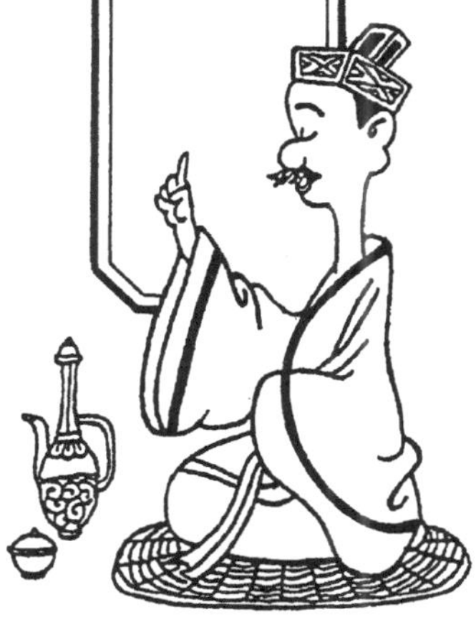

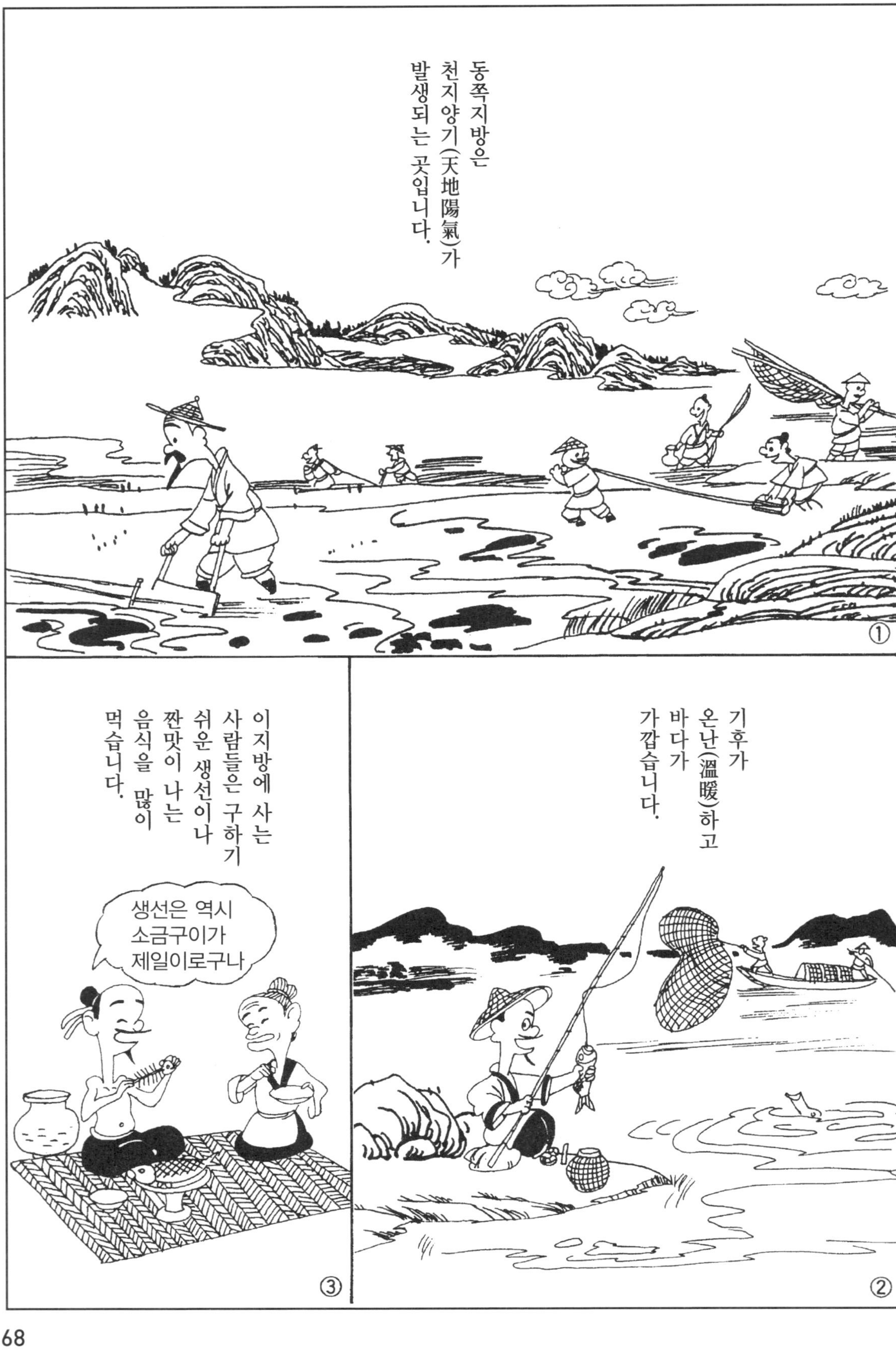
동쪽지방은
천지양기(天地陽氣)가
발생되는 곳입니다.
기후가
온난(溫暖)하고
바다가
가깝습니다.
이지방에 사는
사람들은 구하기
쉬운 생선이나
짠맛이 나는
음식을 많이
먹습니다.
생선은 역시
소금구이가
제일이로구나

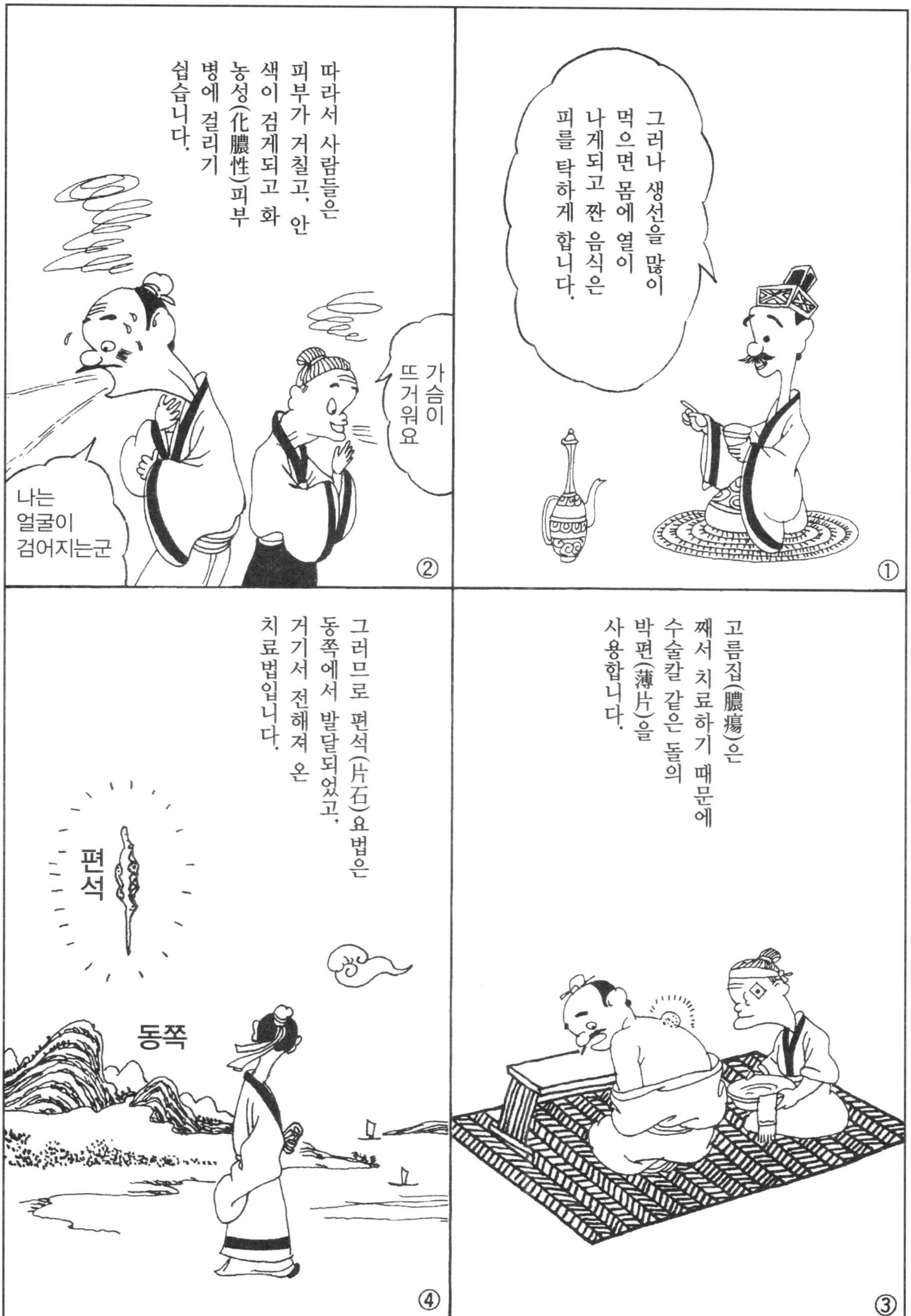
그러나 생선을 많이
먹으면 몸에 열이
나게되고 짠 음식은
피를 탁하게 합니다.
①
따라서 사람들은
피부가 거칠고, 안
색이 검게되고 화
농성(化膿性)피부
병에 걸리기
쉽습니다.
가슴이
뜨거워요
나는
얼굴이
검어지는군
②
고름집(膿瘍)은
째서 치료하기 때문에
수술칼 같은 돌의
박편(薄片)을
사용합니다.
③
그러므로 편석(片石)요법은
동쪽에서 발달되었고,
거기서 전해져 온
치료법입니다.
편석
동쪽
④

주) 편석(片石)-일정한 규격없이 깨어낸 돌

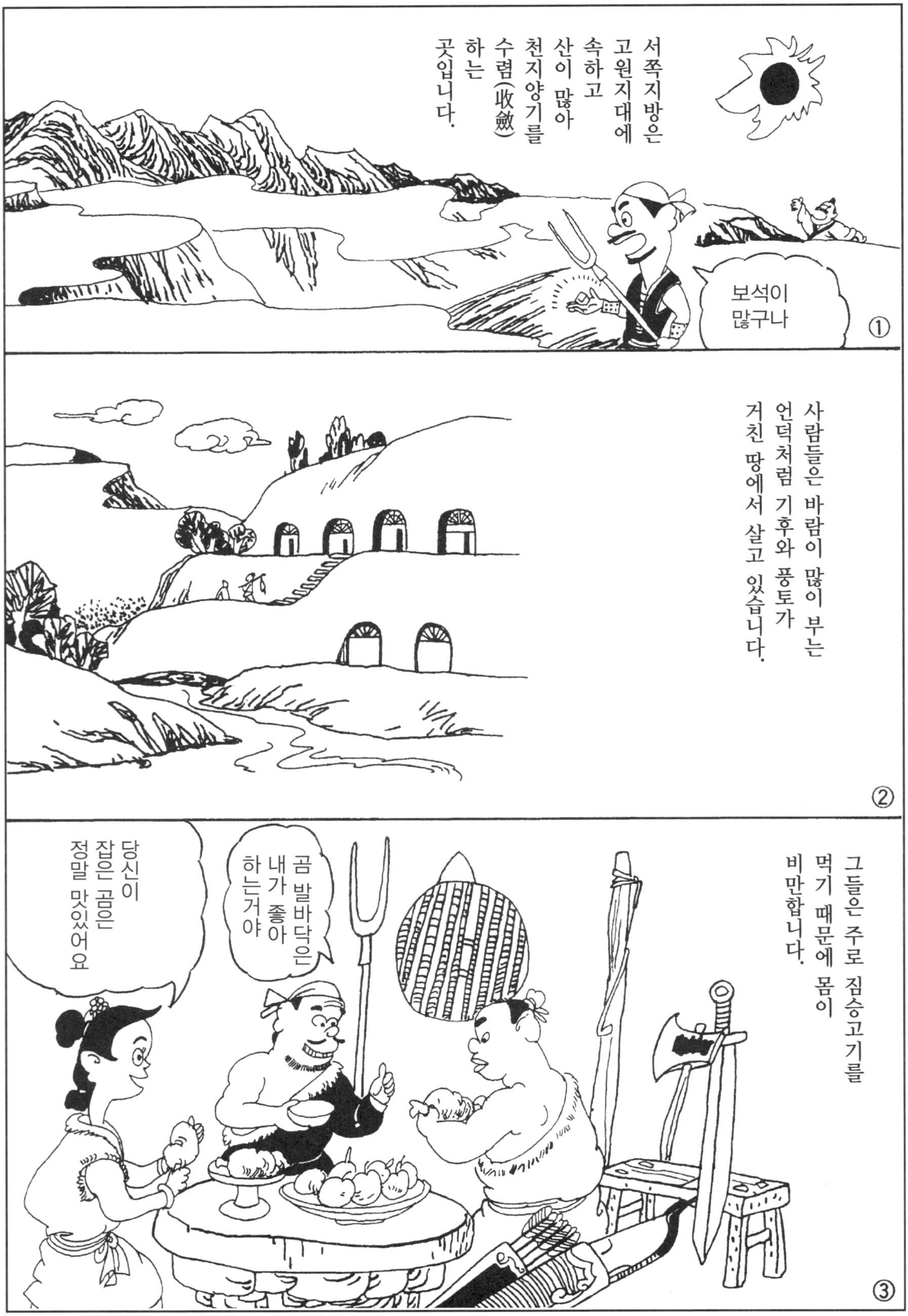
서쪽지방은
고원지대에
속하고
산이 많아
천지양기를
수렴(收斂)
하는
곳입니다.
보석이
많구나
①
사람들은 바람이 많이 부는
언덕처럼 기후와 풍토가
거친 땅에서 살고 있습니다.
②
그들은 주로 짐승고기를
먹기 때문에 몸이
비만합니다.
곰 발바닥은
내가 좋아
하는거야
당신이
잡은 곰은
정말 맛있어요
③

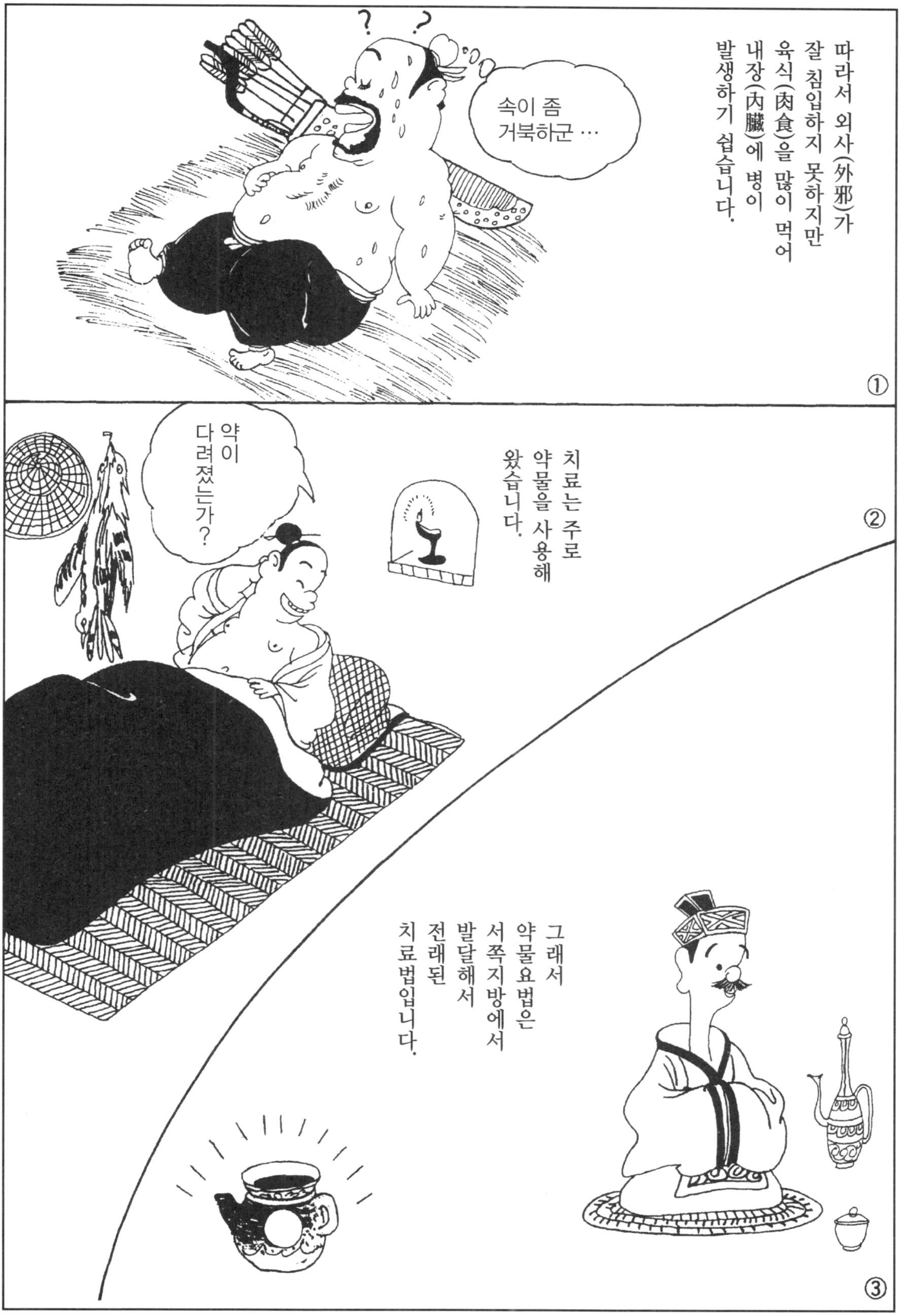
따라서 외사(外邪)가 잘 침입하지 못하지만 육식(肉食)을 많이 먹어 내장(內臟)에 병이 발생하기 쉽습니다.
속이 좀 거북하군 …
①
치료는 주로 약물을 사용해 왔습니다.
약이 다려졌는가?
②
그래서 약물요법은 서쪽지방에서 발달해서 전래된 치료법입니다.
③

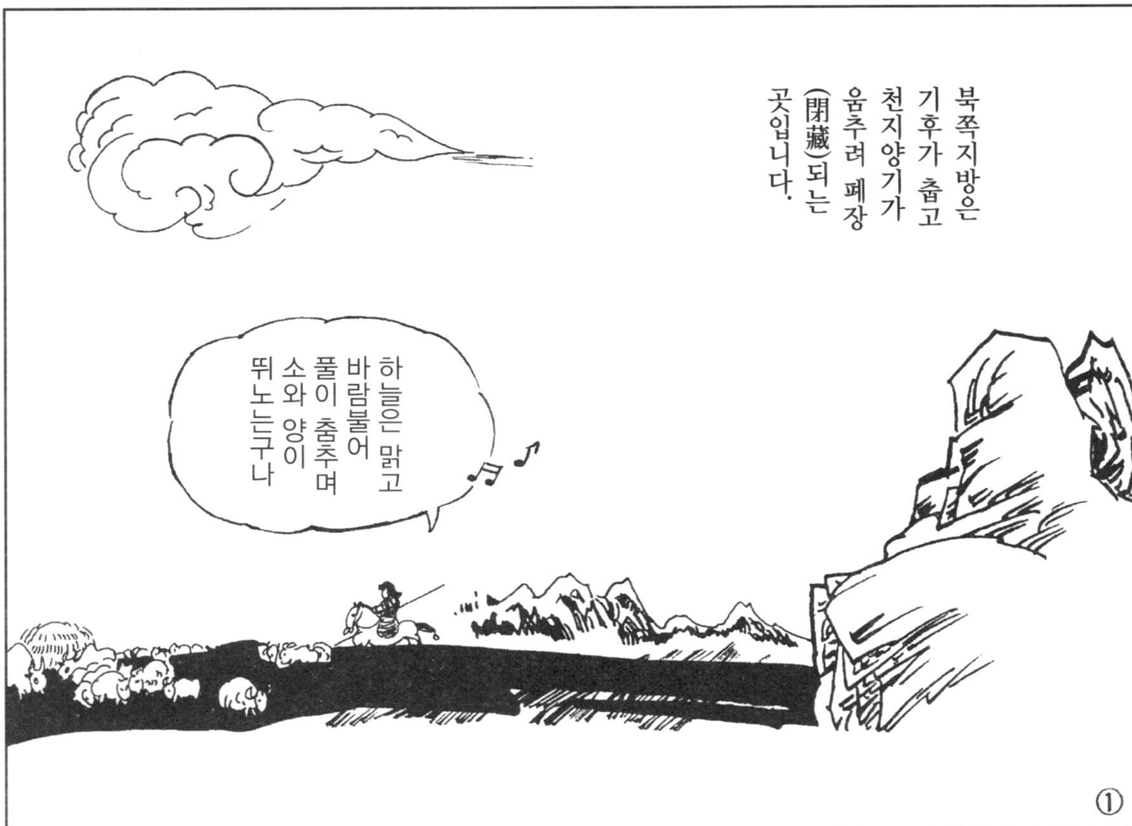
북쪽지방은
기후가 춥고
천지양기가
움추려 폐장
(閉藏)되는
곳입니다.
하늘은 맑고
바람불어
풀이 춤추며
소와 양이
뛰노는구나
①

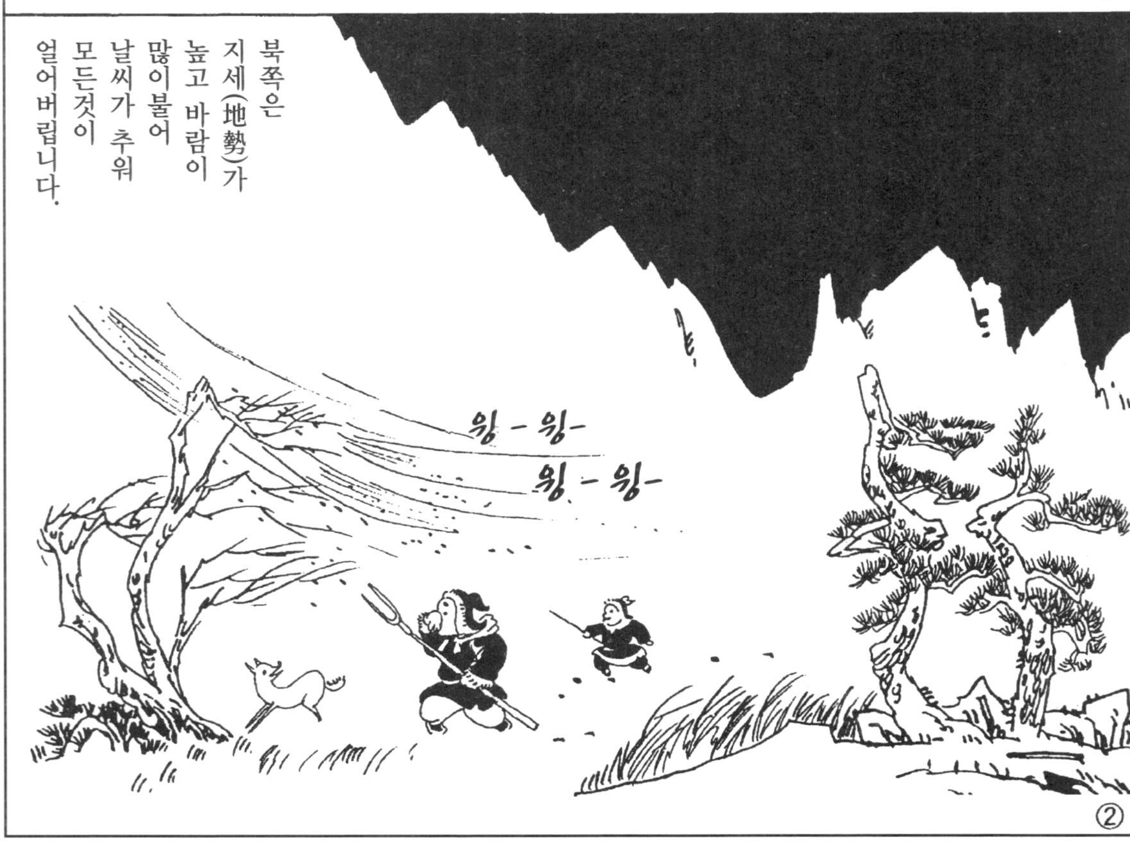
북쪽은
지세(地勢)가
높고 바람이
많이불어
날씨가 추워
모든것이
얼어버립니다.
윙-윙-
윙-윙-
②

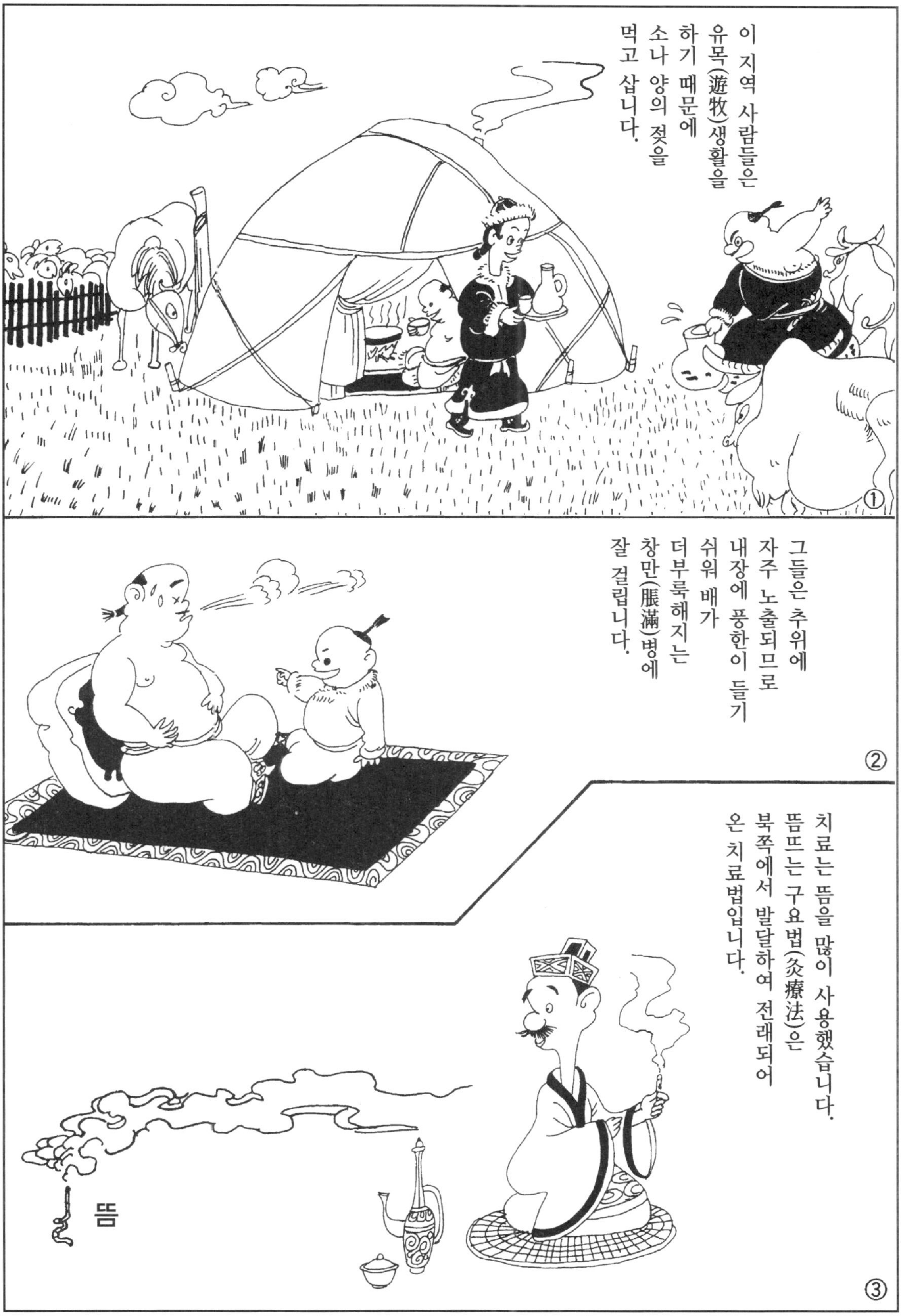
이 지역 사람들은
유목(遊牧)생활을
하기 때문에
소나 양의 젖을
먹고 삽니다.
①
그들은 추위에
자주 노출되므로
내장에 풍한이 들기
쉬워 배가
더부룩해지는
창만(脹滿)병에
잘 걸립니다.
②
치료는 뜸을 많이 사용했습니다.
뜸뜨는 구요법(灸療法)은
북쪽에서 발달하여 전래되어
온 치료법입니다.
뜸
③

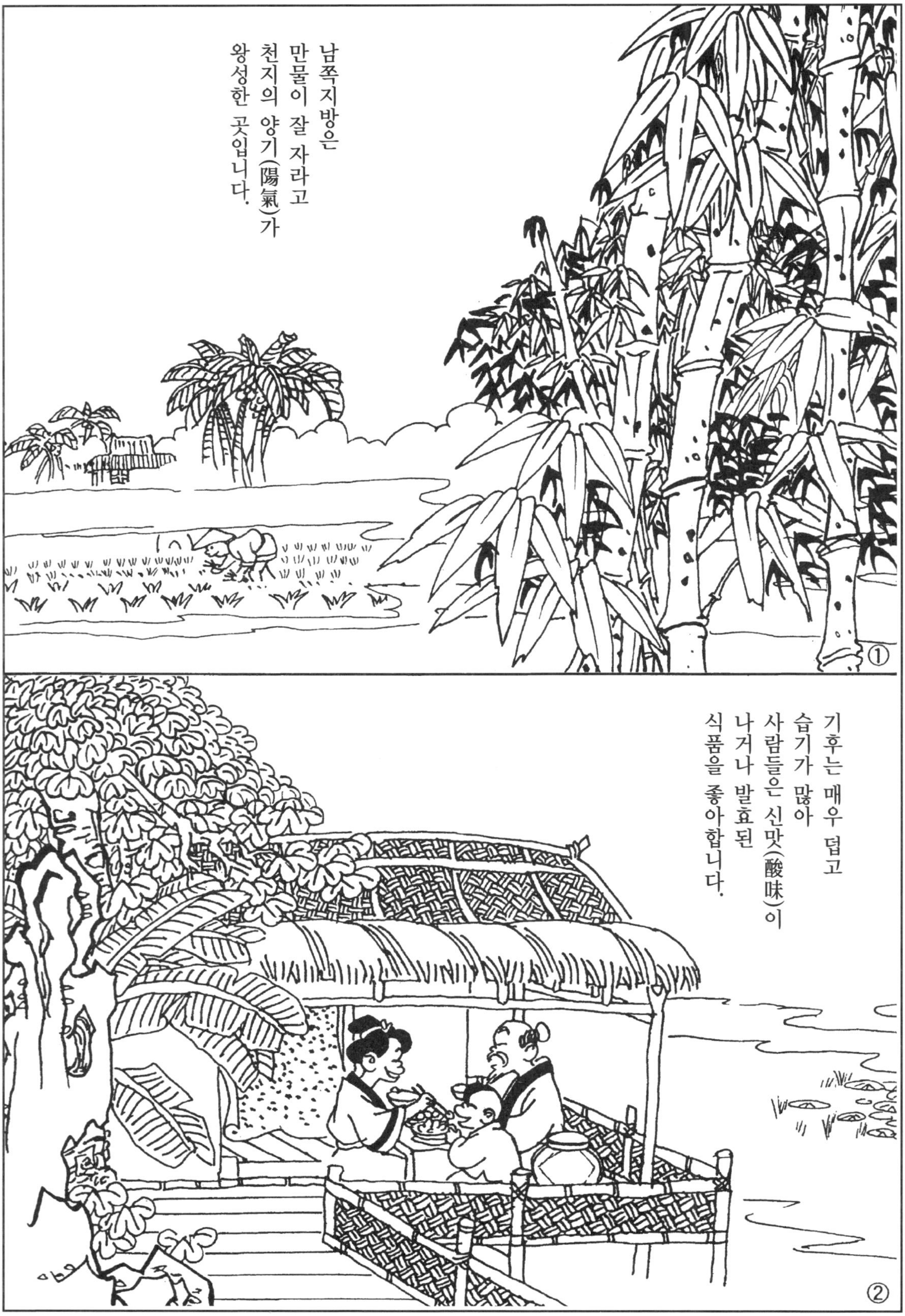
남쪽지방은
만물이 잘 자라고
천지의 양기(陽氣)가
왕성한 곳입니다.
①
기후는 매우 덥고
습기가 많아
사람들은 신맛(酸味)이
나거나 발효된
식품을 좋아합니다.
②

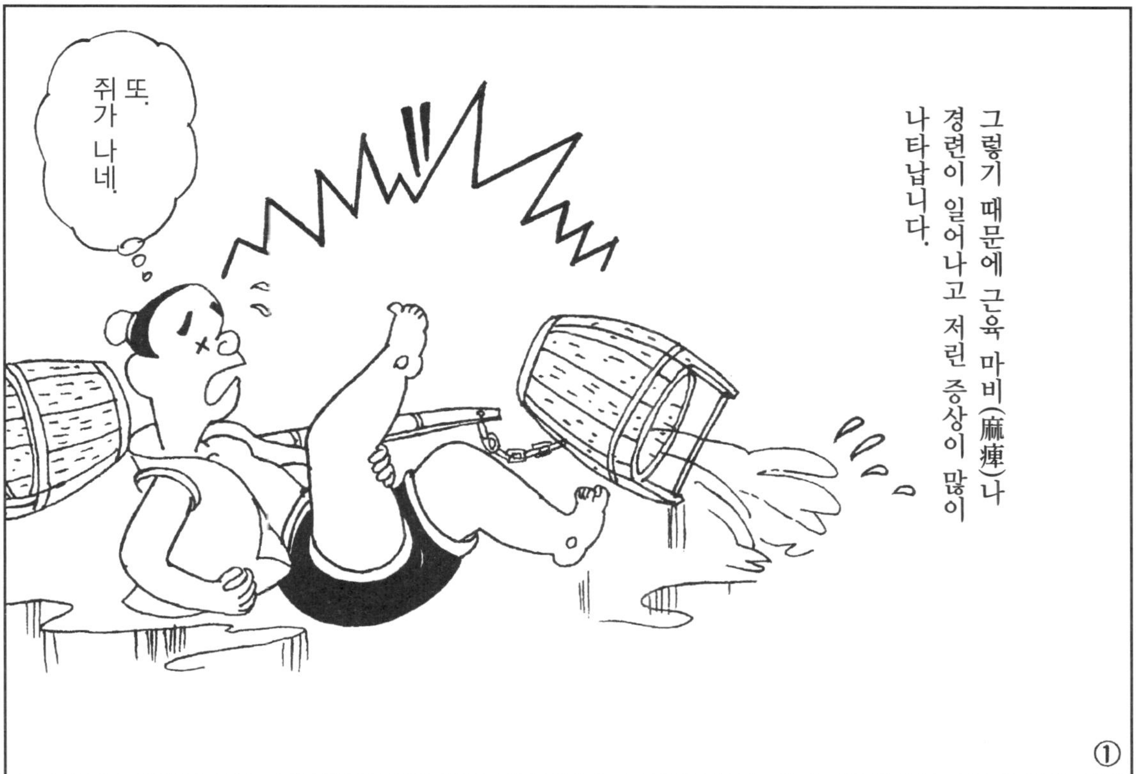
그렇기 때문에 근육 마비(痲痹)나
경련이 일어나고 저린 증상이 많이
나타납니다.
또,
쥐가 나네!
①

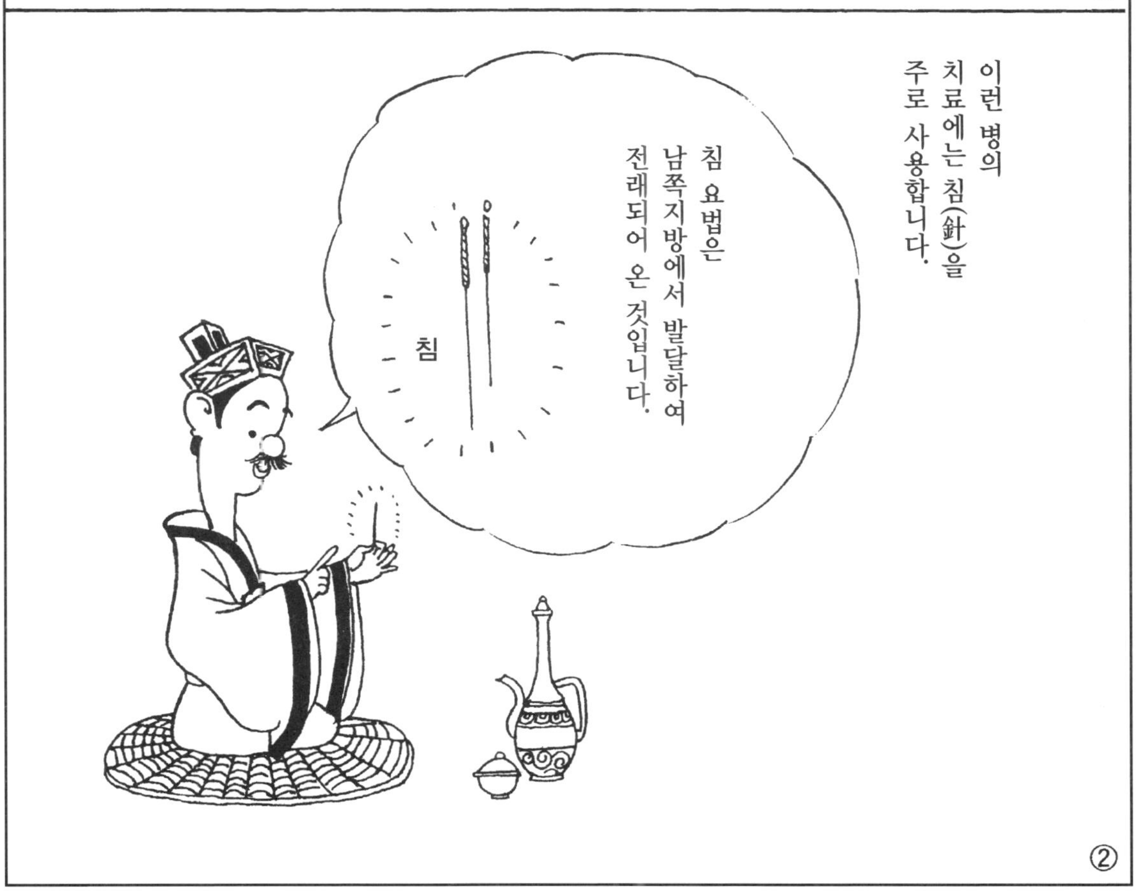
이런 병의
치료에는 침(針)을
주로 사용합니다.
침 요법은
남쪽지방에서 발달하여
전래되어 온 것입니다.
침
②

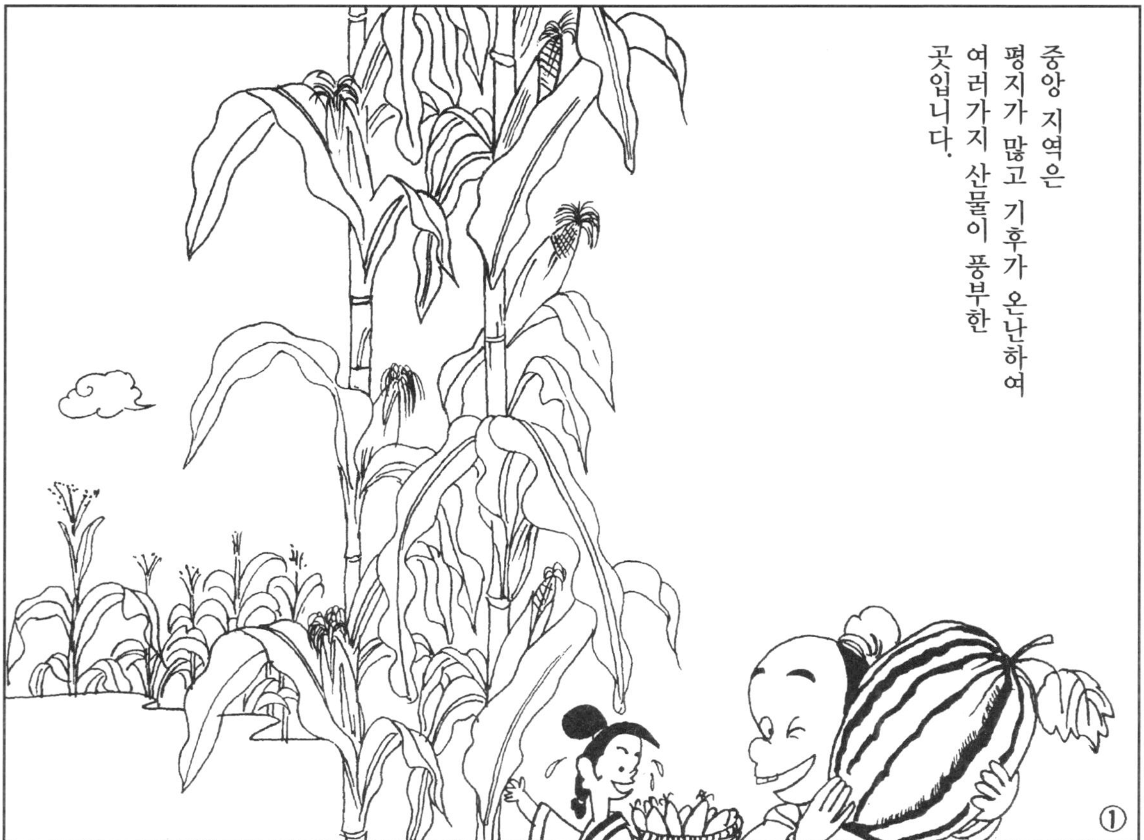
중앙 지역은
평지가 많고 기후가 온난하여
여러가지 산물이 풍부한
곳입니다.
①

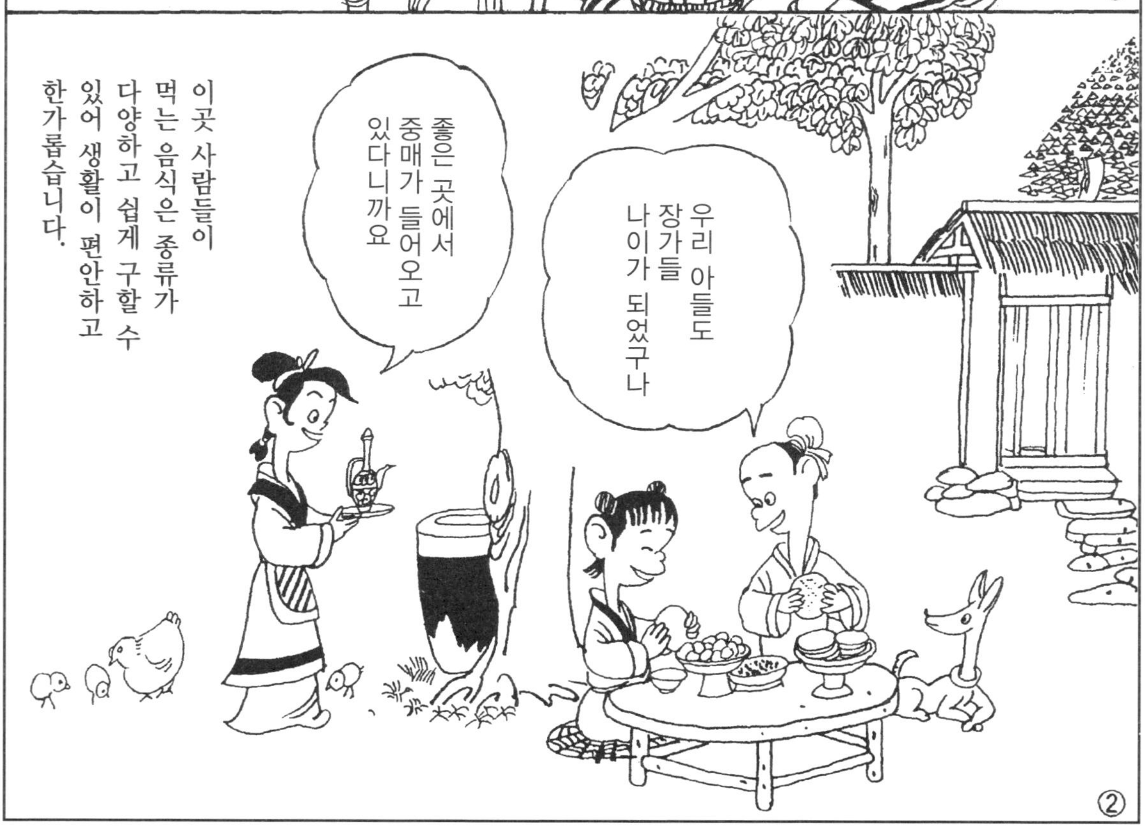
우리 아들도
장가들
나이가 되었구나
좋은 곳에서
중매가 들어오고
있다니까요
이곳 사람들이
먹는 음식은 종류가
다양하고 쉽게 구할 수
있어 생활이 편안하고
한가롭습니다.
②

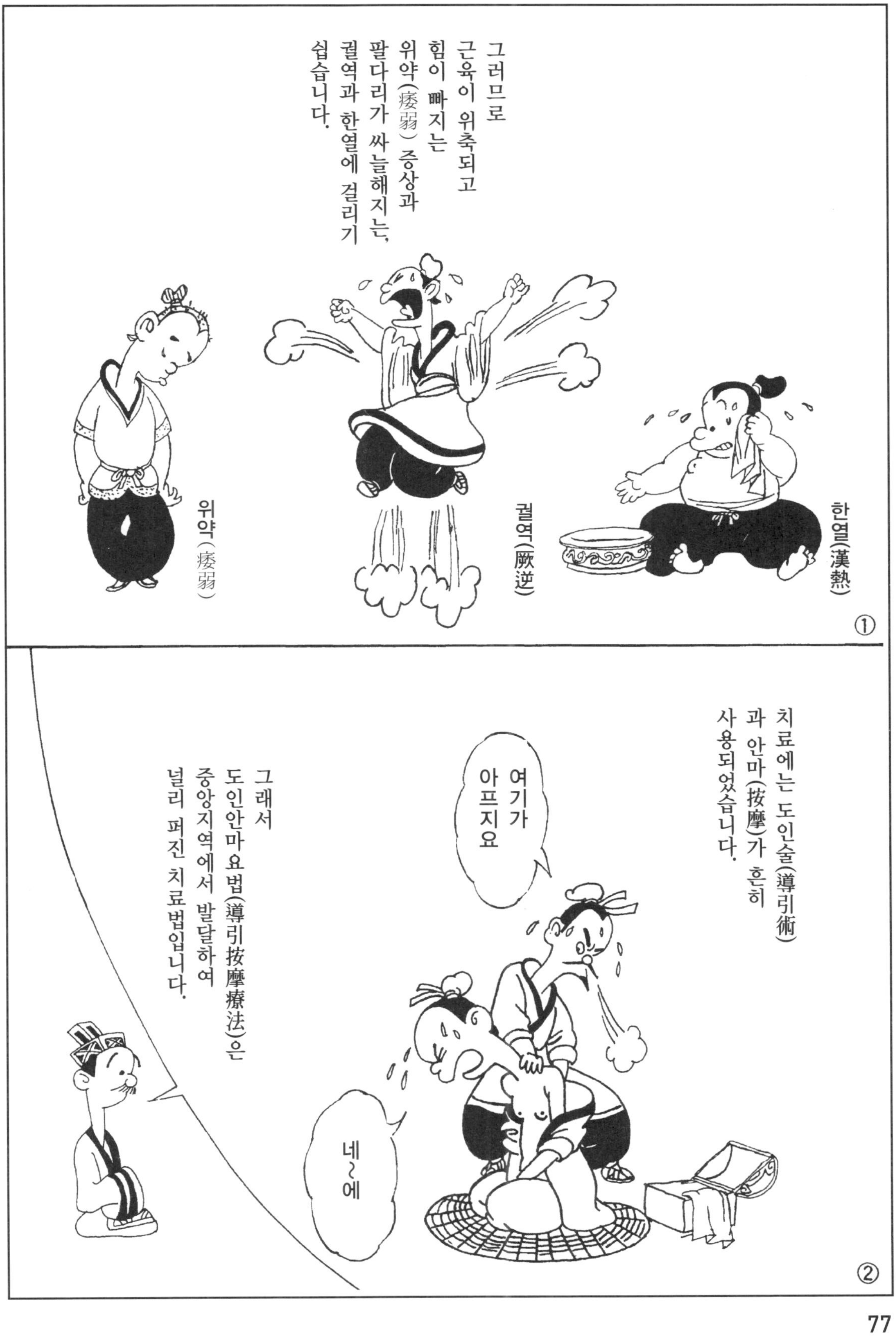
그러므로
근육이 위축되고
힘이 빠지는
위약(痿弱) 증상과
팔다리가 싸늘해지는,
궐역과 한열에 걸리기
쉽습니다.
한열(漢熱)
궐역(厥逆)
위약(痿弱)
①
치료에는 도인술(導引術)
과 안마(按摩)가 흔히
사용되었습니다.
여기가
아프지요
네~에
그래서
도인안마요법(導引按摩療法)은
중앙지역에서 발달하여
널리 퍼진 치료법입니다.
②

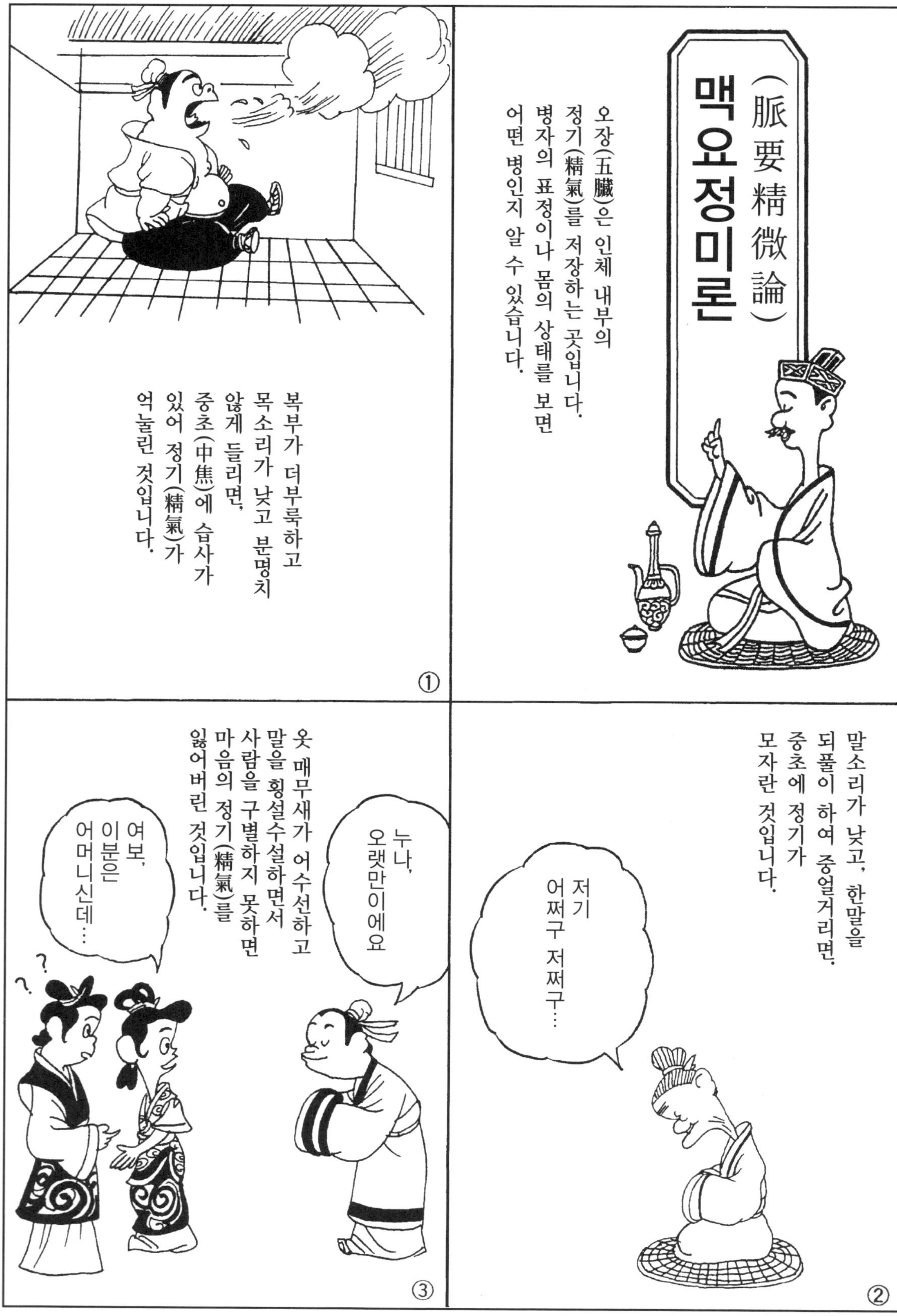
(脈要精微論)
맥요정미론
오장(五臟)은 인체 내부의
정기(精氣)를 저장하는 곳입니다.
병자의 표정이나 몸의 상태를 보면
어떤 병인지 알 수 있습니다.
복부가 더부룩하고
목소리가 낮고 분명치
않게 들리면,
중초(中焦)에 습사가
있어 정기(精氣)가
억눌린 것입니다.
①
말소리가 낮고, 한말을
되풀이 하여 중얼거리면,
중초에 정기가
모자란 것입니다.
저기
어쩌구 저쩌구…
②
옷 매무새가 어수선하고
말을 횡설수설하면서
사람을 구별하지 못하면
마음의 정기(精氣)를
잃어버린 것입니다.
누나,
오랫만이에요
여보,
이분은
어머니신데…
? ?
③

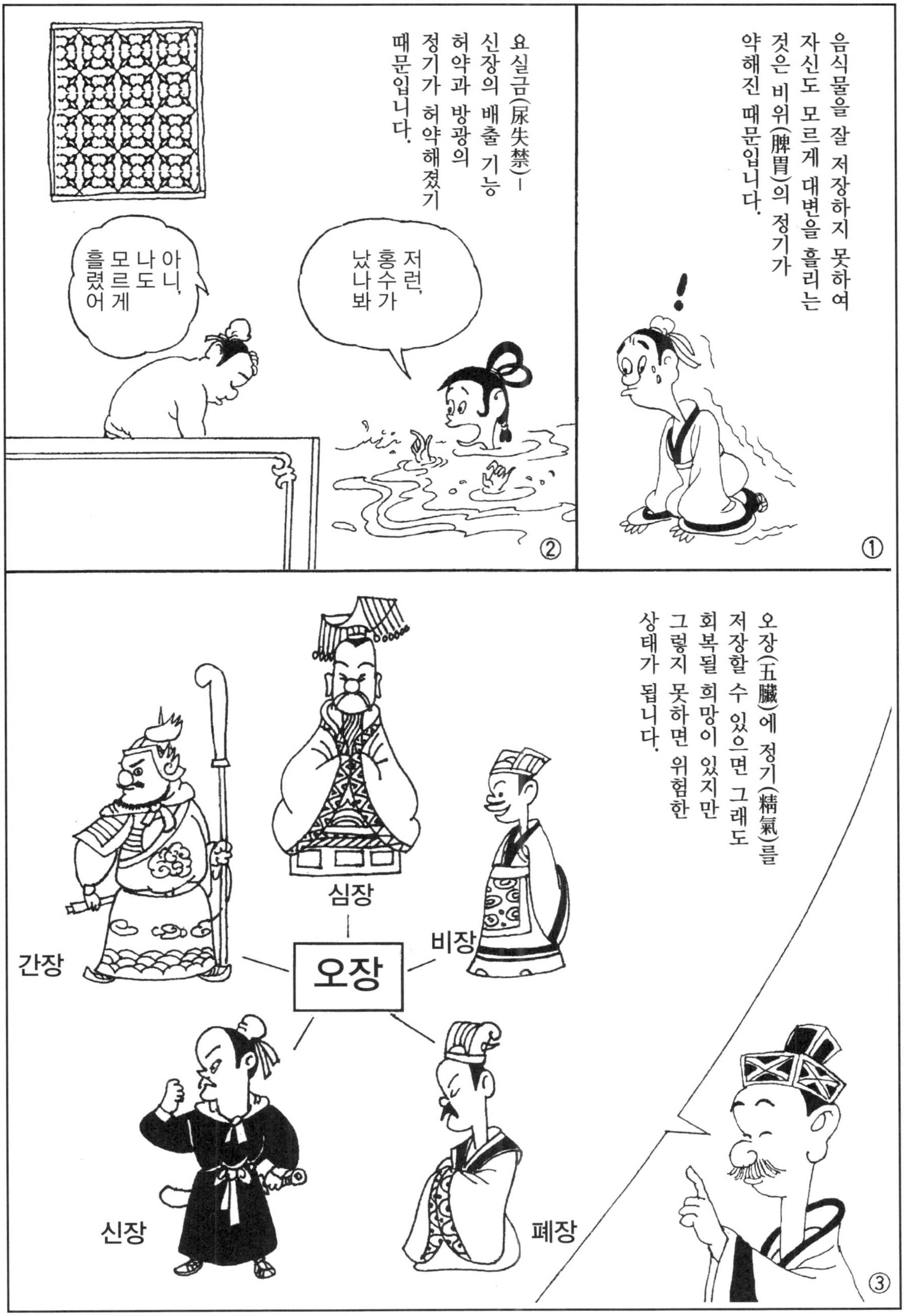
음식물을 잘 저장하지 못하여 자신도 모르게 대변을 흘리는 것은 비위(脾胃)의 정기가 약해진 때문입니다.
!
요실금(尿失禁)-신장의 배출 기능 허약과 방광의 정기가 허약해졌기 때문입니다.
저런, 홍수가 났나봐
아니, 나도 모르게 흘렸어
오장(五臟)에 정기(精氣)를 저장할 수 있으면 그래도 회복될 희망이 있지만 그렇지 못하면 위험한 상태가 됩니다.
심장
간장
오장
비장
신장
폐장

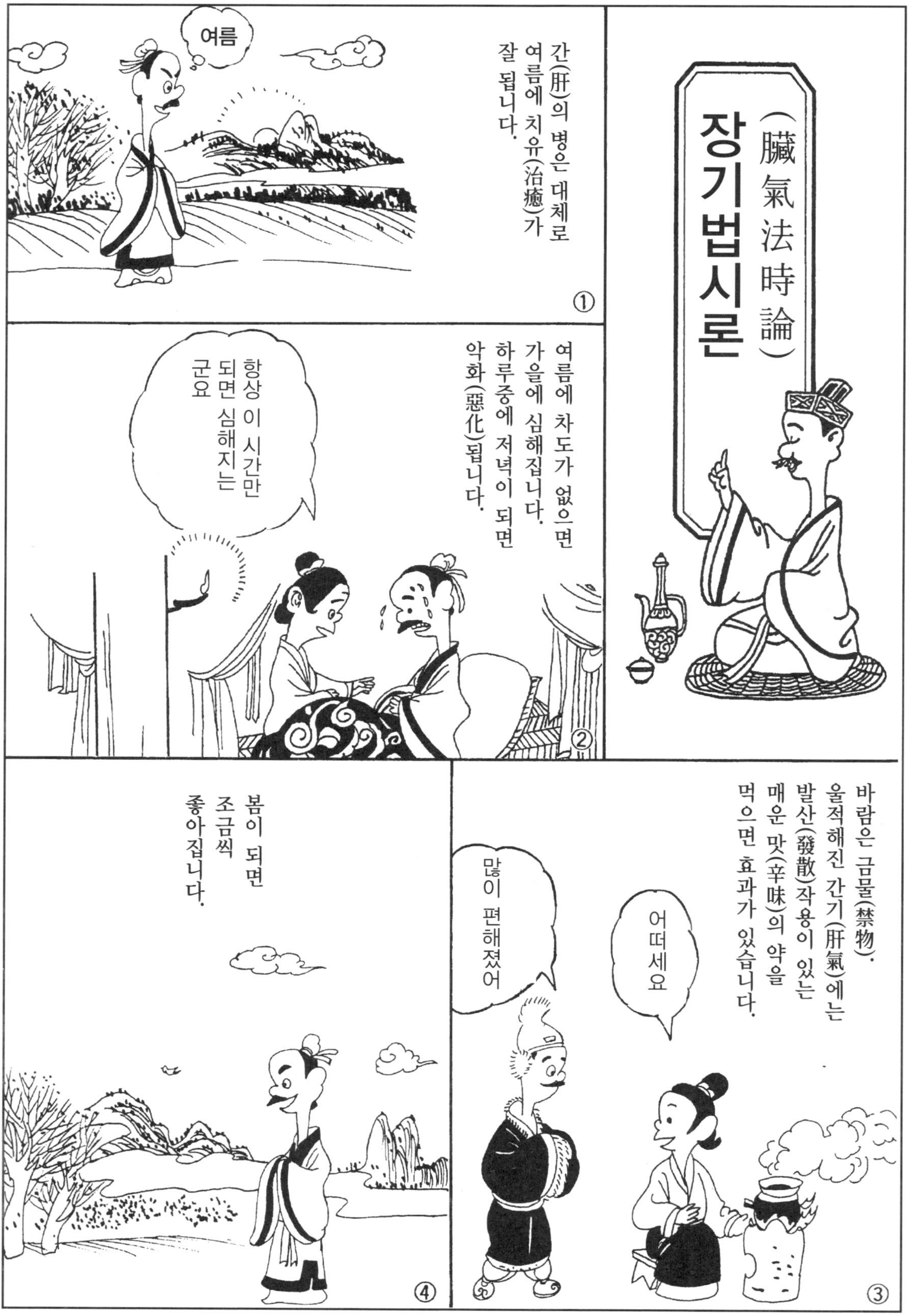

장기법시론
(臟氣法時論)
간(肝)의 병은 대체로 여름에 치유(治癒)가 잘 됩니다.
여름
①
여름에 차도가 없으면 가을에 심해집니다. 하루중에 저녁이 되면 악화(惡化)됩니다.
항상 이 시간만 되면 심해지는 군요
②
바람은 금물(禁物). 울적해진 간기(肝氣)에는 발산(發散)작용이 있는 매운 맛(辛味)의 약을 먹으면 효과가 있습니다.
어떠세요
많이 편해졌어
③
봄이 되면 조금씩 좋아집니다.
④

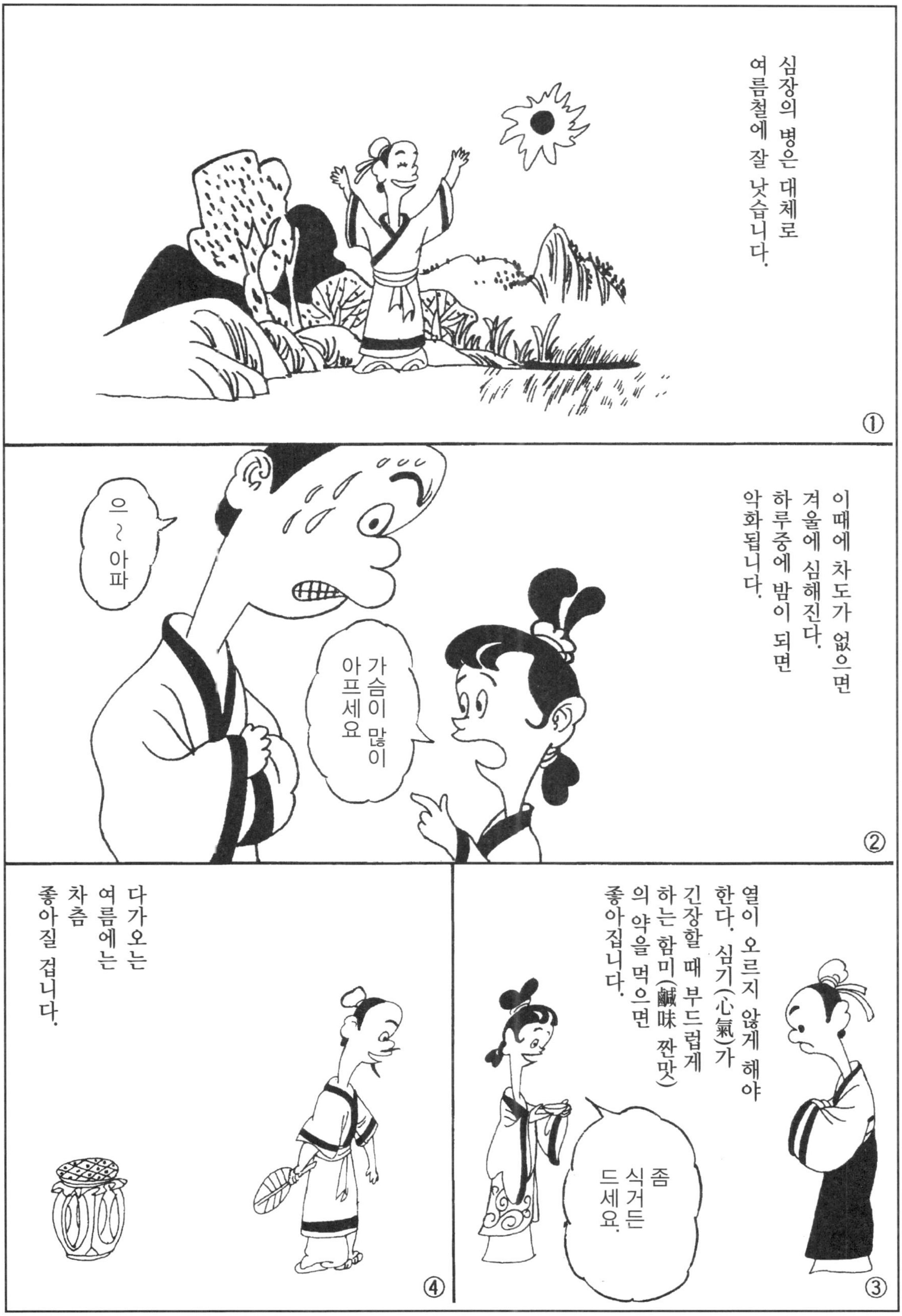
심장의 병은 대체로
여름철에 잘 낫습니다.
이때에 차도가 없으면
겨울에 심해진다.
하루중에 밤이 되면
악화됩니다.
가슴이 많이 아프세요
으~ 아파
열이 오르지 않게 해야
한다. 심기(心氣)가
긴장할 때 부드럽게
하는 함미(鹹味 짠맛)
의 약을 먹으면
좋아집니다.
좀 식거든 드세요.
다가오는
여름에는
차츰
좋아질 겁니다.

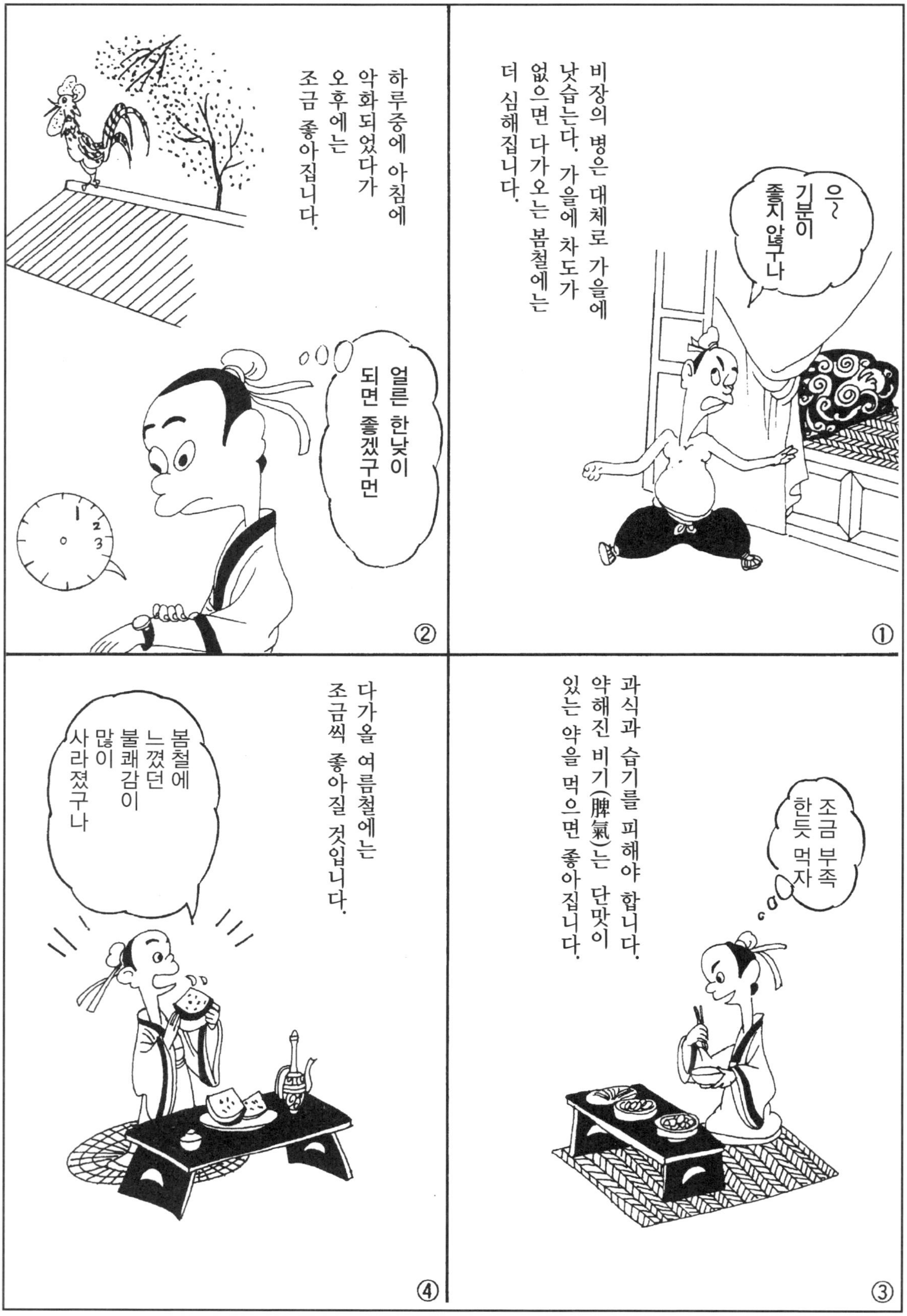
비장의 병은 대체로 가을에
낫습는다. 가을에 차도가
없으면 다가오는 봄철에는
더 심해집니다.
으~ 기분이 좋지 않구나
①
하루중에 아침에
악화되었다가
오후에는
조금 좋아집니다.
얼른 한낮이 되면 좋겠구먼
②
과식과 습기를 피해야 합니다.
약해진 비기(脾氣)는 단맛이
있는 약을 먹으면 좋아집니다.
조금 부족 한듯 먹자
③
다가올 여름철에는
조금씩 좋아질 것입니다.
봄철에 느꼈던 불쾌감이 많이 사라졌구나
④

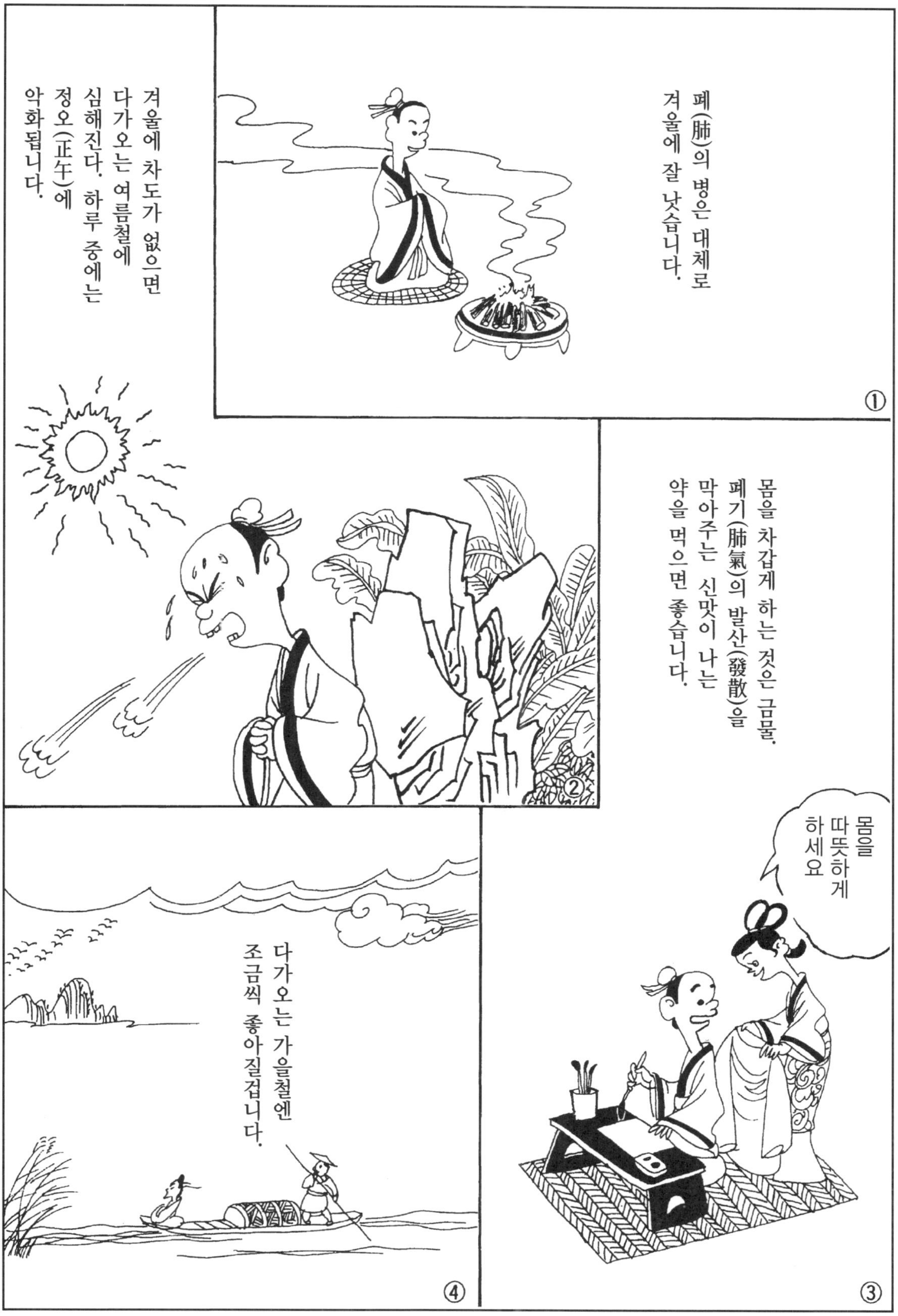
폐(肺)의 병은 대체로
겨울에 잘 낫습니다.
①
겨울에 차도가 없으면
다가오는 여름철에
심해진다. 하루 중에는
정오(正午)에
악화됩니다.
②
몸을 차갑게 하는 것은 금물.
폐기(肺氣)의 발산(發散)을
막아주는 신맛이 나는
약을 먹으면 좋습니다.
몸을 따뜻하게 하세요
③
다가오는 가을철엔
조금씩 좋아질겁니다.
④

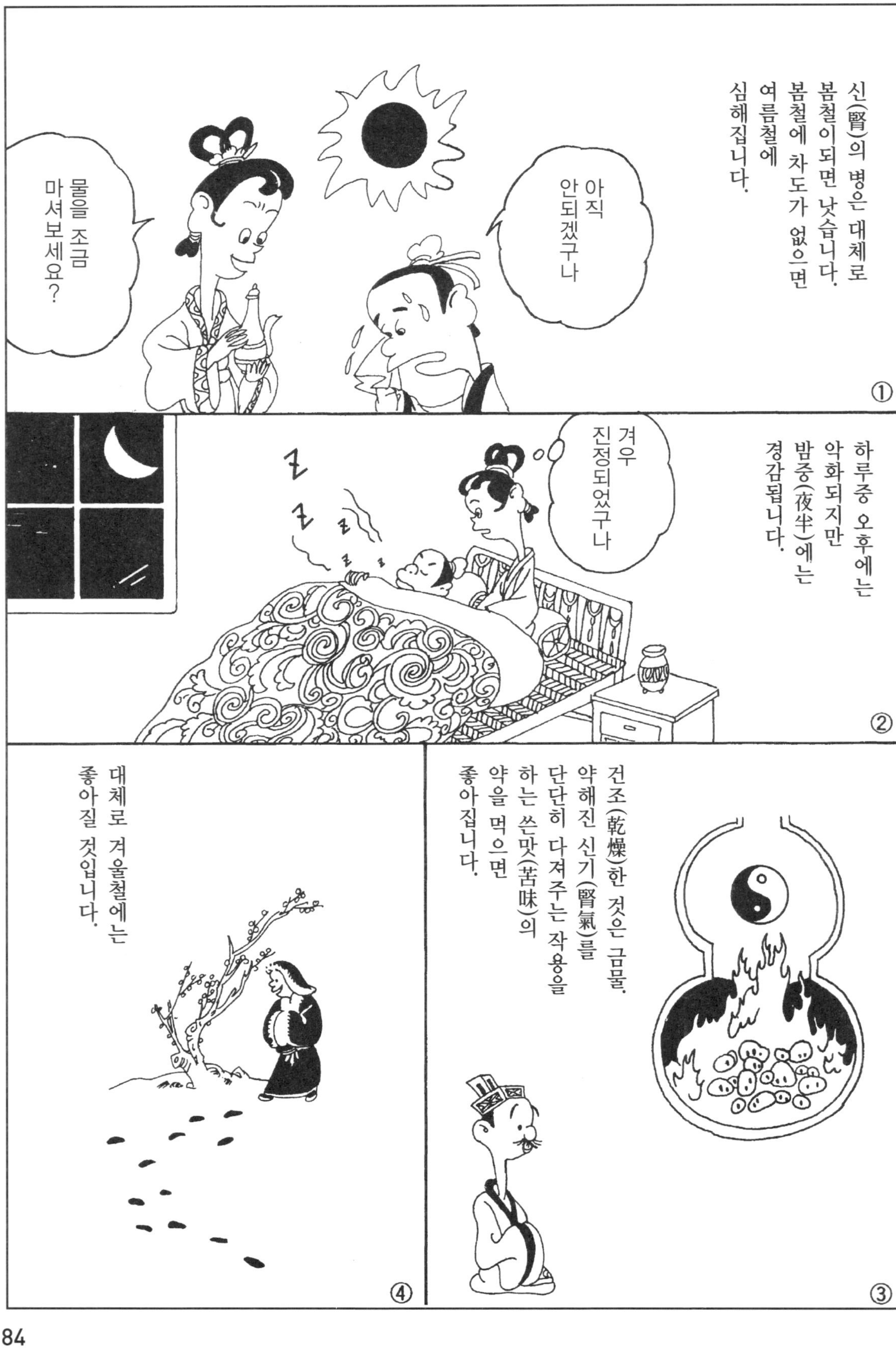
신(腎)의 병은 대체로
봄철이 되면 낫습니다.
봄철에 차도가 없으면
여름철에
심해집니다.
아직
안되겠구나
물을 조금
마셔보세요?
①
하루중 오후에는
악화되지만
밤중(夜半)에는
경감됩니다.
겨우
진정되었구나
②
건조(乾燥)한 것은 금물.
약해진 신기(腎氣)를
단단히 다져주는 작용을
하는 쓴맛(苦味)의
약을 먹으면
좋아집니다.
③
대체로 겨울철에는
좋아질 것입니다.
④

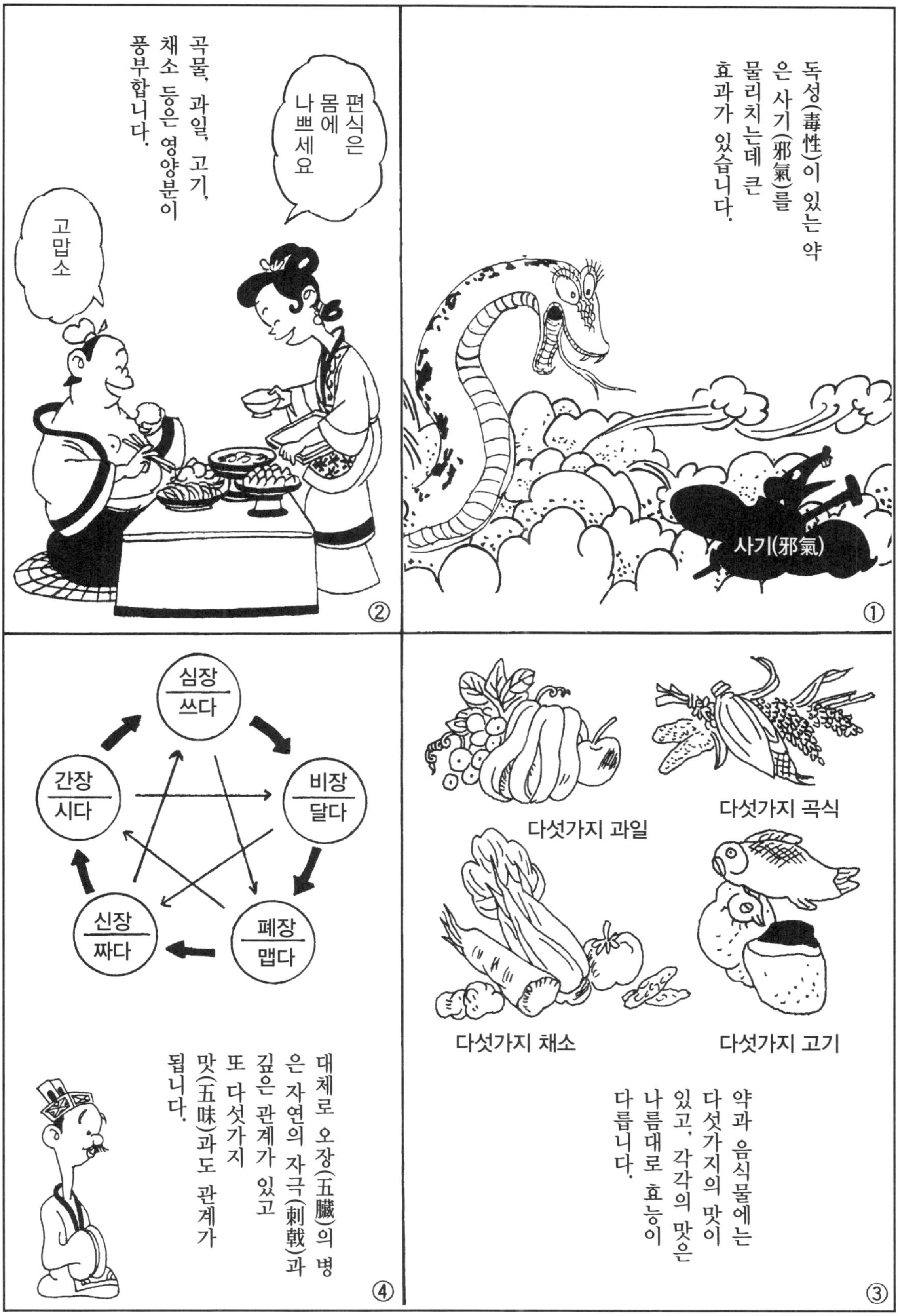
독성(毒性)이 있는 약
은 사기(邪氣)를
물리치는데 큰
효과가 있습니다.
사기(邪氣)
①
편식은
몸에
나쁘세요
곡물, 과일, 고기,
채소 등은 영양분이
풍부합니다.
고맙소
②
다섯가지 과일
다섯가지 곡식
다섯가지 채소
다섯가지 고기
약과 음식물에는
다섯가지의 맛이
있고, 각각의 맛은
나름대로 효능이
다릅니다.
③
심장
쓰다
간장
시다
비장
달다
신장
짜다
폐장
맵다
대체로 오장(五臟)의 병
은 자연의 자극(刺戟)과
깊은 관계가 있고
또 다섯가지
맛(五味)과도 관계가
됩니다.
④

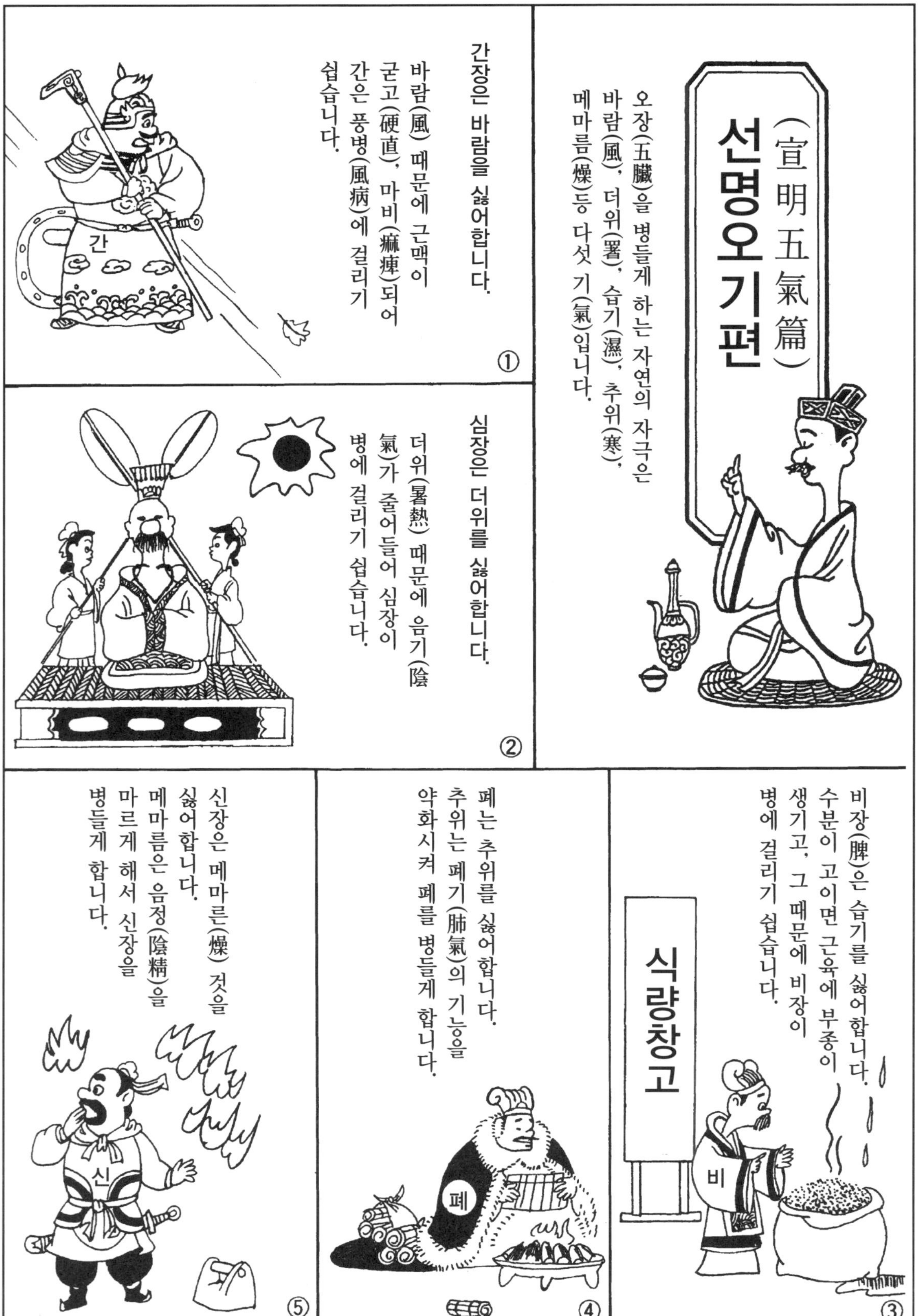
(宣明五氣篇)
선명오기편
오장(五臟)을 병들게 하는 자연의 자극은 바람(風), 더위(暑), 습기(濕), 추위(寒), 메마름(燥)등 다섯 기(氣)입니다.
간장은 바람을 싫어합니다.
바람(風) 때문에 근맥이 굳고(硬直), 마비(痲痺)되어 간은 풍병(風病)에 걸리기 쉽습니다.
간
①
심장은 더위를 싫어합니다.
더위(暑熱) 때문에 음기(陰氣)가 줄어들어 심장이 병에 걸리기 쉽습니다.
②
비장(脾)은 습기를 싫어합니다. 수분이 고이면 근육에 부종이 생기고, 그 때문에 비장이 병에 걸리기 쉽습니다.
식량창고
비
③
폐는 추위를 싫어합니다.
추위는 폐기(肺氣)의 기능을 약화시켜 폐를 병들게 합니다.
폐
④
신장은 메마른(燥) 것을 싫어합니다.
메마름은 음정(陰精)을 마르게 해서 신장을 병들게 합니다.
신
⑤

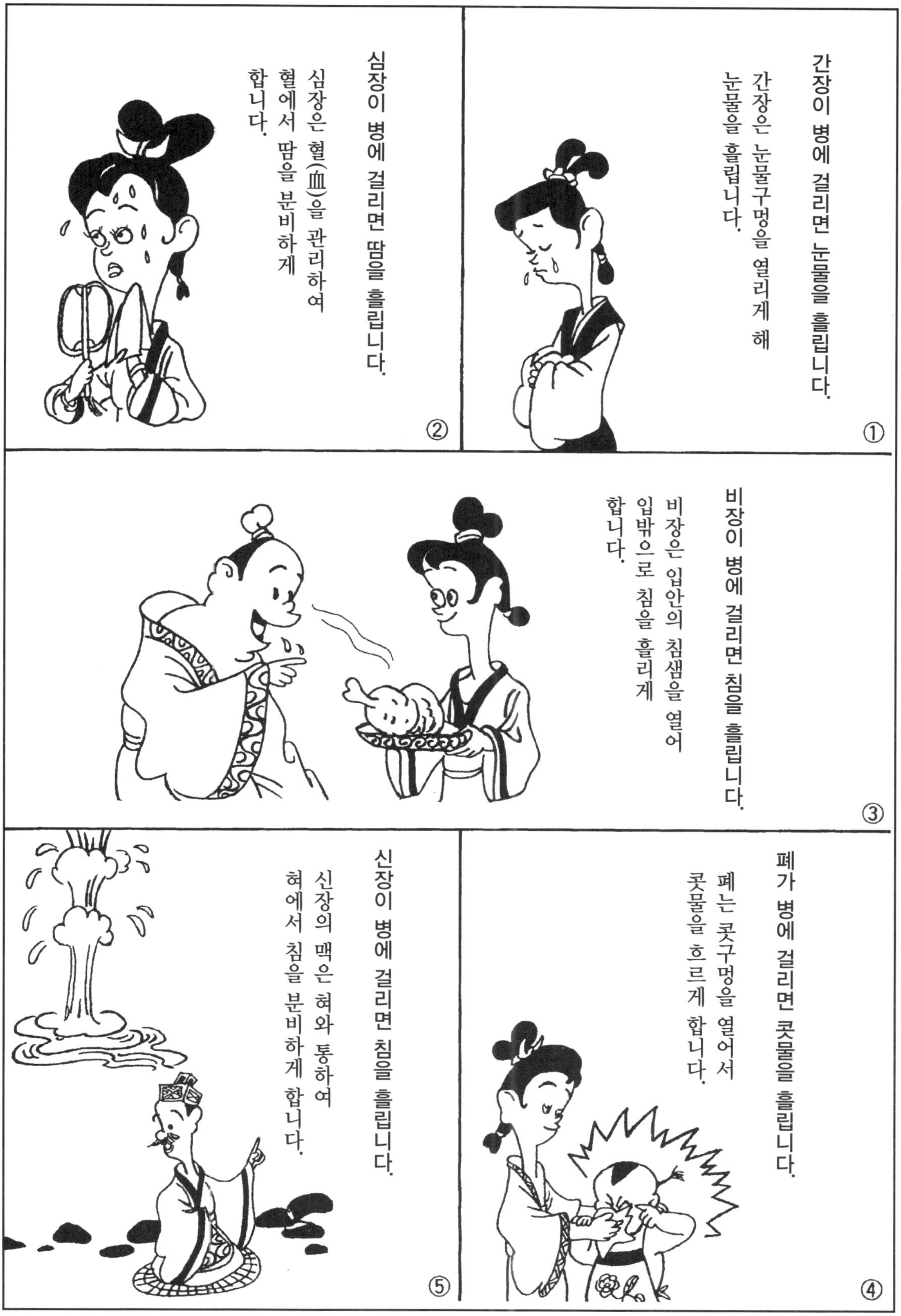
간장이 병에 걸리면 눈물을 흘립니다.
간장은 눈물구멍을 열리게 해
눈물을 흘립니다.
①
심장이 병에 걸리면 땀을 흘립니다.
심장은 혈(血)을 관리하여
혈에서 땀을 분비하게
합니다.
②
비장이 병에 걸리면 침을 흘립니다.
비장은 입안의 침샘을 열어
입밖으로 침을 흘리게
합니다.
③
폐가 병에 걸리면 콧물을 흘립니다.
폐는 콧구멍을 열어서
콧물을 흐르게 합니다.
④
신장이 병에 걸리면 침을 흘립니다.
신장의 맥은 혀와 통하여
혀에서 침을 분비하게 합니다.
⑤

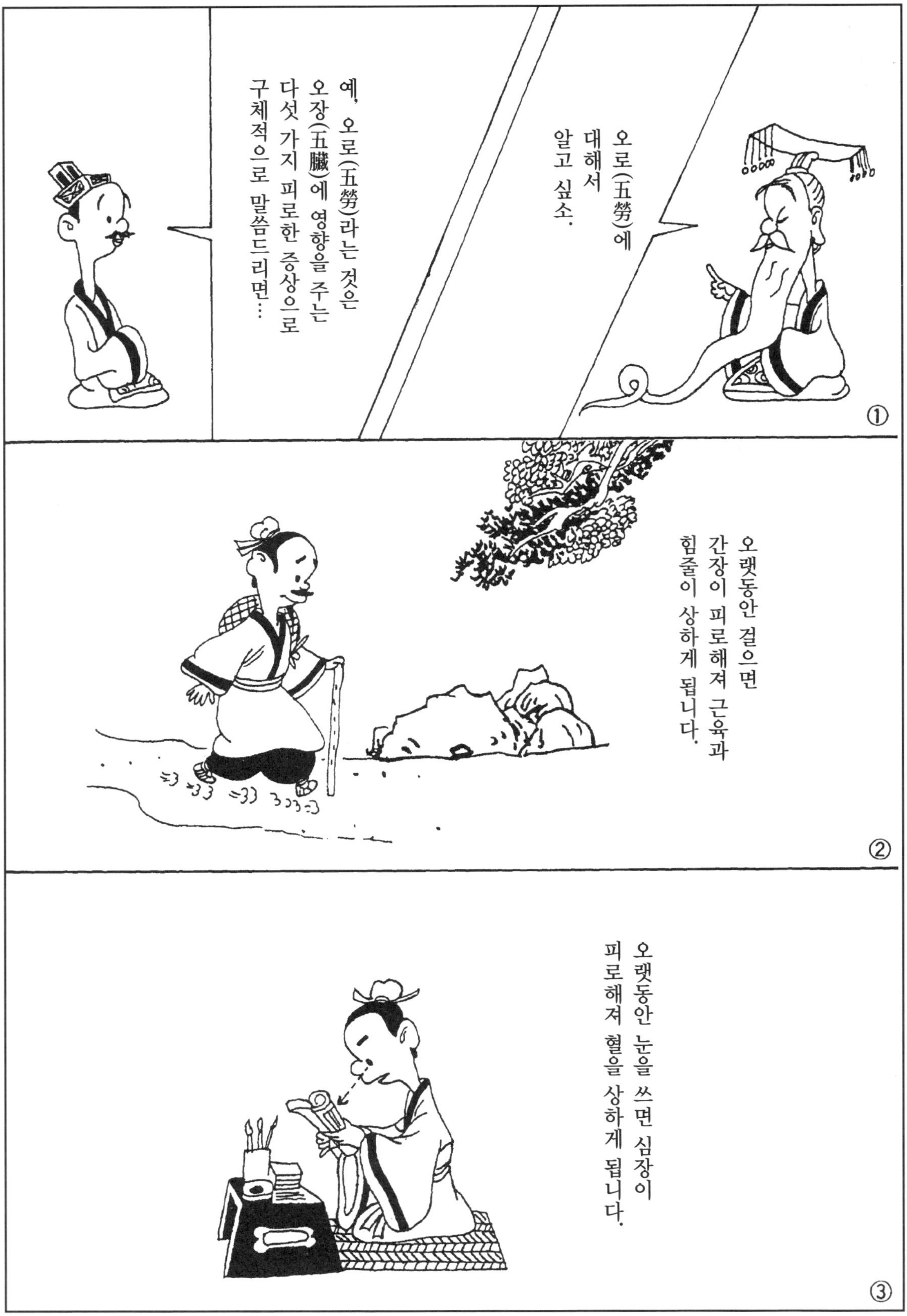
오로(五勞)에
대해서
알고 싶소.
예, 오로(五勞)라는 것은
오장(五臟)에 영향을 주는
다섯 가지 피로한 증상으로
구체적으로 말씀드리면…
①
오랫동안 걸으면
간장이 피로해져 근육과
힘줄이 상하게 됩니다.
②
오랫동안 눈을 쓰면 심장이
피로해져 혈을 상하게 됩니다.
③

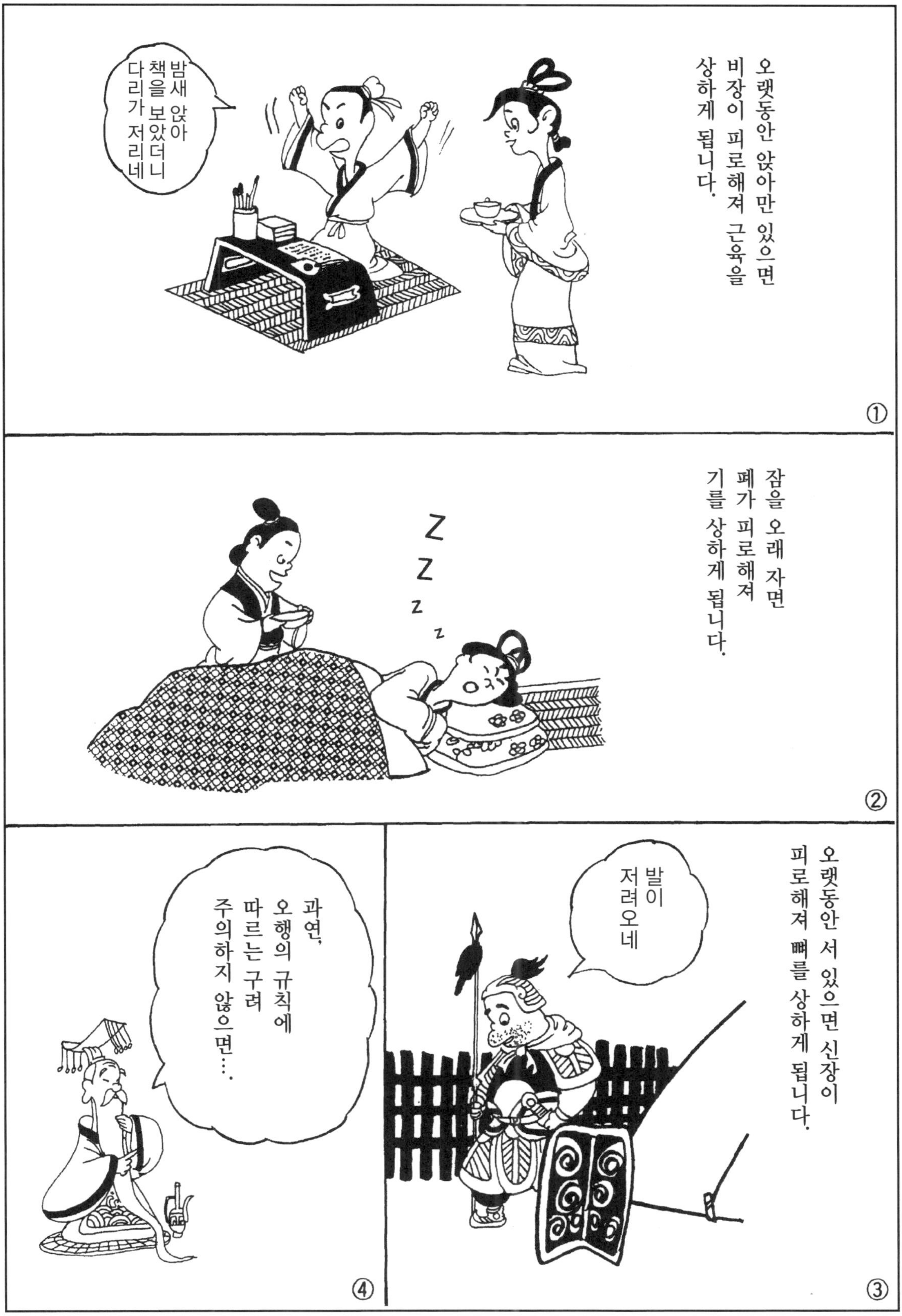
오랫동안 앉아만 있으면
비장이 피로해져 근육을
상하게 됩니다.
밤새 앉아
책을 보았더니
다리가 저리네
잠을 오래 자면
폐가 피로해져
기를 상하게 됩니다.
ZZZZ
오랫동안 서 있으면 신장이
피로해져 뼈를 상하게 됩니다.
발이
저려오네
과연,
오행의 규칙에
따르는 구려
주의하지 않으면….

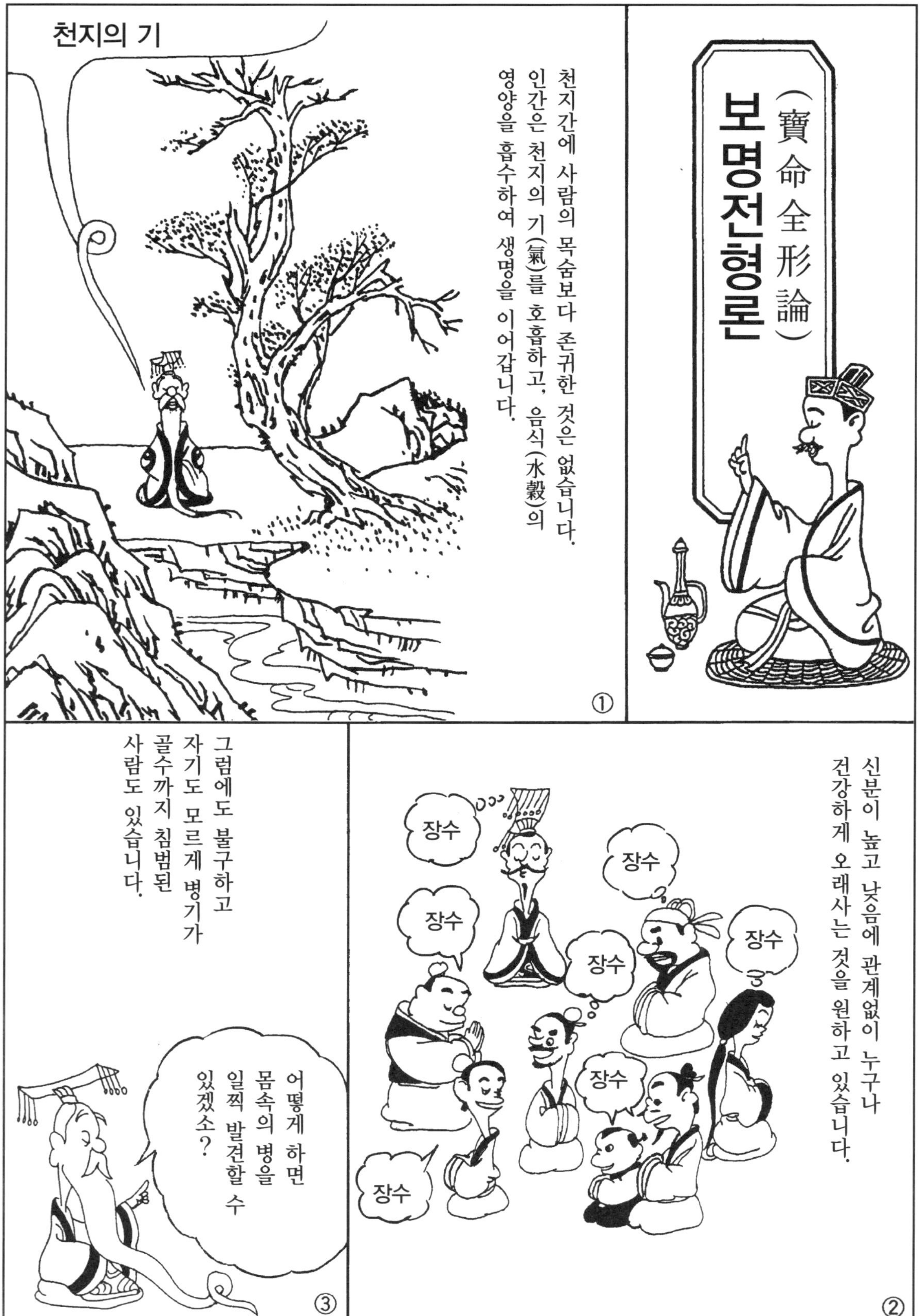

보명전형론(寶命全形論)
천지의 기
천지간에 사람의 목숨보다 존귀한 것은 없습니다. 인간은 천지의 기(氣)를 호흡하고, 음식(水穀)의 영양을 흡수하여 생명을 이어갑니다.
①
신분이 높고 낮음에 관계없이 누구나 건강하게 오래사는 것을 원하고 있습니다.
장수
장수
장수
장수
장수
장수
장수
②
그럼에도 불구하고 자기도 모르게 병기가 골수까지 침범된 사람도 있습니다.
어떻게 하면 몸속의 병을 일찍 발견할 수 있겠소?
③

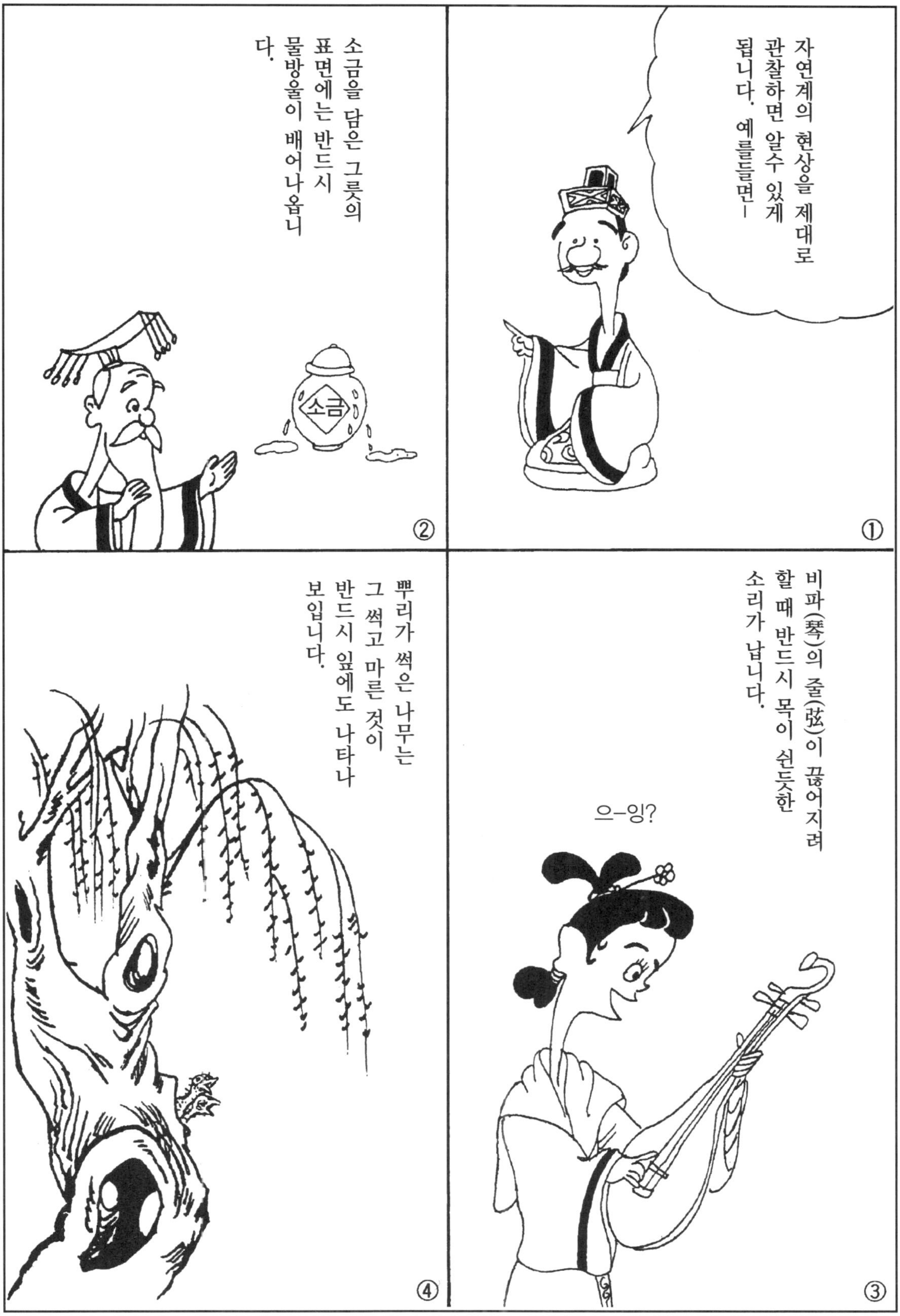
자연계의 현상을 제대로
관찰하면 알수 있게
됩니다. 예를들면—
①
소금을 담은 그릇의
표면에는 반드시
물방울이 배어나옵니
다.
소금
②
비파(琴)의 줄(弦)이 끊어지려
할 때 반드시 목이 쉰듯한
소리가 납니다.
으-잉?
③
뿌리가 썩은 나무는
그 썩고 마른 것이
반드시 잎에도 나타나
보입니다.
④

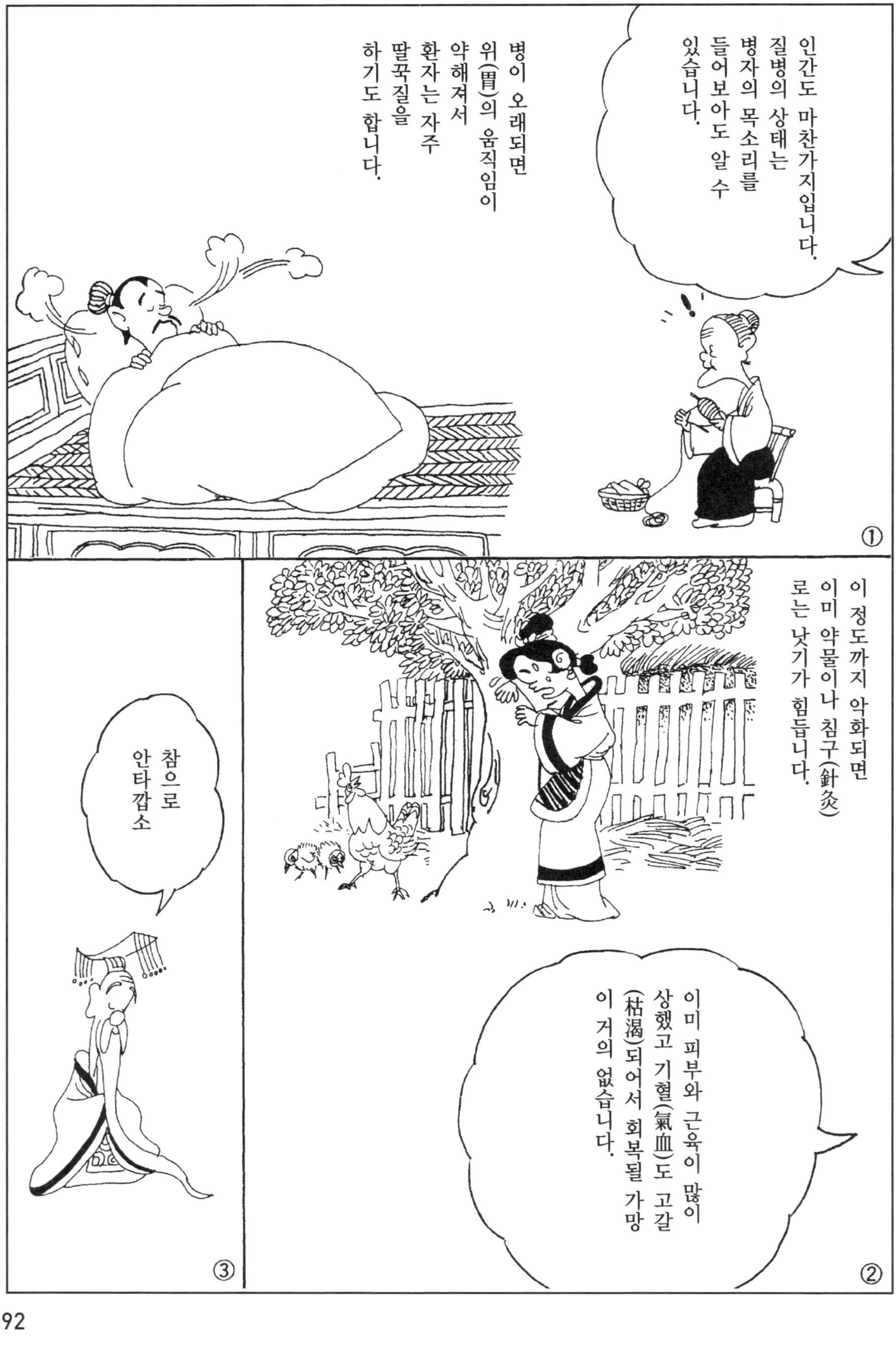
인간도 마찬가지입니다. 질병의 상태는 병자의 목소리를 들어보아도 알 수 있습니다.
병이 오래되면 위(胃)의 움직임이 약해져서 환자는 자주 딸꾹질을 하기도 합니다.
①
이 정도까지 악화되면 이미 약물이나 침구(針灸)로는 낫기가 힘듭니다.
이미 피부와 근육이 많이 상했고 기혈(氣血)도 고갈(枯渴)되어서 회복될 가망이 거의 없습니다.
②
참으로 안타깝소
③

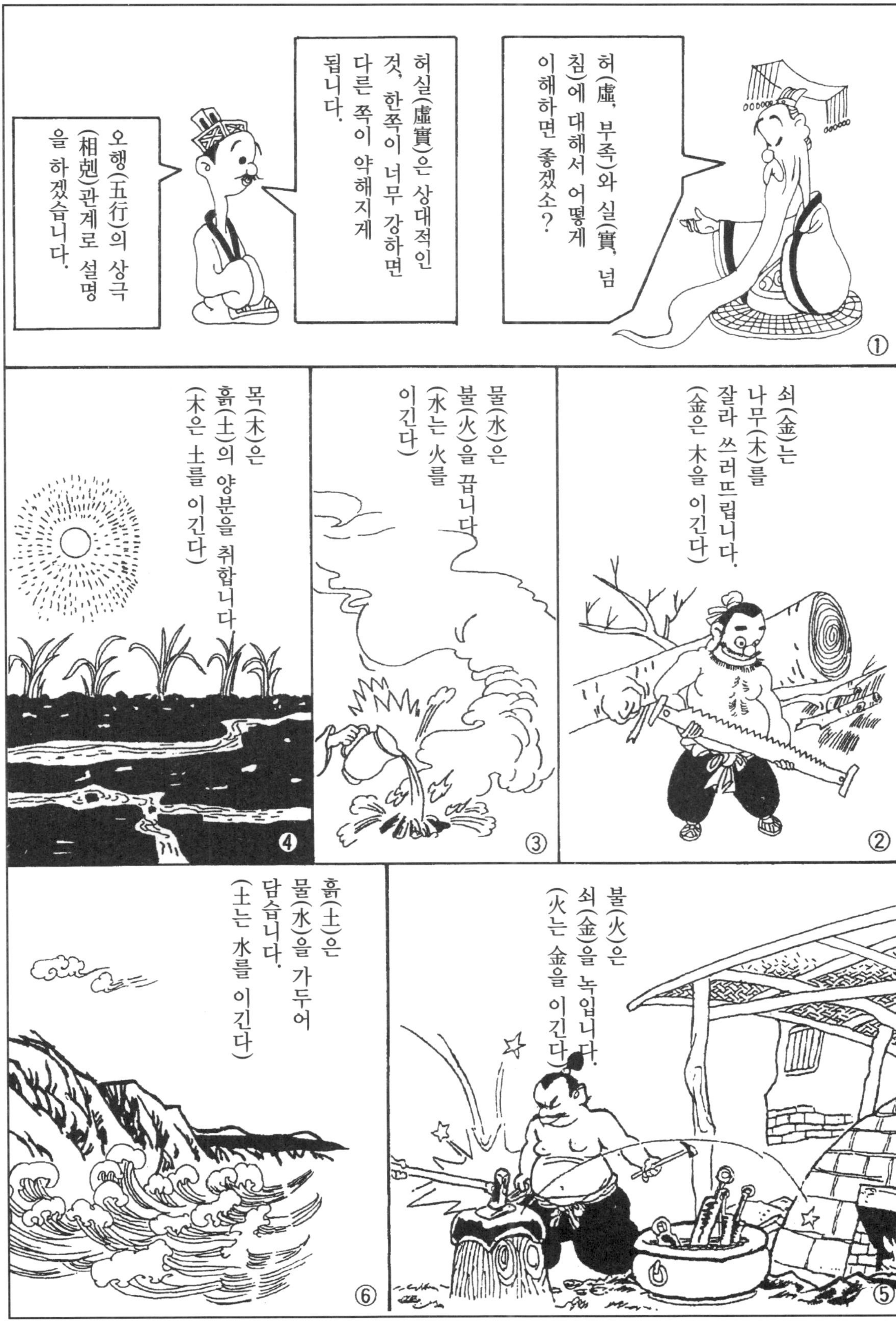
허(虛, 부족)와 실(實, 넘침)에 대해서 어떻게 이해하면 좋겠소?
허실(虛實)은 상대적인 것, 한쪽이 너무 강하면 다른 쪽이 약해지게 됩니다.
오행(五行)의 상극(相剋)관계로 설명을 하겠습니다.
①
쇠(金)는 나무(木)를 잘라 쓰러뜨립니다. (金은 木을 이긴다)
②
물(水)은 불(火)을 끕니다 (水는 火를 이긴다)
③
목(木)은 흙(土)의 양분을 취합니다. (木은 土를 이긴다)
④
불(火)은 쇠(金)을 녹입니다. (火는 金을 이긴다)
⑤
흙(土)은 물(水)을 가두어 담습니다. (土는 水를 이긴다)
⑥

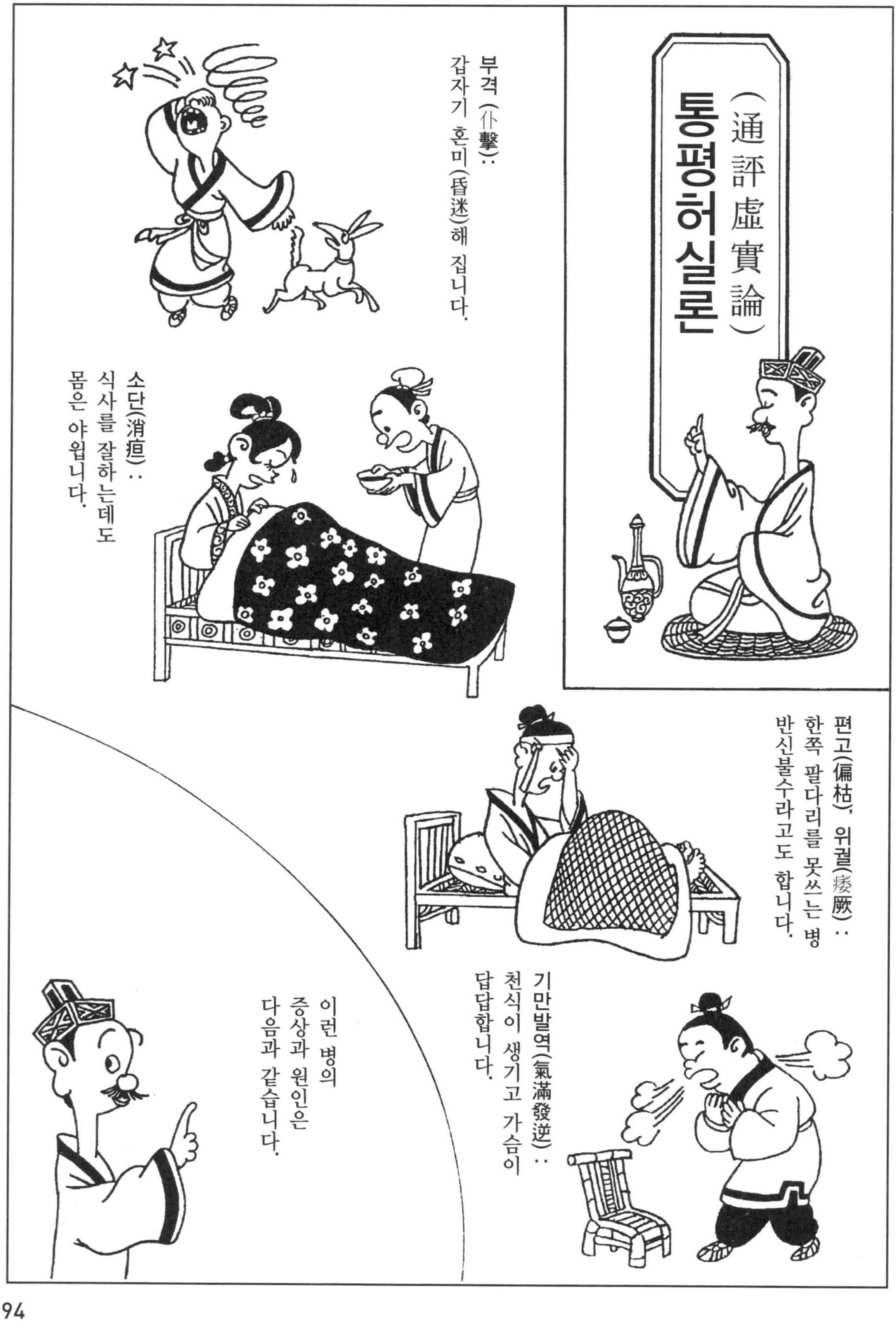
통평허실론
(通評虛實論)
부격(仆擊):
갑자기 혼미(昏迷)해 집니다.
소단(消疸):
식사를 잘하는데도
몸은 야윕니다.
편고(偏枯), 위궐(痿厥):
한쪽 팔다리를 못쓰는 병
반신불수라고도 합니다.
기만발역(氣滿發逆):
천식이 생기고 가슴이
답답합니다.
이런 병의
증상과 원인은
다음과 같습니다.

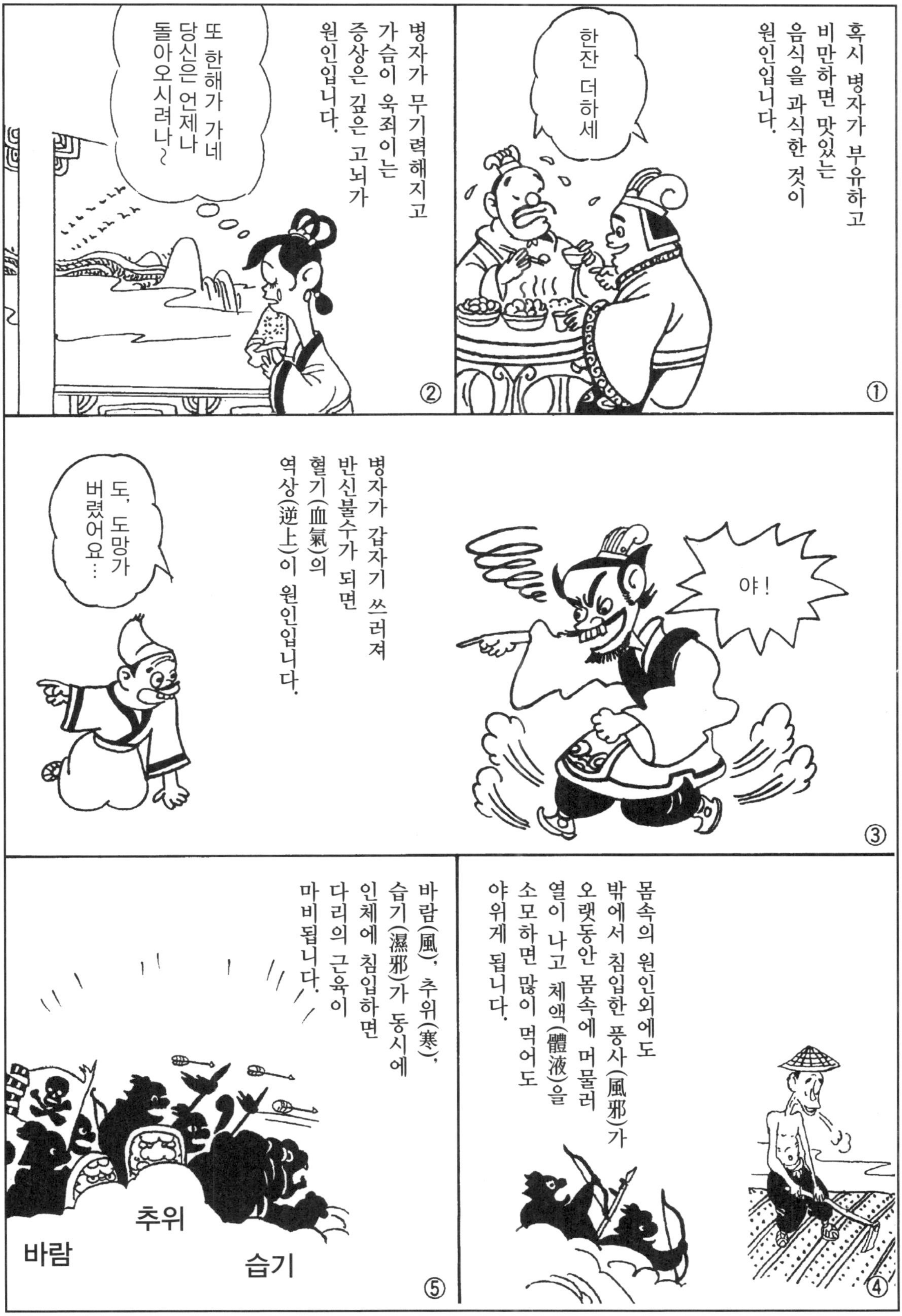
혹시 병자가 부유하고
비만하면 맛있는
음식을 과식한 것이
원인입니다.
한잔 더하세
①
병자가 무기력해지고
가슴이 욱죄이는
증상은 깊은 고뇌가
원인입니다.
또 한해가 가네
당신은 언제나
돌아오시려나~
②
야!
병자가 갑자기 쓰러져
반신불수가 되면
혈기(血氣)의
역상(逆上)이 원인입니다.
도, 도망가
버렸어요…
③
몸속의 원인외에도
밖에서 침입한 풍사(風邪)가
오랫동안 몸속에 머물러
열이 나고 체액(體液)을
소모하면 많이 먹어도
야위게 됩니다.
④
바람(風), 추위(寒),
습기(濕邪)가 동시에
인체에 침입하면
다리의 근육이
마비됩니다.
추위
바람
습기
⑤

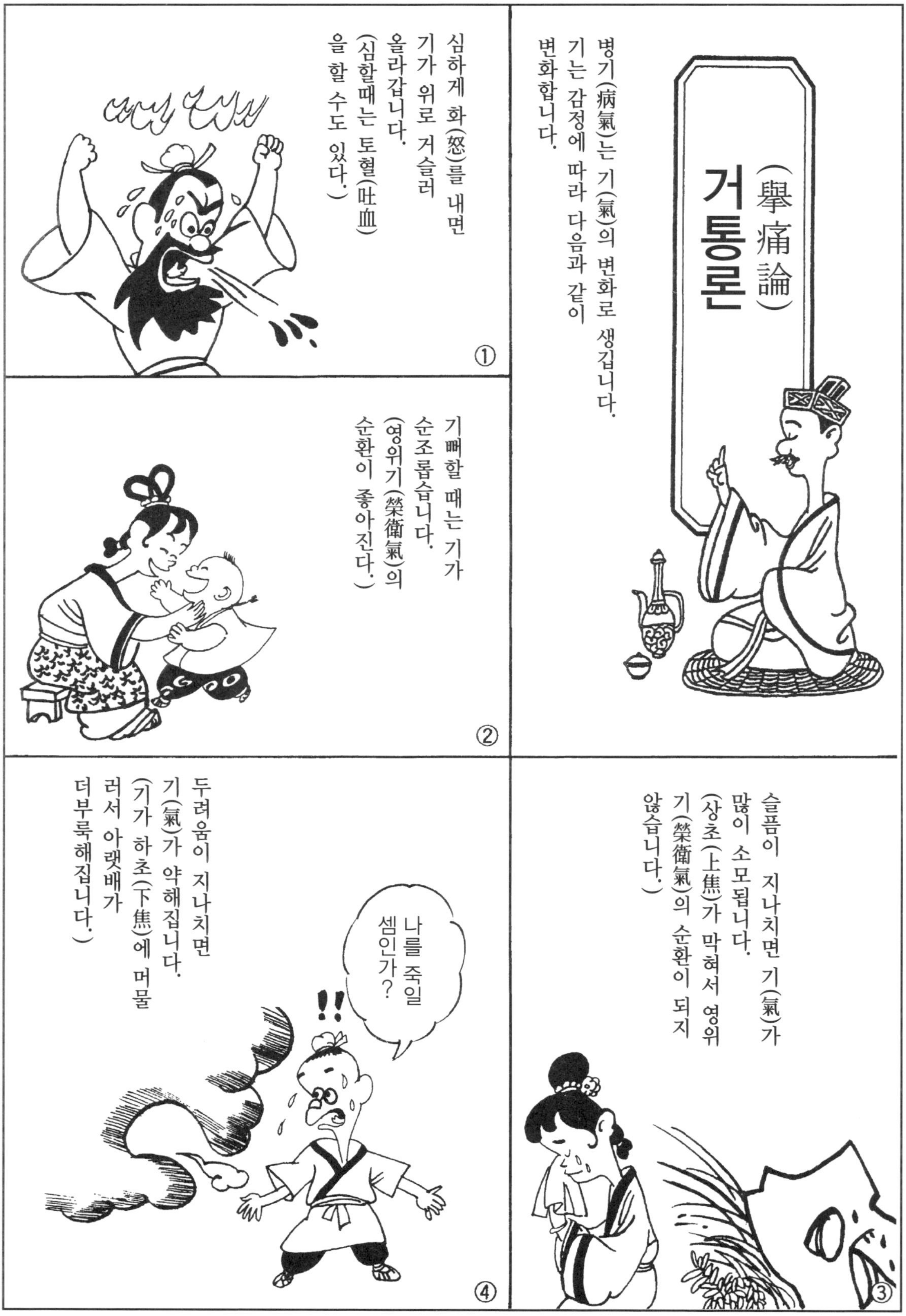
거통론
(擧痛論)
병기(病氣)는 기(氣)의 변화로 생깁니다. 기는 감정에 따라 다음과 같이 변화합니다.
①
심하게 화(怒)를 내면 기가 위로 거슬러 올라갑니다. (심할때는 토혈(吐血)을 할 수도 있다.)
②
기뻐할 때는 기가 순조롭습니다. (영위기(榮衛氣)의 순환이 좋아진다.)
③
슬픔이 지나치면 기(氣)가 많이 소모됩니다. (상초(上焦)가 막혀서 영위기(榮衛氣)의 순환이 되지 않습니다.)
④
두려움이 지나치면 기(氣)가 약해집니다. (기가 하초(下焦)에 머물러서 아랫배가 더부룩해집니다.)
!!
나를 죽일 셈인가?

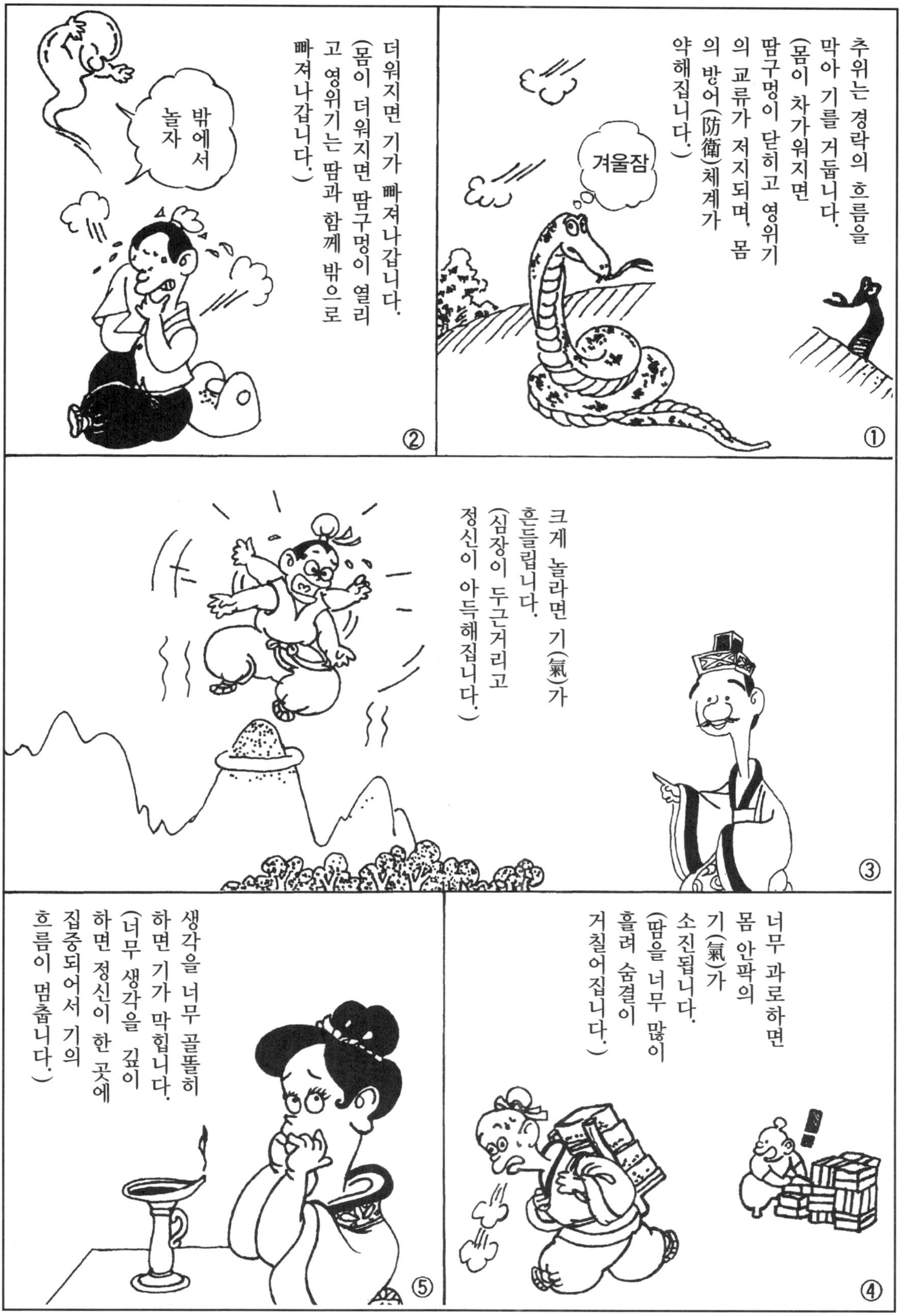
추위는 경락의 흐름을
막아 기를 거둡니다.
(몸이 차가워지면
땀구멍이 닫히고 영위기
의 교류가 저지되며, 몸
의 방어(防衛)체계가
약해집니다.)
겨울잠
①
더워지면 기가 빠져나갑니다.
(몸이 더워지면 땀구멍이 열리
고 영위기는 땀과 함께 밖으로
빠져나갑니다.)
밖에서
놀자
②
크게 놀라면 기(氣)가
흔들립니다.
(심장이 두근거리고
정신이 아득해집니다.)
③
너무 과로하면
몸 안팎의
기(氣)가
소진됩니다.
(땀을 너무 많이
흘려 숨결이
거칠어집니다.)
④
생각을 너무 골똘히
하면 기가 막힙니다.
(너무 생각을 깊이
하면 정신이 한 곳에
집중되어서 기의
흐름이 멈춥니다.)
⑤

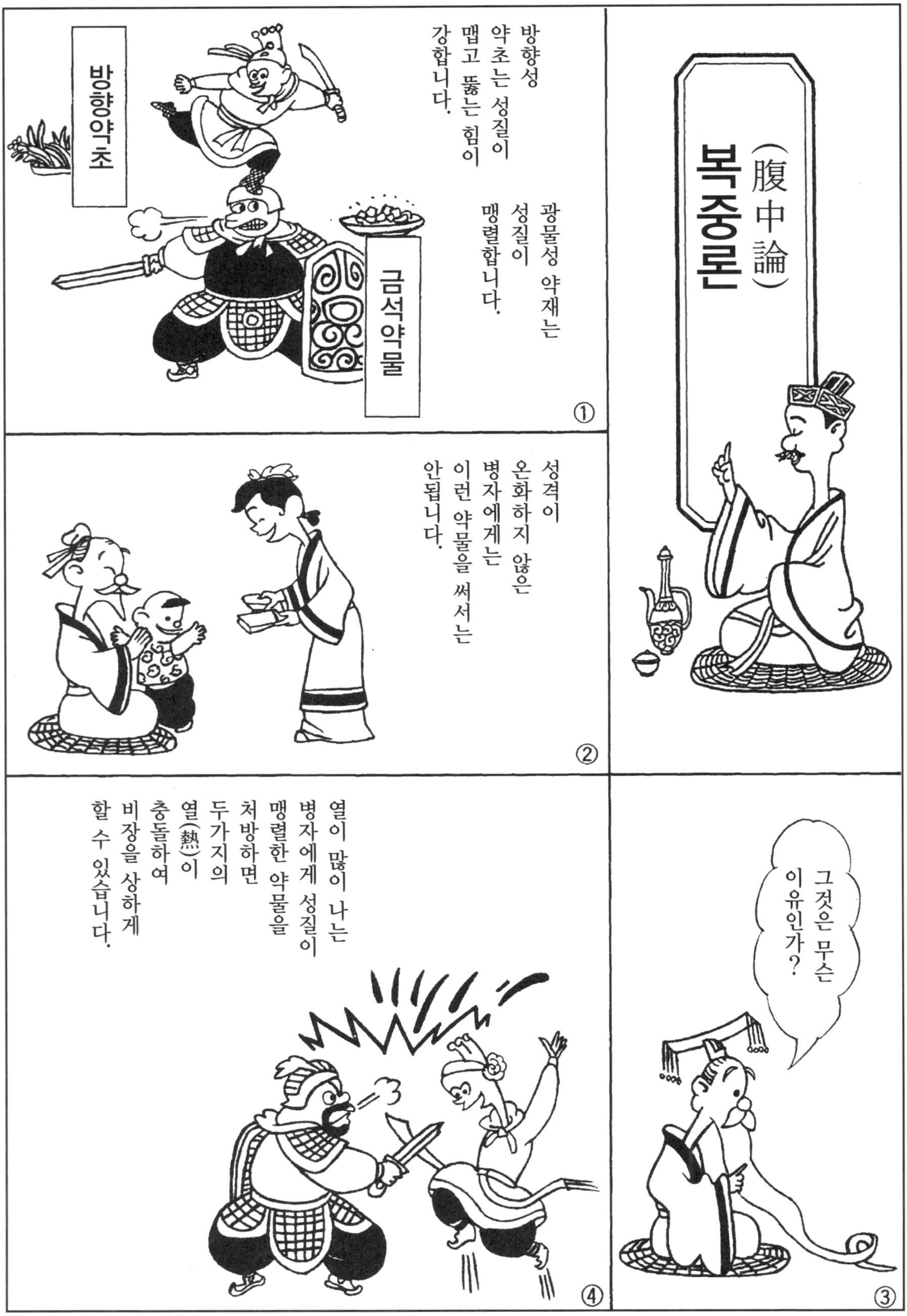
복중론 (腹中論)
방향성 약초는 성질이 맵고 뚫는 힘이 강합니다.
광물성 약재는 성질이 맹렬합니다.
방향약초
금석약물
①
성격이 온화하지 않은 병자에게는 이런 약물을 써서는 안됩니다.
②
그것은 무슨 이유인가?
③
열이 많이 나는 병자에게 성질이 맹렬한 약물을 처방하면 두가지의 열(熱)이 충돌하여 비장을 상하게 할 수 있습니다.
④

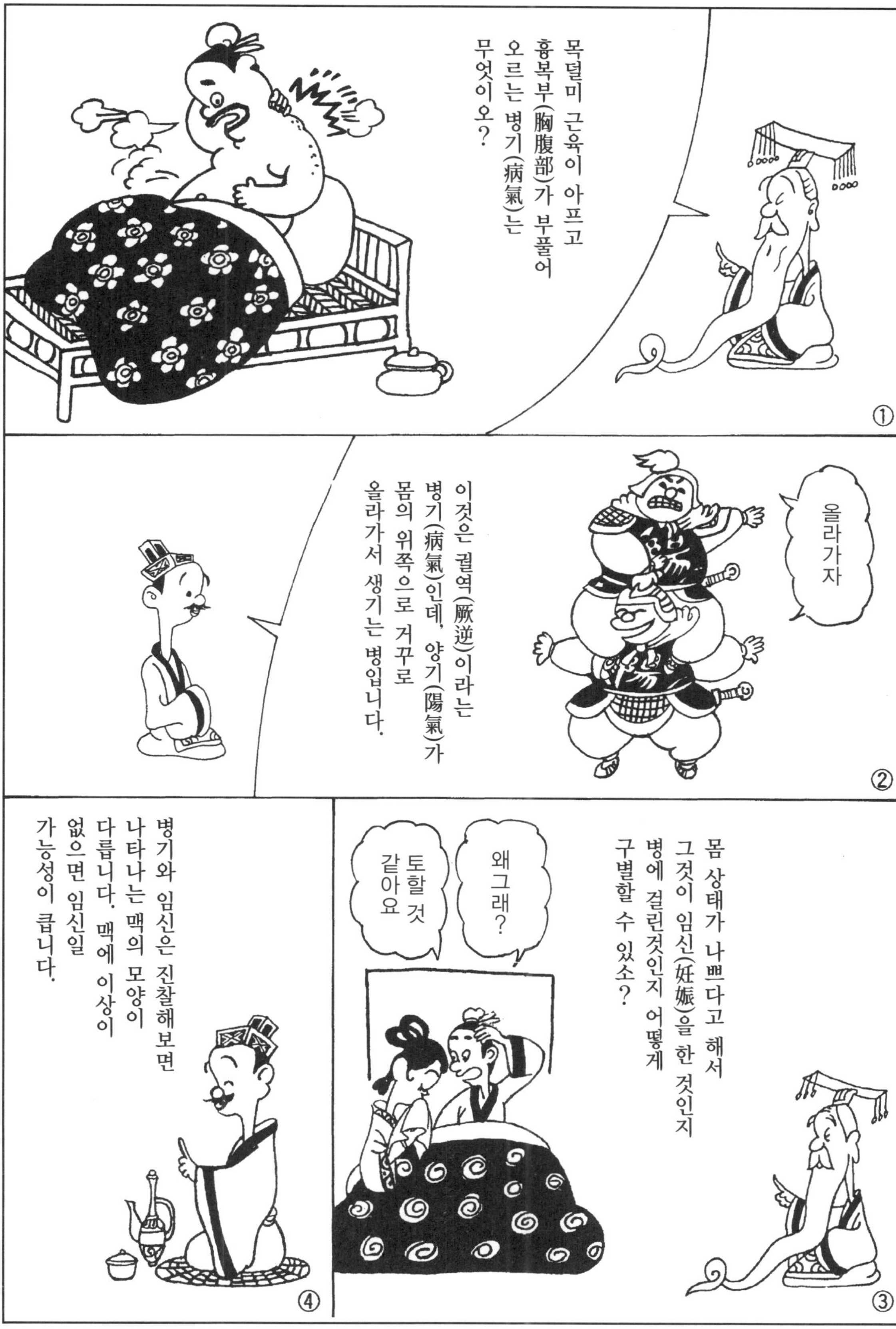
목덜미 근육이 아프고
흉복부(胸腹部)가 부풀어
오르는 병기(病氣)는
무엇이오?
①
올라가자
이것은 궐역(厥逆)이라는
병기(病氣)인데, 양기(陽氣)가
몸의 위쪽으로 거꾸로
올라가서 생기는 병입니다.
②
몸 상태가 나쁘다고 해서
그것이 임신(妊娠)을 한 것인지
병에 걸린것인지 어떻게
구별할 수 있소?
왜그래?
토할 것
같아요
③
병기와 임신은 진찰해보면
나타나는 맥의 모양이
다릅니다. 맥에 이상이
없으면 임신일
가능성이 큽니다.
④

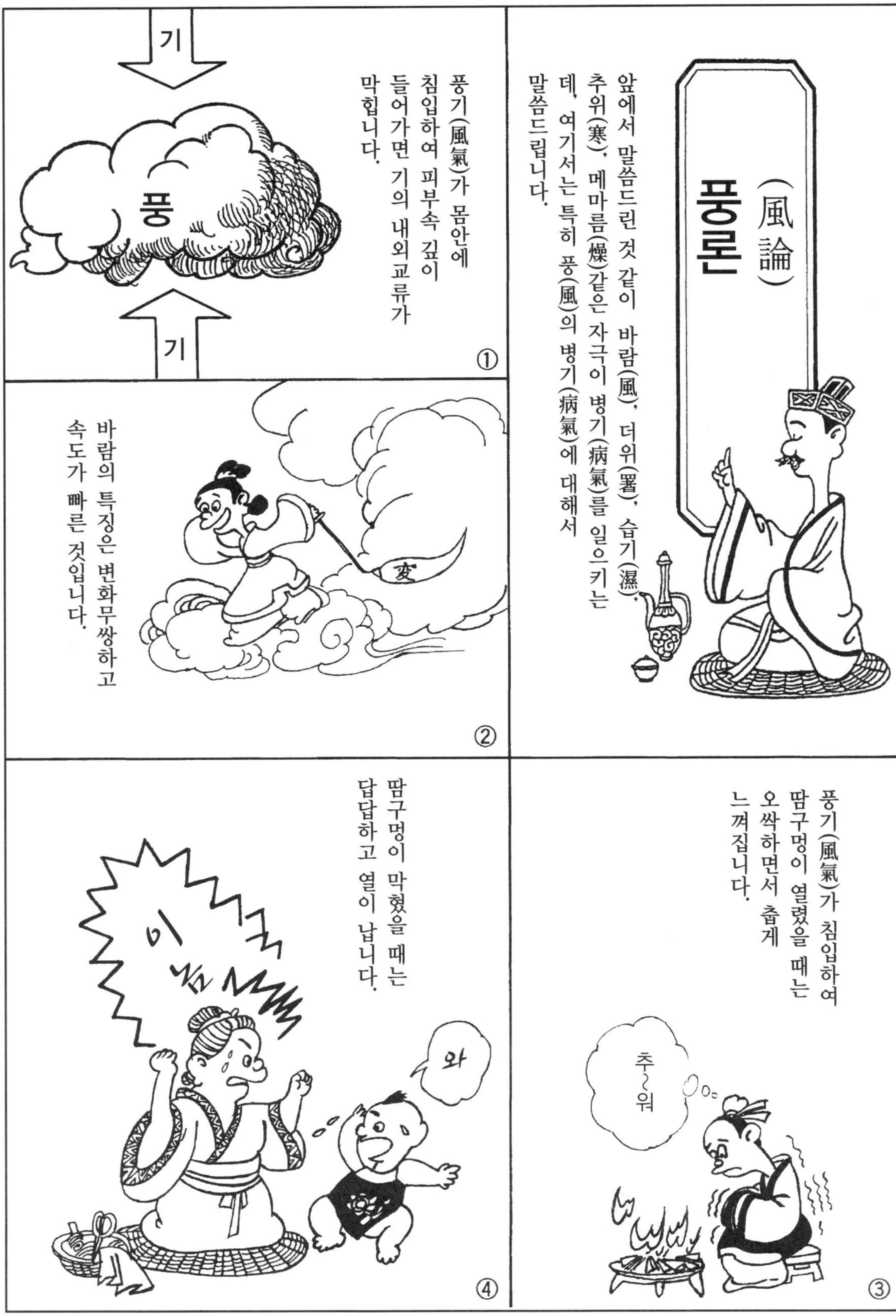
(風論)
풍론
앞에서 말씀드린 것 같이 바람(風), 더위(暑), 습기(濕), 추위(寒), 메마름(燥)같은 자극이 병기(病氣)를 일으키는데, 여기서는 특히 풍(風)의 병기(病氣)에 대해서 말씀드립니다.
풍기(風氣)가 몸안에 침입하여 피부속 깊이 들어가면 기의 내외교류가 막힙니다.
기
풍
기
①
바람의 특징은 변화무쌍하고 속도가 빠른 것입니다.
変
②
풍기(風氣)가 침입하여 땀구멍이 열렸을 때는 오싹하면서 춥게 느껴집니다.
추~워
③
땀구멍이 막혔을 때는 답답하고 열이 납니다.
이 덥
와
④

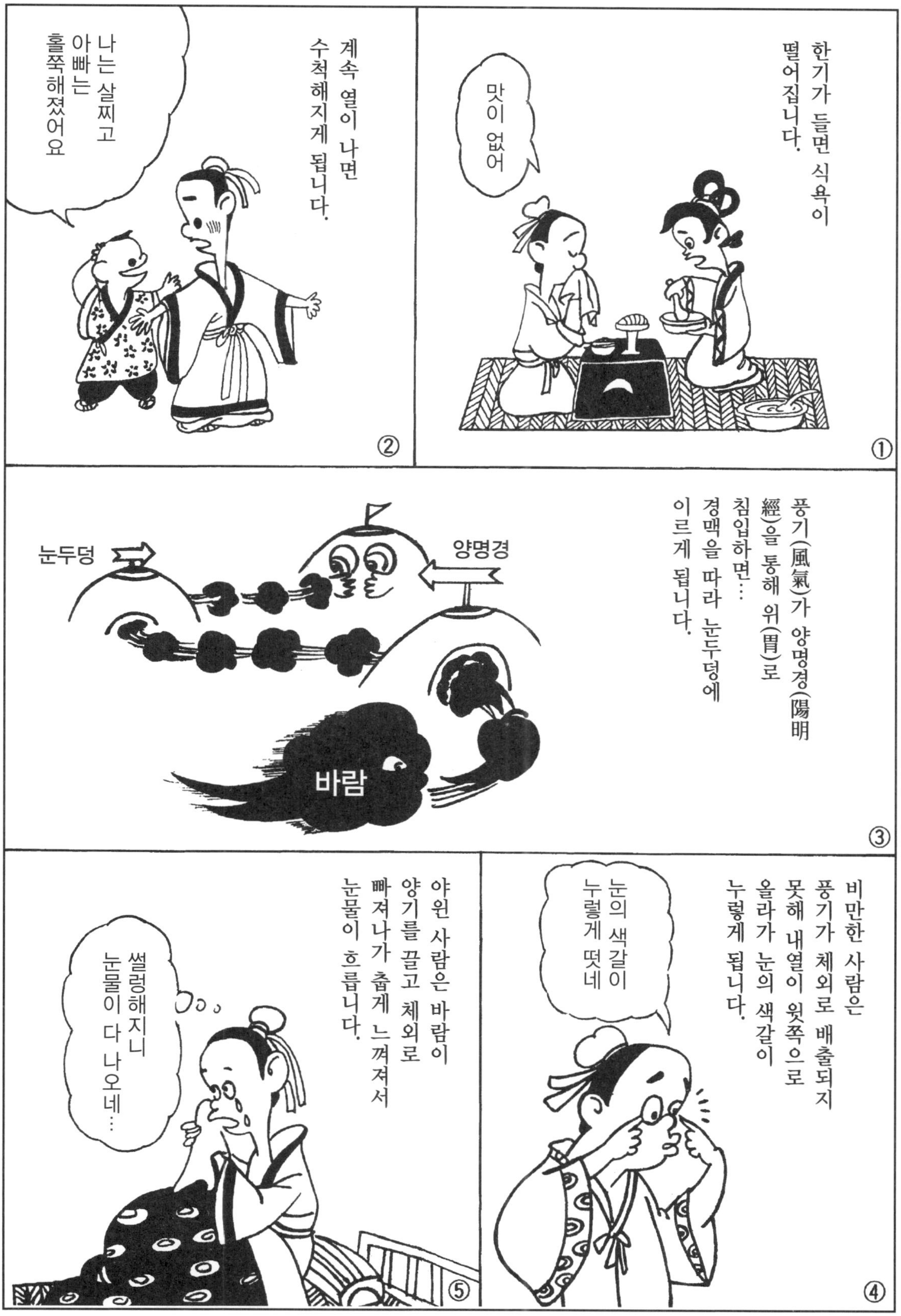
한기가 들면 식욕이
떨어집니다.
맛이 없어
계속 열이 나면
수척해지게 됩니다.
나는 살찌고
아빠는
홀쭉해졌어요
풍기(風氣)가 양명경(陽明
經)을 통해 위(胃)로
침입하면…
경맥을 따라 눈두덩에
이르게 됩니다.
양명경
눈두덩
바람
비만한 사람은
풍기가 체외로 배출되지
못해 내열이 윗쪽으로
올라가 눈의 색갈이
누렇게 됩니다.
눈의 색갈이
누렇게 떴네
야윈 사람은 바람이
양기를 끌고 체외로
빠져나가 춥게 느껴져서
눈물이 흐릅니다.
썰렁해지니
눈물이 다 나오네…

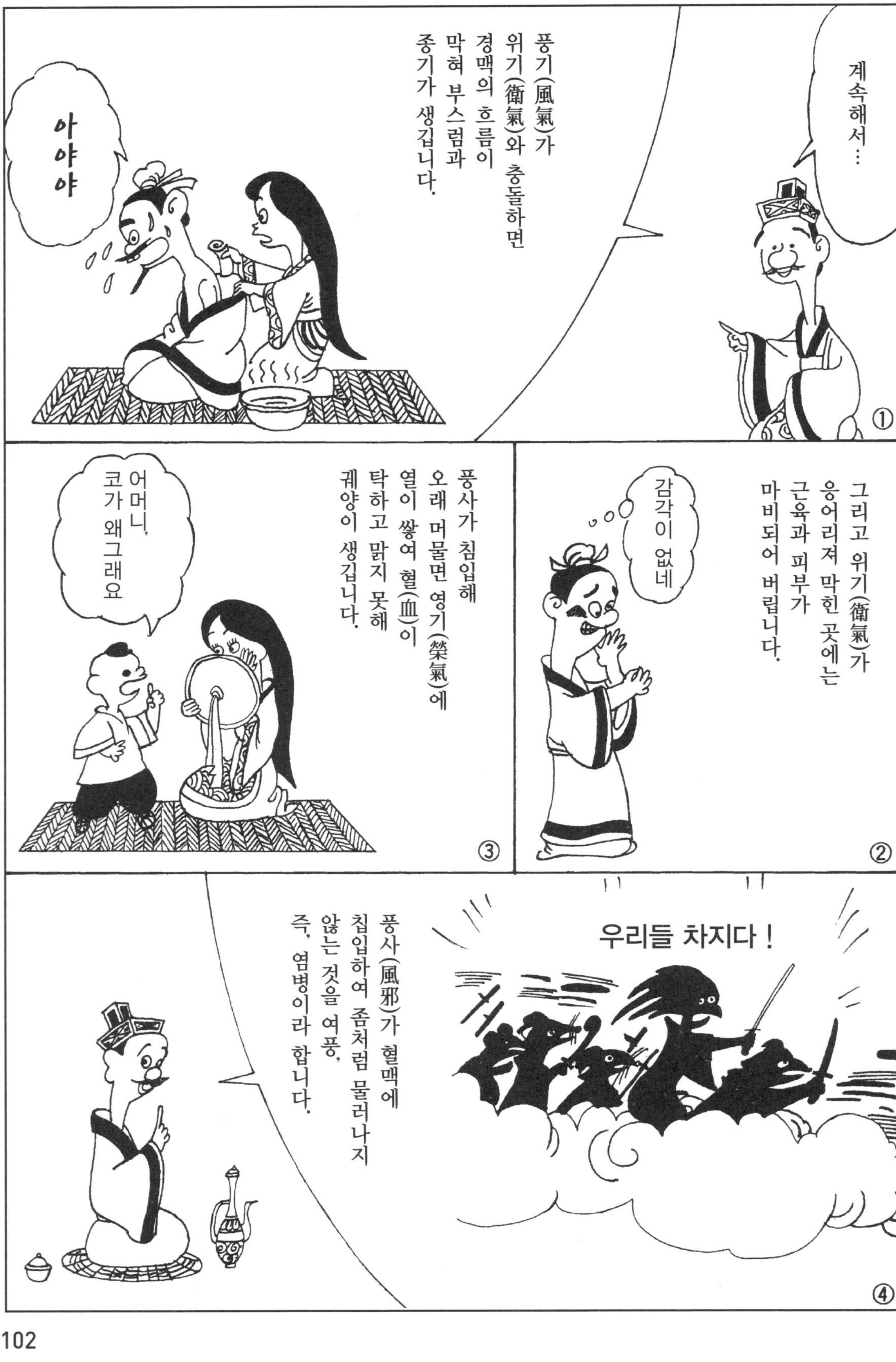
계속해서…
풍기(風氣)가 위기(衛氣)와 충돌하면 경맥의 흐름이 막혀 부스럼과 종기가 생깁니다.
아야야
①
그리고 위기(衛氣)가 응어리져 막힌 곳에는 근육과 피부가 마비되어 버립니다.
감각이 없네
②
풍사가 침입해 오래 머물면 영기(榮氣)에 열이 쌓여 혈(血)이 탁하고 맑지 못해 궤양이 생깁니다.
어머니, 코가 왜그래요
③
우리들 차지다!
풍사(風邪)가 혈맥에 칩입하여 좀처럼 물러나지 않는 것을 여풍, 즉, 염병이라 합니다.
④

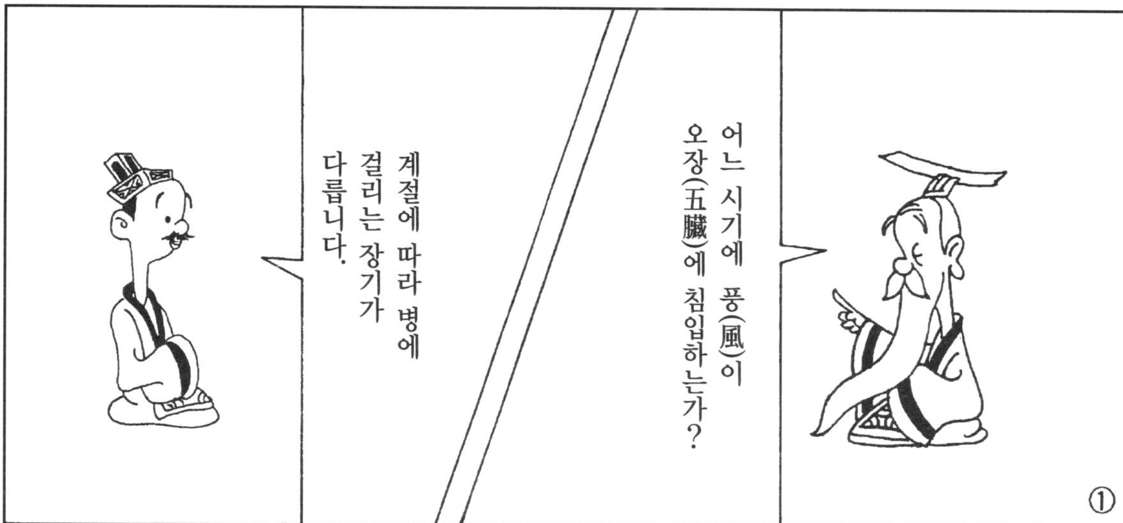
어느 시기에 풍(風)이 오장(五臟)에 침입하는가?
계절에 따라 병에 걸리는 장기가 다릅니다.
①

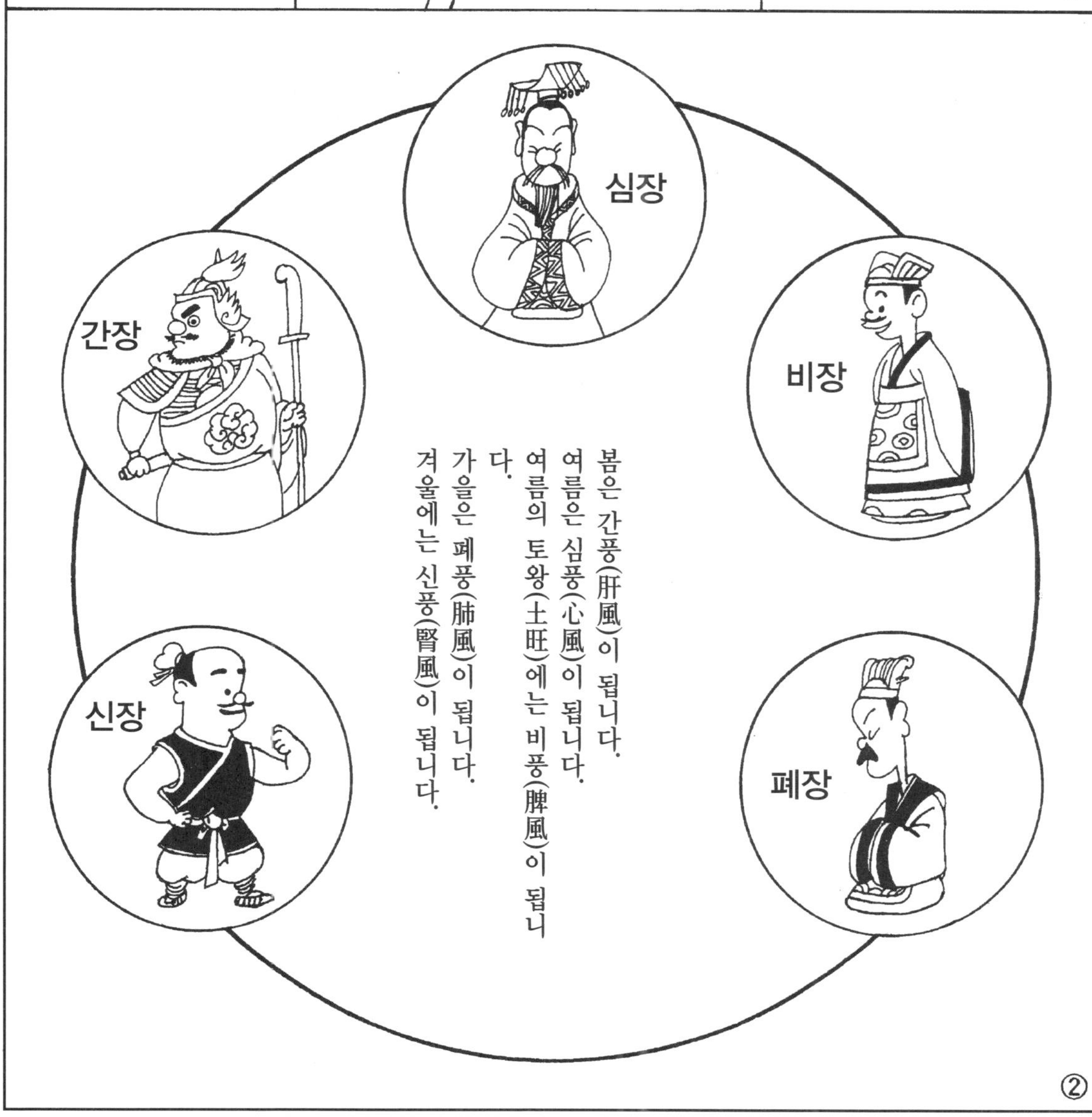
심장
간장
비장
신장
폐장
봄은 간풍(肝風)이 됩니다.
여름은 심풍(心風)이 됩니다.
여름의 토왕(土旺)에는 비풍(脾風)이 됩니다.
가을은 폐풍(肺風)이 됩니다.
겨울에는 신풍(腎風)이 됩니다.
②

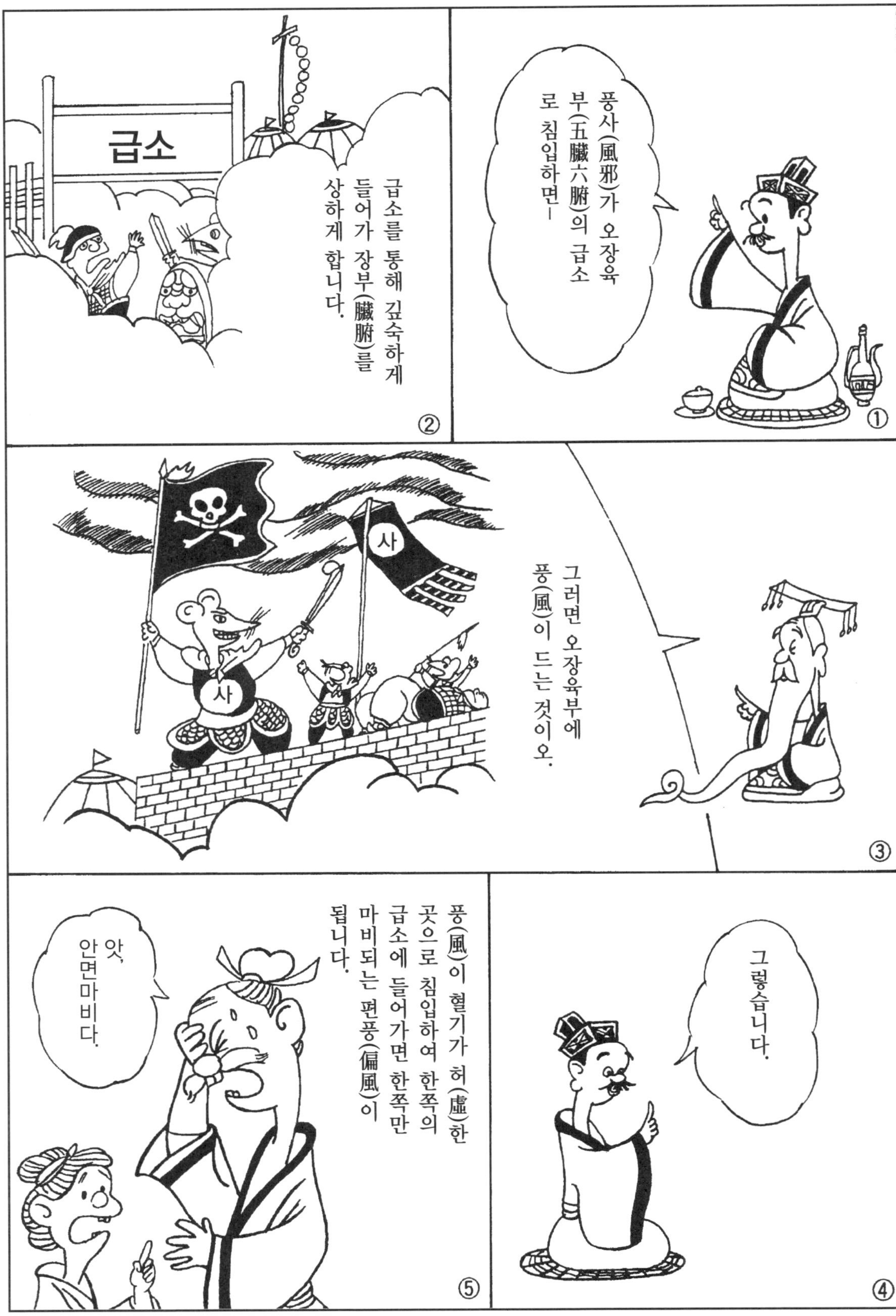
①
풍사(風邪)가 오장육부(五臟六腑)의 급소로 침입하면—
②
급소
급소를 통해 깊숙하게 들어가 장부(臟腑)를 상하게 합니다.
③
사
사
그러면 오장육부에 풍(風)이 드는 것이오.
④
그렇습니다.
⑤
풍(風)이 혈기가 허(虛)한 곳으로 침입하여 한쪽의 급소에 들어가면 한쪽만 마비되는 편풍(偏風)이 됩니다.
앗, 안면마비다.

주) 편풍(偏風) : 반신불수

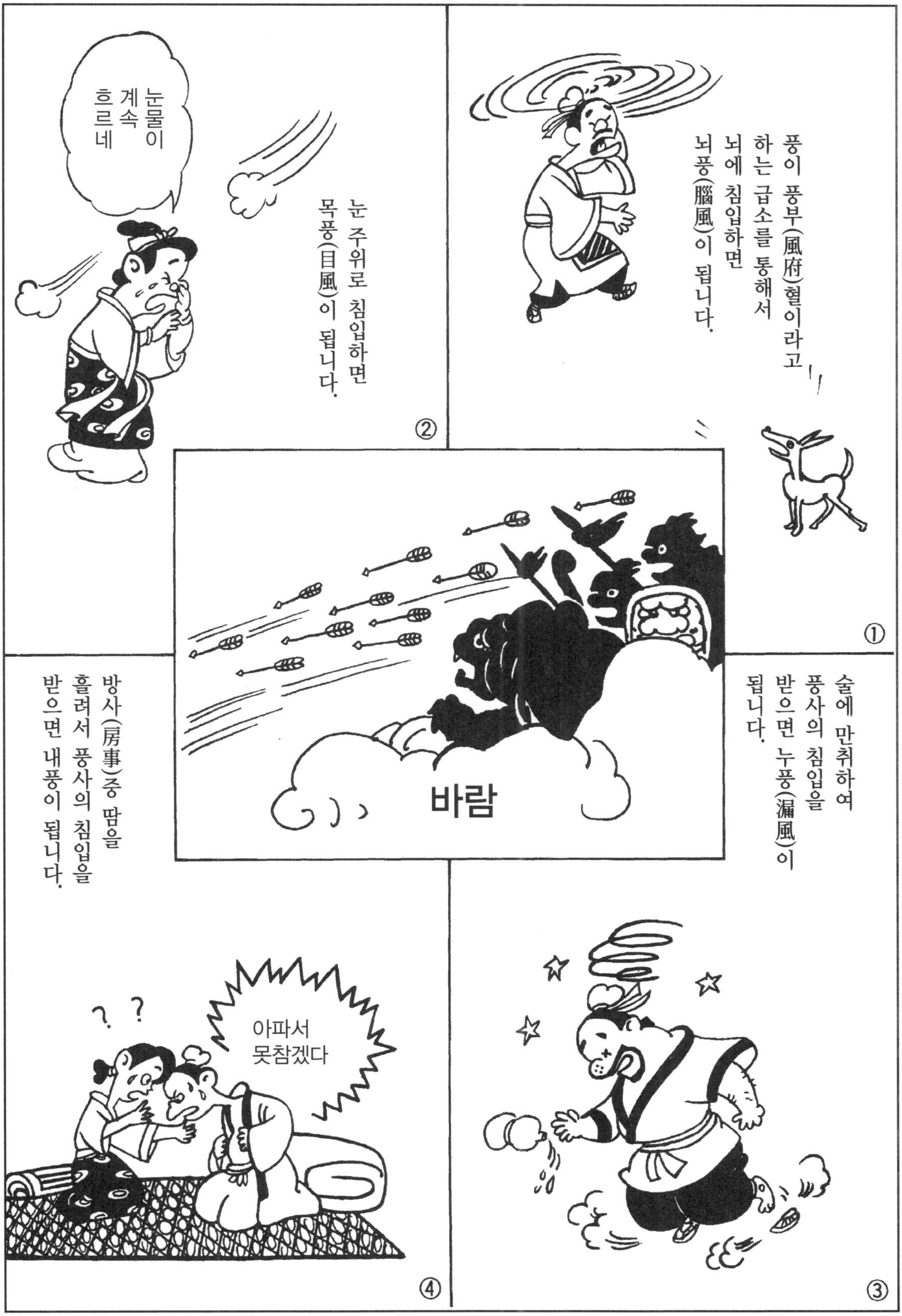
①
풍이 풍부(風府)혈이라고
하는 급소를 통해서
뇌에 침입하면
뇌풍(腦風)이 됩니다.
②
눈 주위로 침입하면
목풍(目風)이 됩니다.
눈물이 계속 흐르네
바람
③
술에 만취하여
풍사의 침입을
받으면 누풍(漏風)이
됩니다.
④
방사(房事)중 땀을
흘려서 풍사의 침입을
받으면 내풍이 됩니다.
? ?
아파서 못참겠다

주 : 누풍 – 땀을 자주 흘리고 바람을 싫어하고 갈증을 느끼는 증세 내풍 – 장기가 허해 생기는 통증,경련,마비 등이 생기는 증세

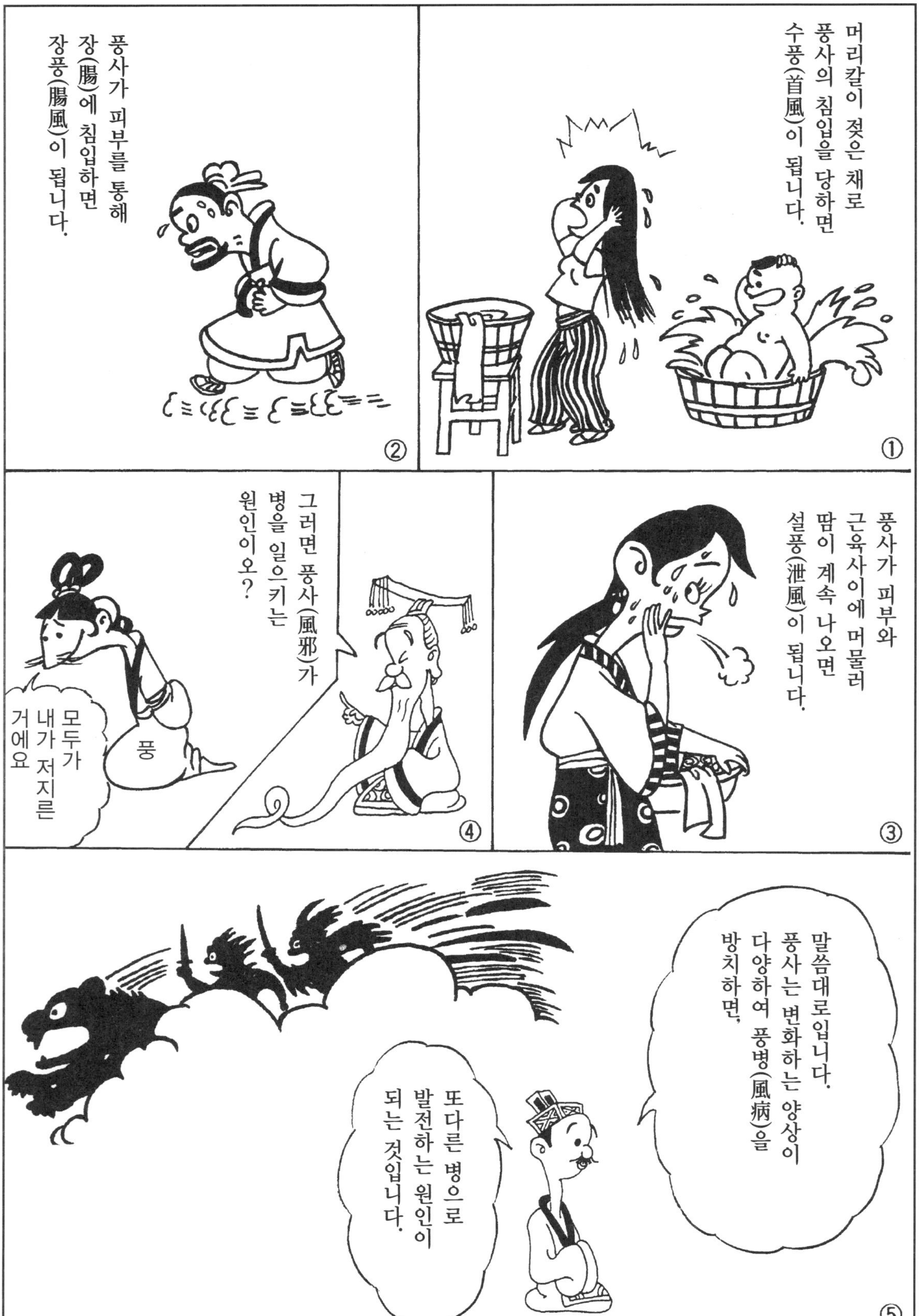

머리칼이 젖은 채로 풍사의 침입을 당하면 수풍(首風)이 됩니다.
풍사가 피부를 통해 장(腸)에 침입하면 장풍(腸風)이 됩니다.
풍사가 피부와 근육사이에 머물러 땀이 계속 나오면 설풍(泄風)이 됩니다.
그러면 풍사(風邪)가 병을 일으키는 원인이오?
모두가 내가 저지른 거에요
풍
말씀대로입니다. 풍사는 변화하는 양상이 다양하여 풍병(風病)을 방치하면,
또다른 병으로 발전하는 원인이 되는 것입니다.

주 : 장풍 – 장이 아프고 설사를 하는 증상

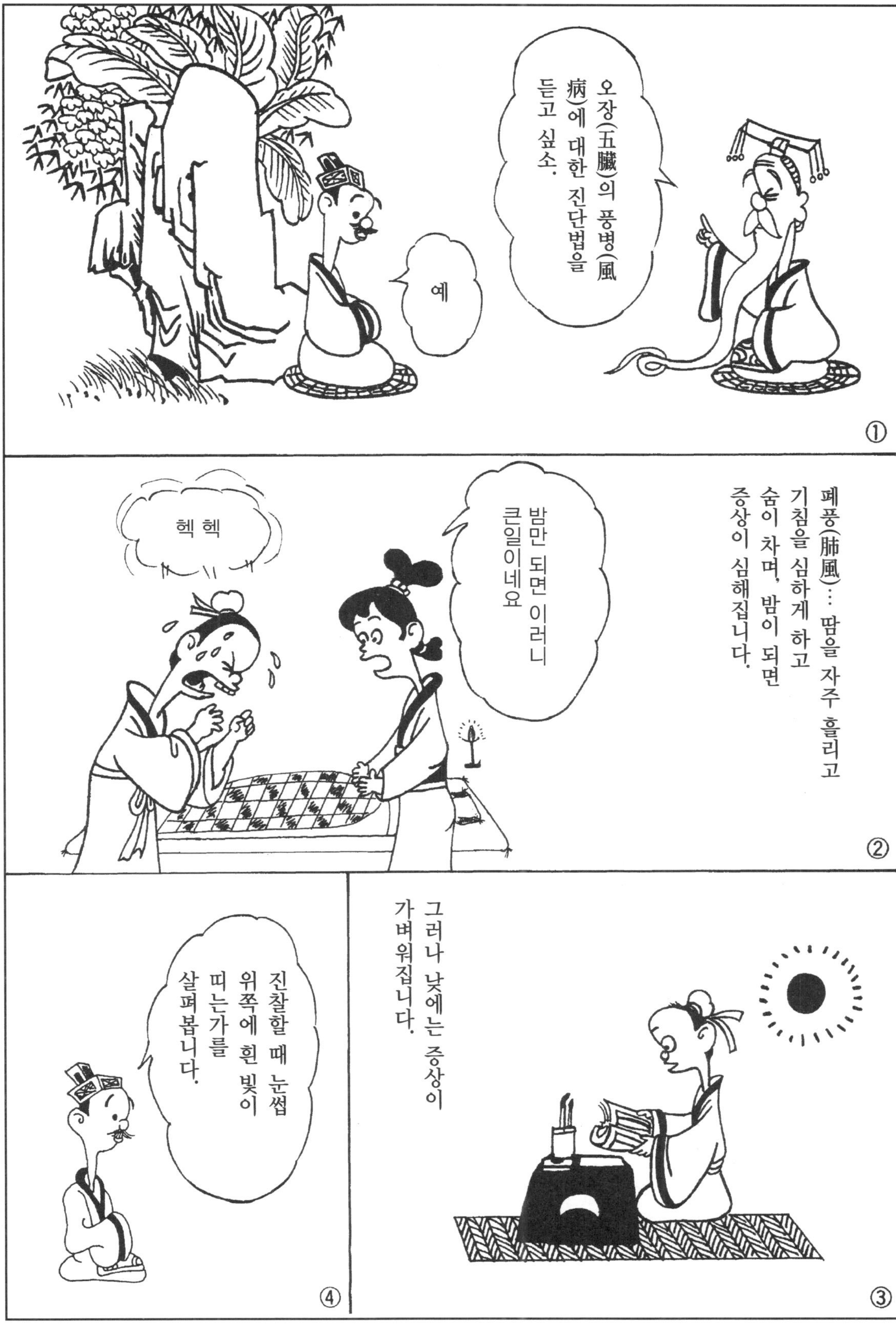
오장(五臟)의 풍병(風病)에 대한 진단법을 듣고 싶소.
예
폐풍(肺風)… 땀을 자주 흘리고 기침을 심하게 하고 숨이 차며, 밤이 되면 증상이 심해집니다.
밤만 되면 이러니 큰일이네요
헥 헥
그러나 낮에는 증상이 가벼워집니다.
진찰할 때 눈썹 위쪽에 흰 빛이 띠는가를 살펴봅니다.

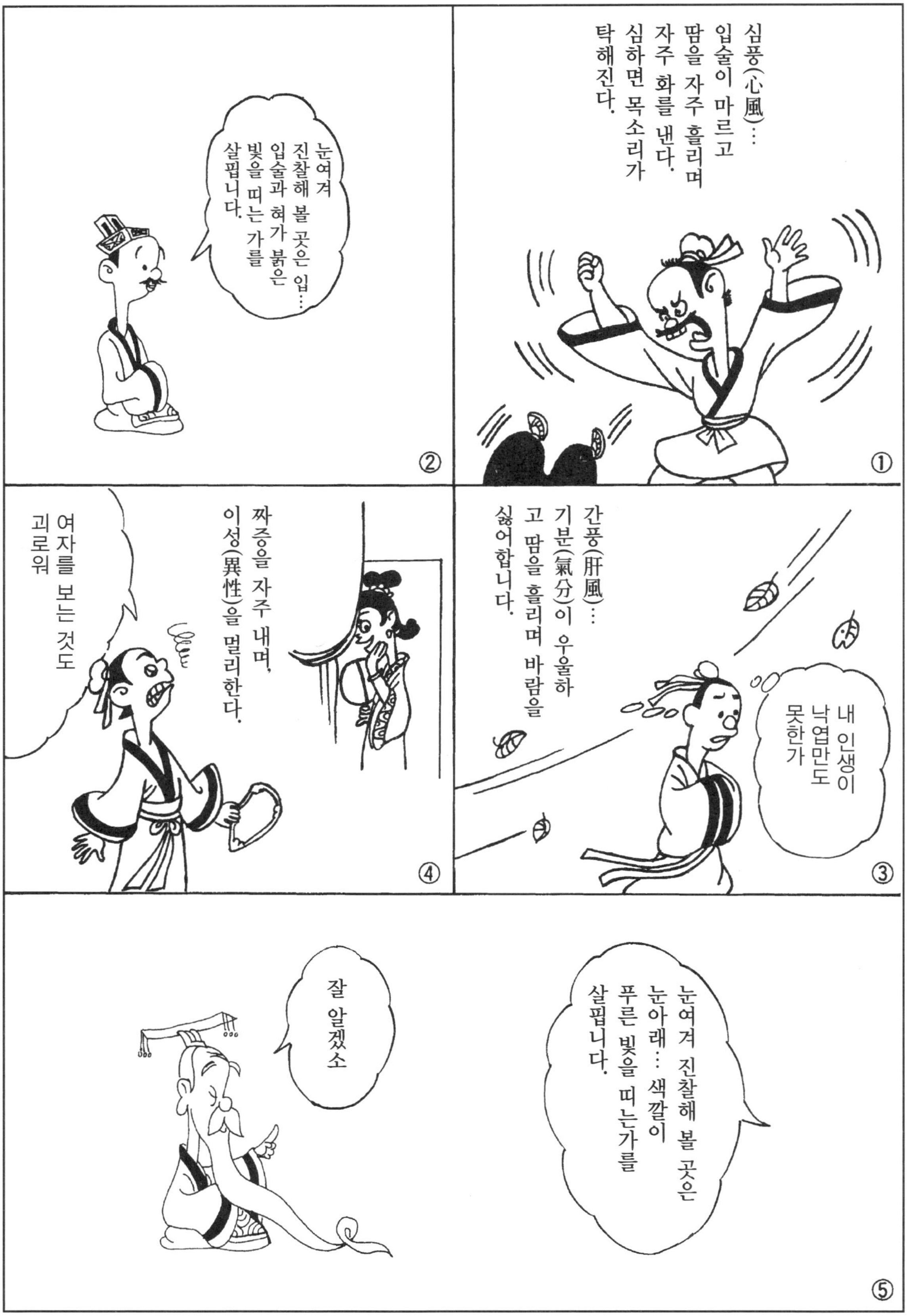
심풍(心風)…
입술이 마르고
땀을 자주 흘리며
자주 화를 낸다.
심하면 목소리가
탁해진다.
①
눈여겨
진찰해 볼 곳은 입…
입술과 혀가 붉은
빛을 띠는 가를
살핍니다.
②
간풍(肝風)…
기분(氣分)이 우울하
고 땀을 흘리며 바람을
싫어합니다.
내 인생이
낙엽만도
못한가
③
짜증을 자주 내며,
이성(異性)을 멀리한다.
여자를 보는 것도
괴로워
④
눈여겨 진찰해 볼 곳은
눈아래… 색깔이
푸른 빛을 띠는가를
살핍니다.
잘 알겠소
⑤

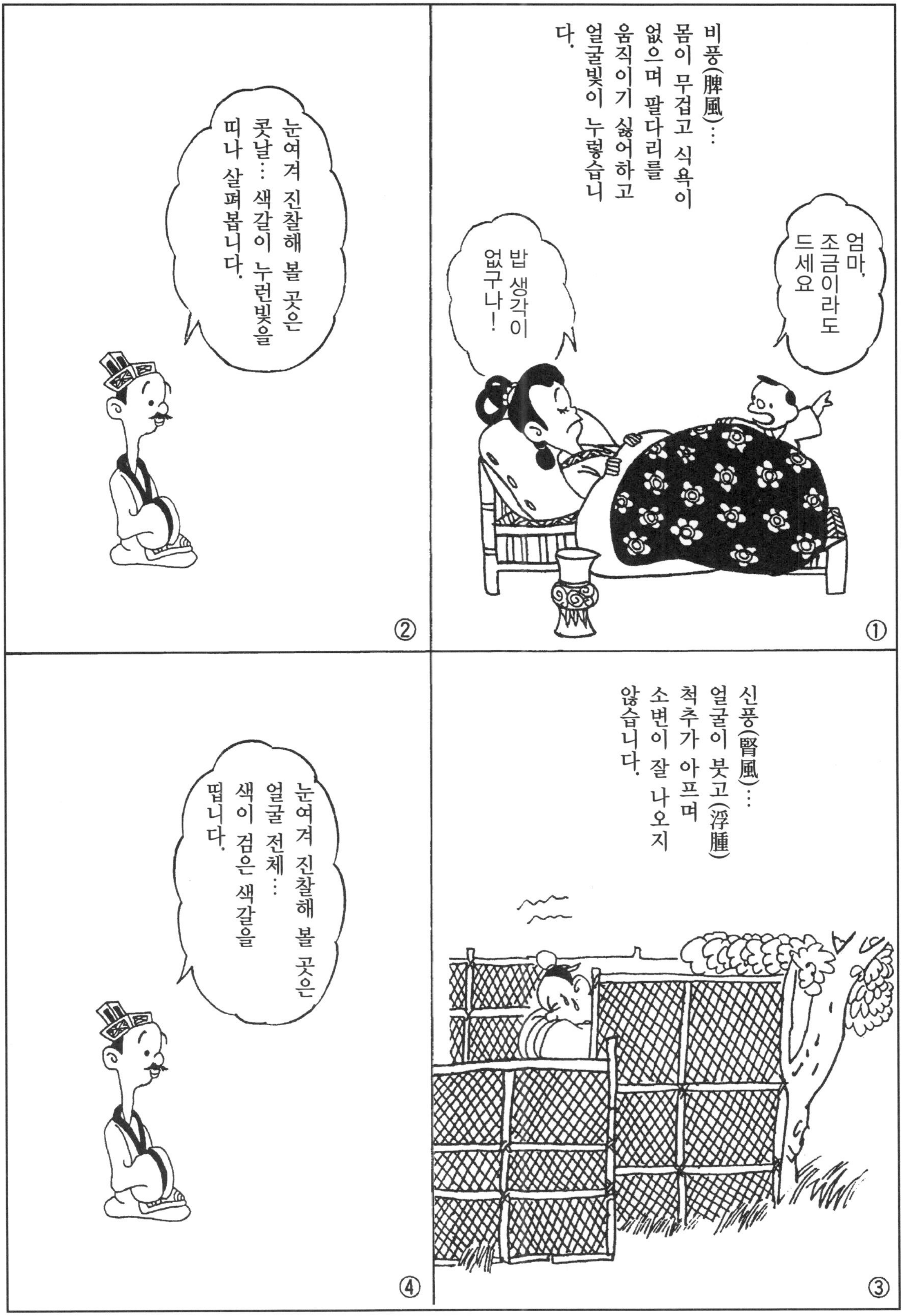
비풍(脾風)… 몸이 무겁고 식욕이 없으며 팔다리를 움직이기 싫어하고 얼굴빛이 누렇습니다.
엄마, 조금이라도 드세요
밥 생각이 없구나!
①
눈여겨 진찰해 볼 곳은 콧날… 색갈이 누런빛을 띠나 살펴봅니다.
②
신풍(腎風)… 얼굴이 붓고(浮腫) 척추가 아프며 소변이 잘 나오지 않습니다.
③
눈여겨 진찰해 볼 곳은 얼굴 전체… 색이 검은 색갈을 띱니다.
④

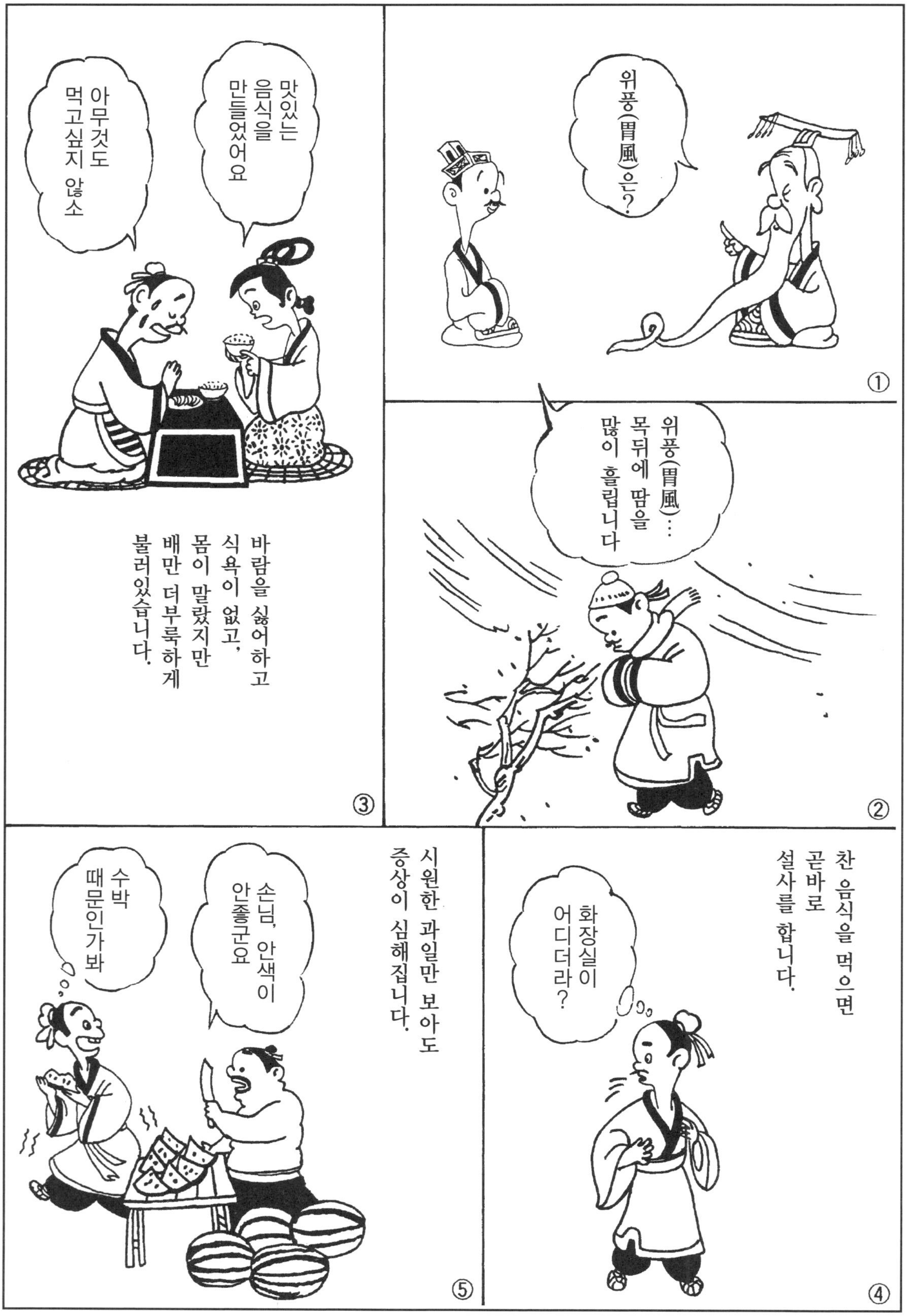
위풍(胃風)은?
①
위풍(胃風)…
목뒤에 땀을
많이 흘립니다
②
바람을 싫어하고
식욕이 없고,
몸이 말랐지만
배만 더부룩하게
불러있습니다.
맛있는
음식을
만들었어요
아무것도
먹고싶지 않소
③
찬 음식을 먹으면
곧바로
설사를 합니다.
화장실이
어디더라?
④
시원한 과일만 보아도
증상이 심해집니다.
손님, 안색이
안좋군요
수박
때문인가봐
⑤

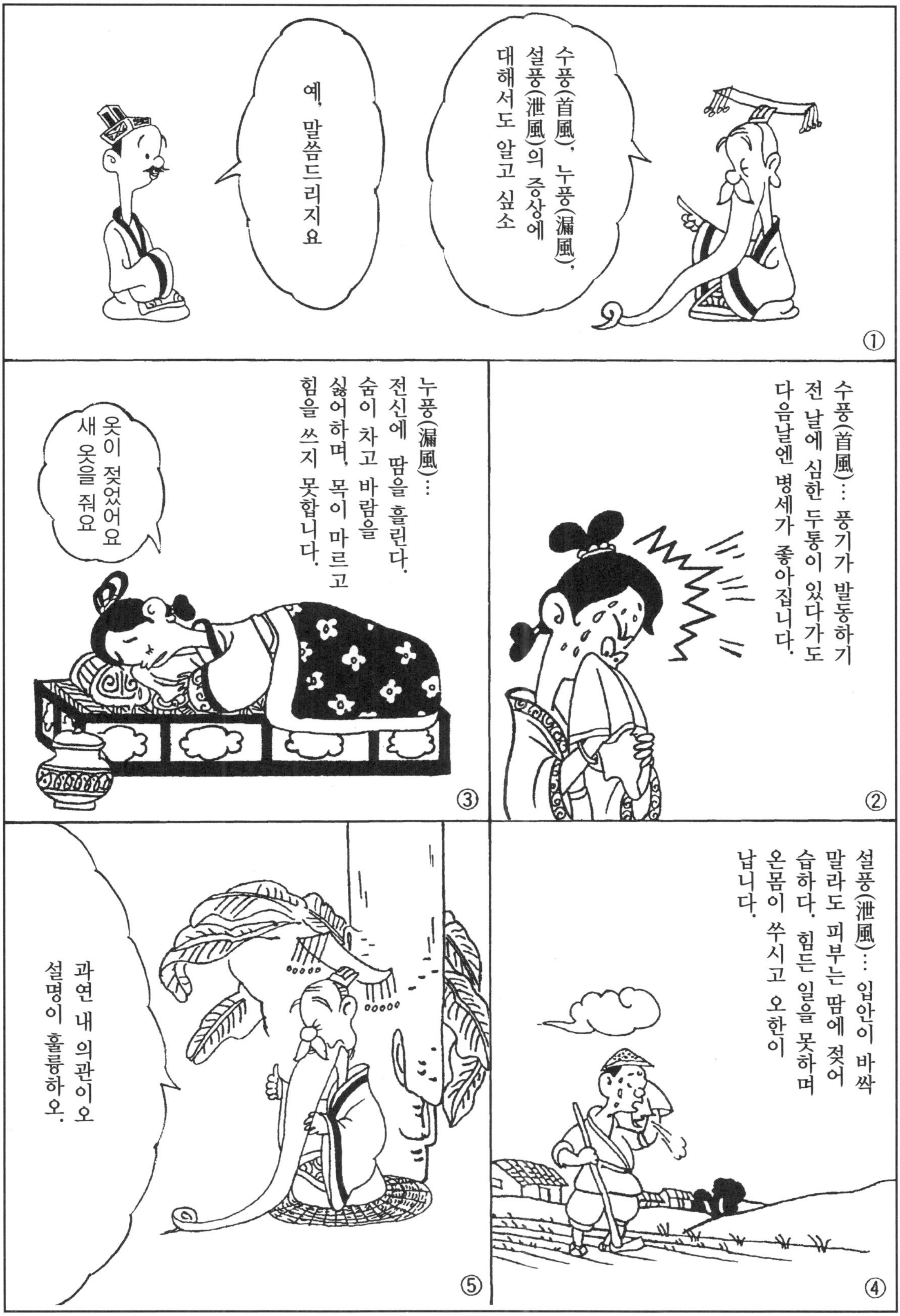
①
수풍(首風), 누풍(漏風),
설풍(泄風)의 증상에
대해서도 알고 싶소
예, 말씀드리지요
②
수풍(首風)… 풍기가 발동하기
전 날에 심한 두통이 있다가도
다음날엔 병세가 좋아집니다.
③
누풍(漏風)…
전신에 땀을 흘린다.
숨이 차고 바람을
싫어하며, 목이 마르고
힘을 쓰지 못합니다.
옷이 젖었어요
새 옷을 줘요
④
설풍(泄風)… 입안이 바싹
말라도 피부는 땀에 젖어
습하다. 힘든 일을 못하며
온몸이 쑤시고 오한이
납니다.
⑤
과연 내 의관이오
설명이 훌륭하오.

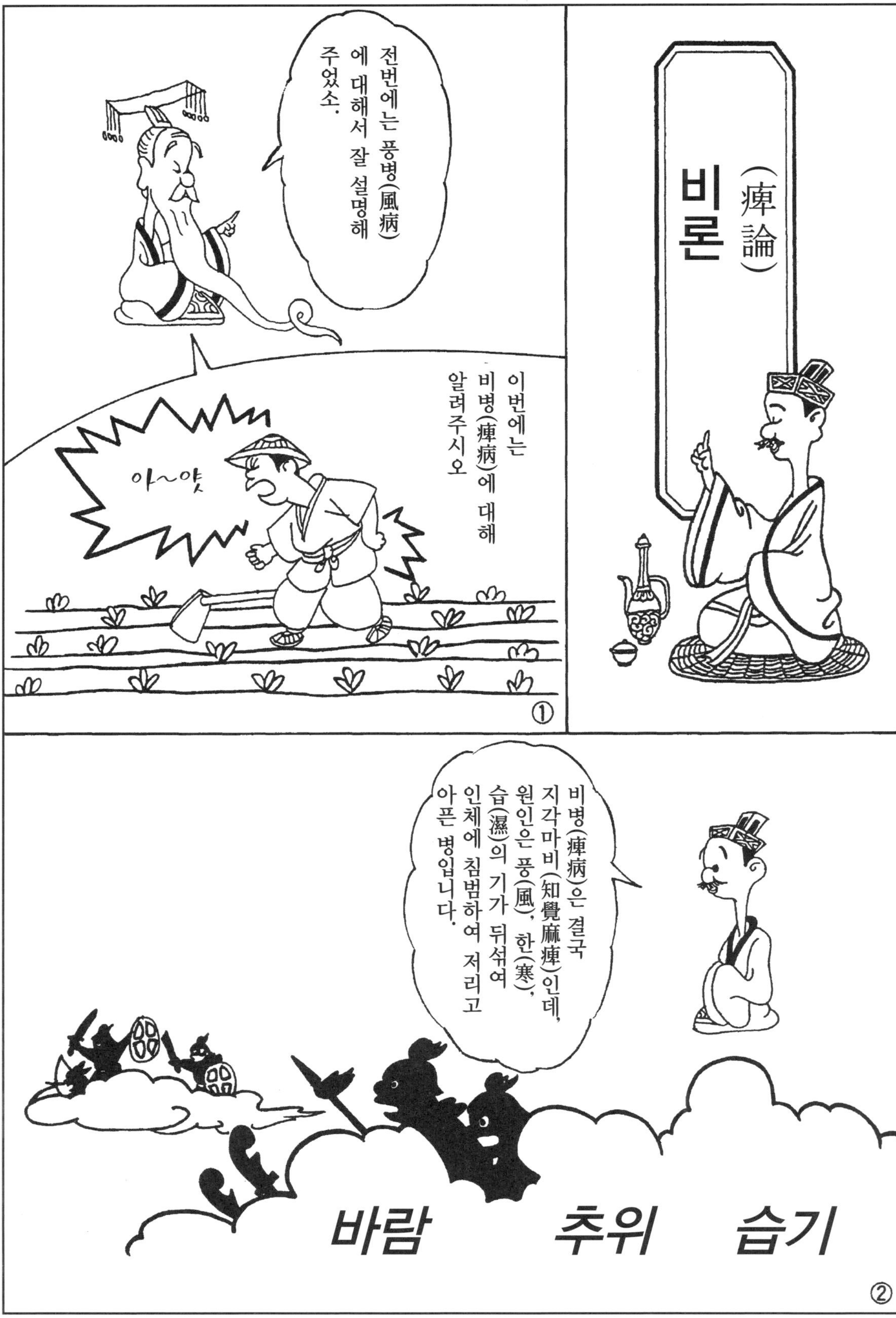
비론(痺論)
전번에는 풍병(風病)에 대해서 잘 설명해 주었소.
이번에는 비병(痺病)에 대해 알려주시오
아~얏
①
비병(痺病)은 결국 지각마비(知覺麻痺)인데, 원인은 풍(風), 한(寒), 습(濕)의 기가 뒤섞여 인체에 침범하여 저리고 아픈 병입니다.
바람
추위
습기
②

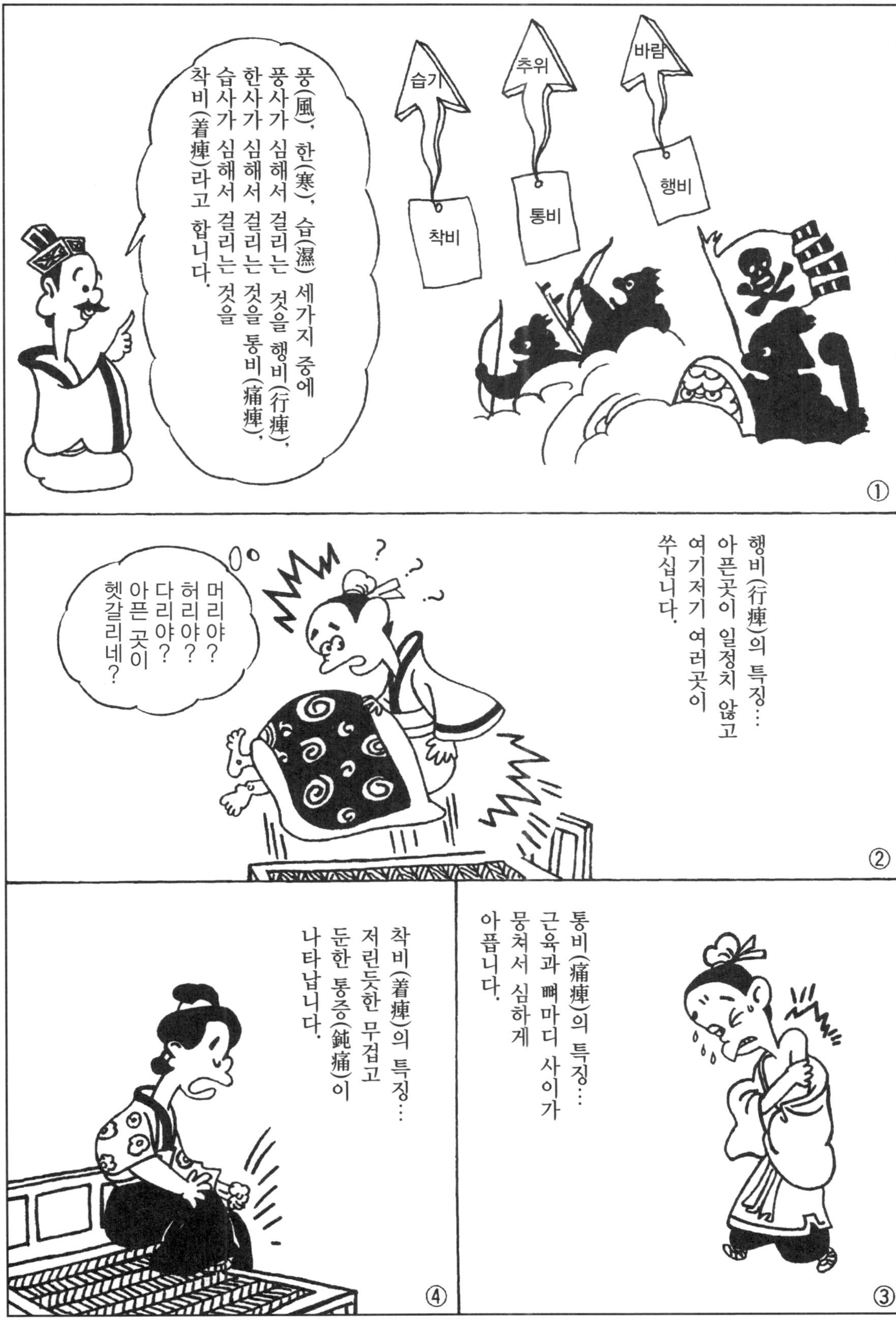
바람
추위
습기
행비
통비
착비
풍(風), 한(寒), 습(濕) 세가지 중에 풍사가 심해서 걸리는 것을 행비(行痺), 한사가 심해서 걸리는 것을 통비(痛痺), 습사가 심해서 걸리는 것을 착비(着痺)라고 합니다.
①
행비(行痺)의 특징… 아픈곳이 일정치 않고 여기저기 여러곳이 쑤십니다.
머리야? 허리야? 다리야? 아픈 곳이 헷갈리네?
②
통비(痛痺)의 특징… 근육과 뼈마디 사이가 뭉쳐서 심하게 아픕니다.
③
착비(着痺)의 특징… 저린듯한 무겁고 둔한 통증(鈍痛)이 나타납니다.
④

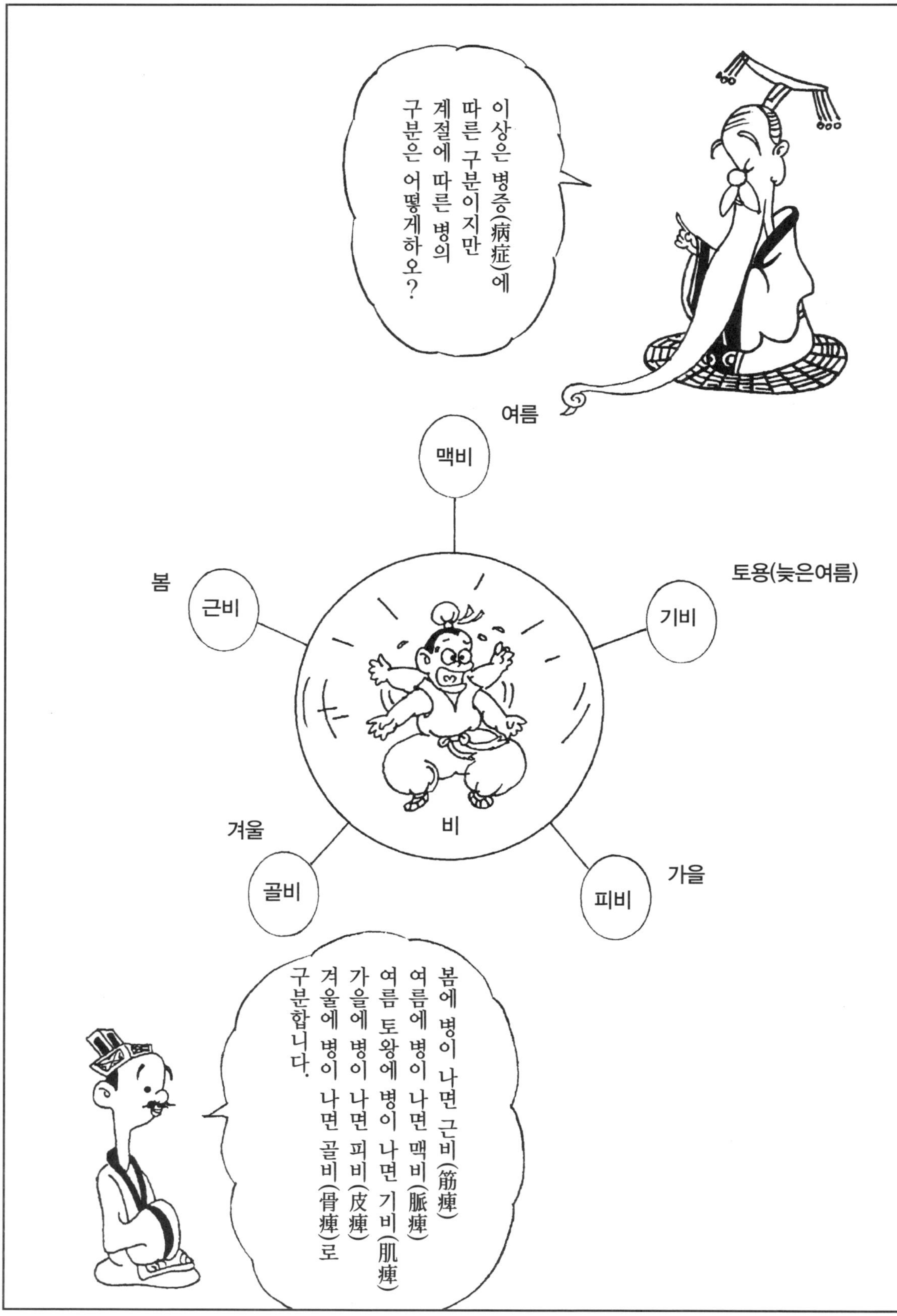
이상은 병증(病症)에 따른 구분이지만 계절에 따른 병의 구분은 어떻게하오?
여름
맥비
봄
근비
토용(늦은여름)
기비
비
겨울
골비
가을
피비
봄에 병이 나면 근비(筋痺) 여름에 병이 나면 맥비(脈痺) 여름 토왕에 병이 나면 기비(肌痺) 가을에 병이 나면 피비(皮痺) 겨울에 병이 나면 골비(骨痺)로 구분합니다.

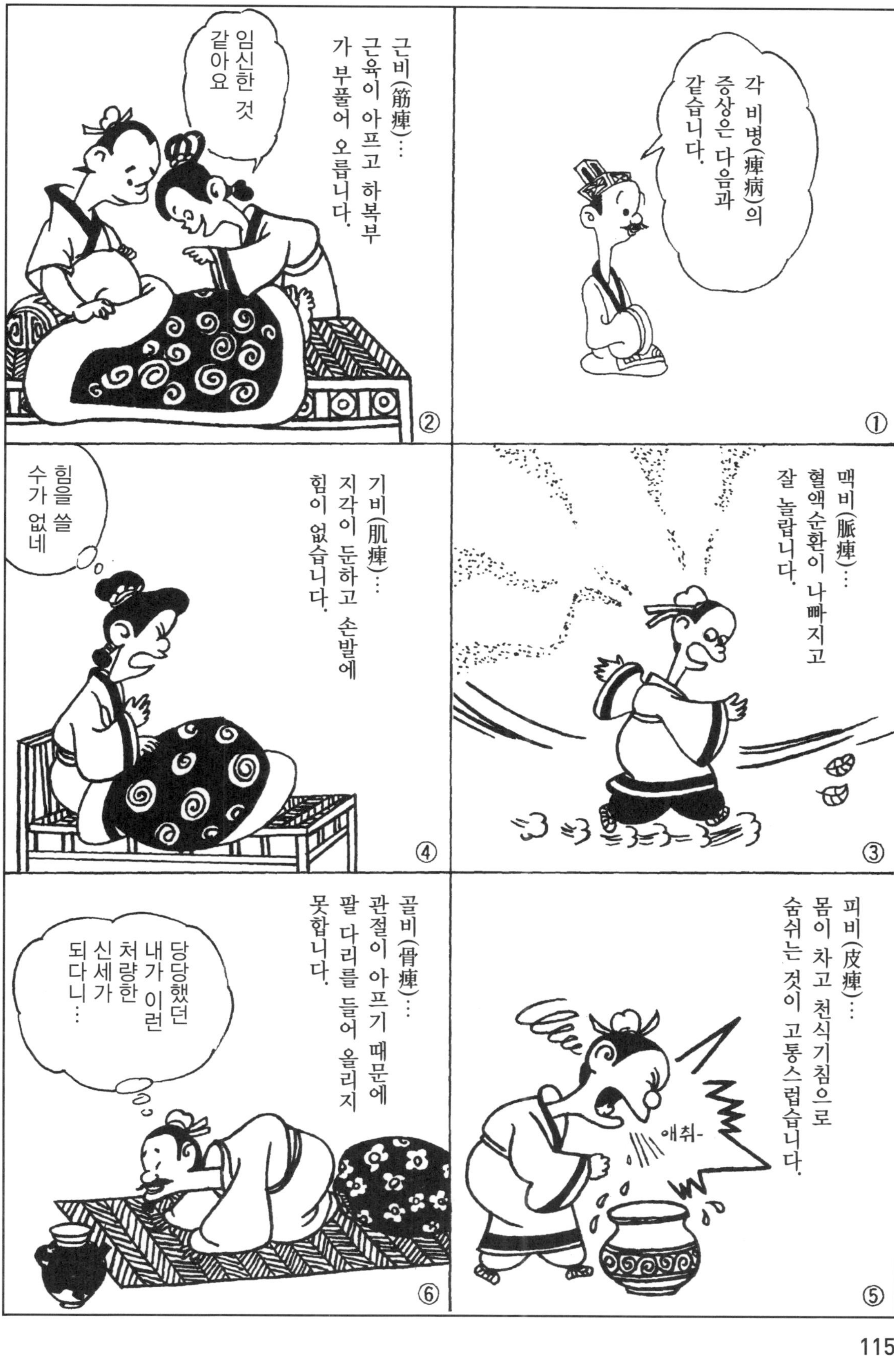
각 비병(痺病)의 증상은 다음과 같습니다.
①
근비(筋痺)… 근육이 아프고 하복부가 부풀어 오릅니다.
임신한 것 같아요
②
맥비(脈痺)… 혈액순환이 나빠지고 잘 놀랍니다.
③
기비(肌痺)… 지각이 둔하고 손발에 힘이 없습니다.
힘을 쓸 수가 없네
④
피비(皮痺)… 몸이 차고 천식기침으로 숨쉬는 것이 고통스럽습니다.
애취-
⑤
골비(骨痺)… 관절이 아프기 때문에 팔 다리를 들어 올리지 못합니다.
당당했던 내가 이런 처량한 신세가 되다니…
⑥

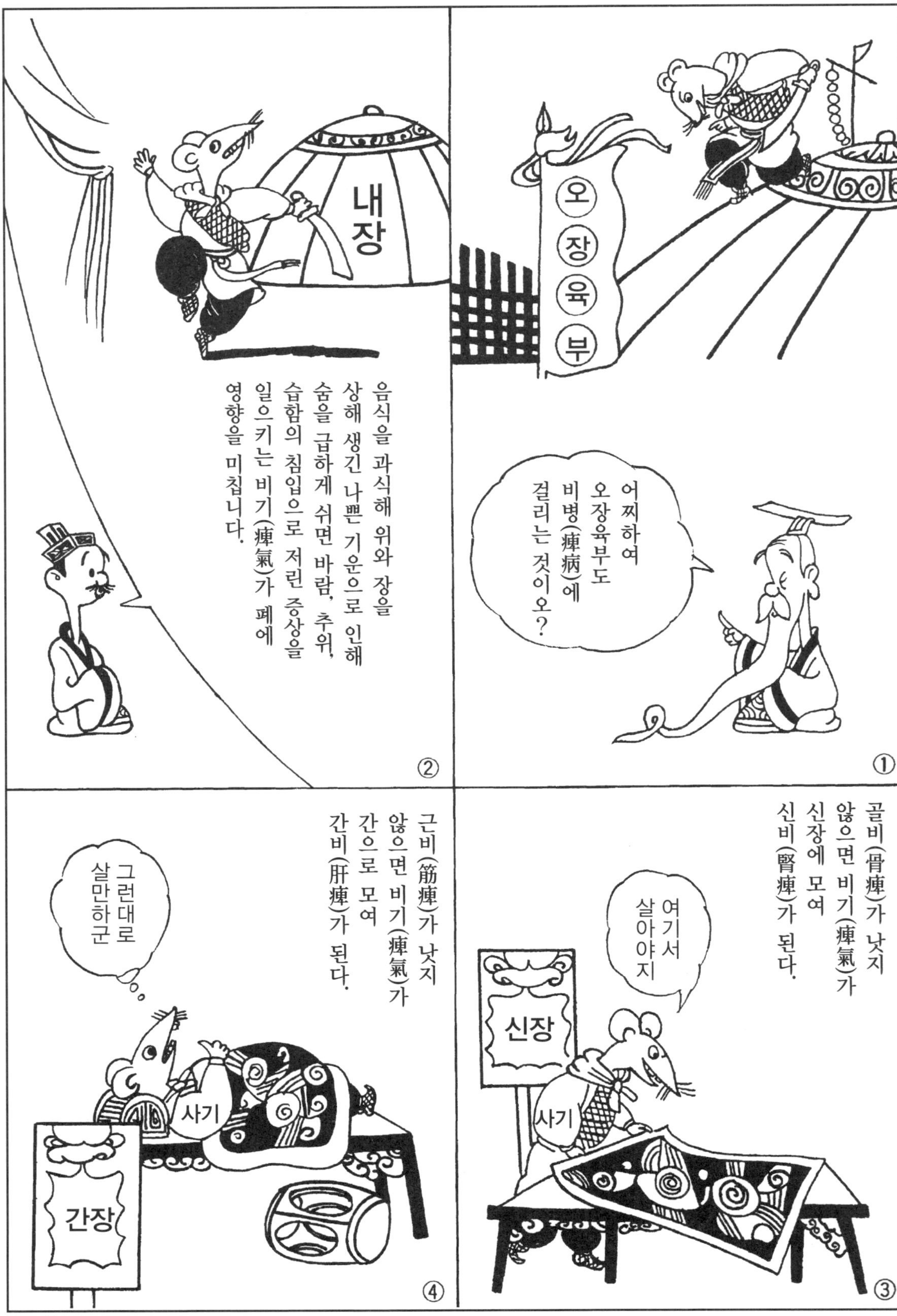

오장육부
어찌하여 오장육부도 비병(痺病)에 걸리는 것이오?
①
내장
음식을 과식해 위와 장을 상해 생긴 나쁜 기운으로 인해 숨을 급하게 쉬면 바람, 추위, 습함의 침입으로 저린 증상을 일으키는 비기(痺氣)가 폐에 영향을 미칩니다.
②
골비(骨痺)가 낫지 않으면 비기(痺氣)가 신장에 모여 신비(腎痺)가 된다.
여기서 살아야지
신장
사기
③
근비(筋痺)가 낫지 않으면 비기(痺氣)가 간으로 모여 간비(肝痺)가 된다.
그런대로 살만하군
사기
간장
④

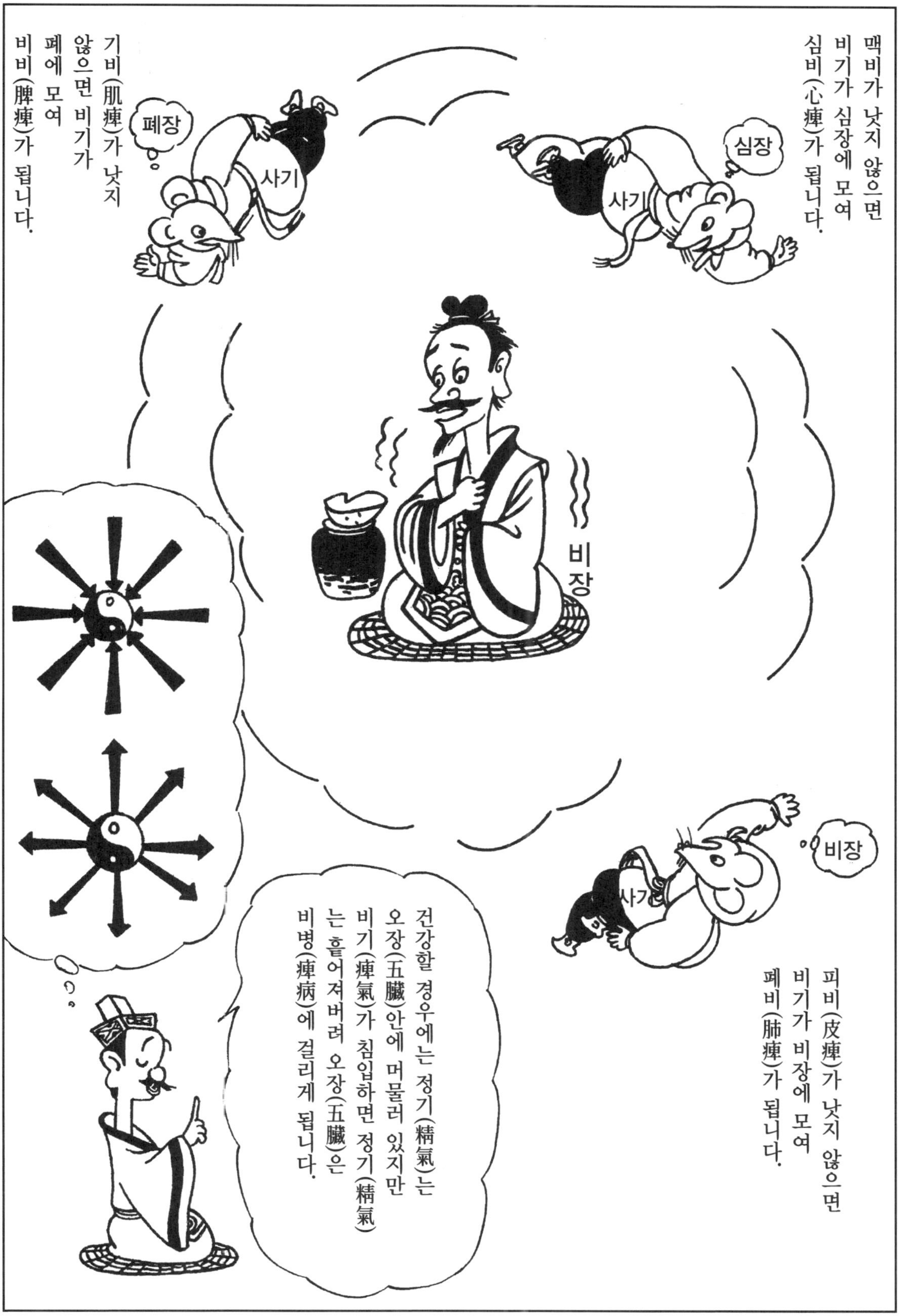
맥비가 낫지 않으면
비기가 심장에 모여
심비(心痺)가 됩니다.
심장
사기
기비(肌痺)가 낫지
않으면 비기가
폐에 모여
비비(脾痺)가 됩니다.
폐장
사기
비장
피비(皮痺)가 낫지 않으면
비기가 비장에 모여
폐비(肺痺)가 됩니다.
비장
사기
건강할 경우에는 정기(精氣)는
오장(五臟)안에 머물러 있지만
비기(痺氣)가 침입하면 정기(精氣)
는 흩어져버려 오장(五臟)은
비병(痺病)에 걸리게 됩니다.

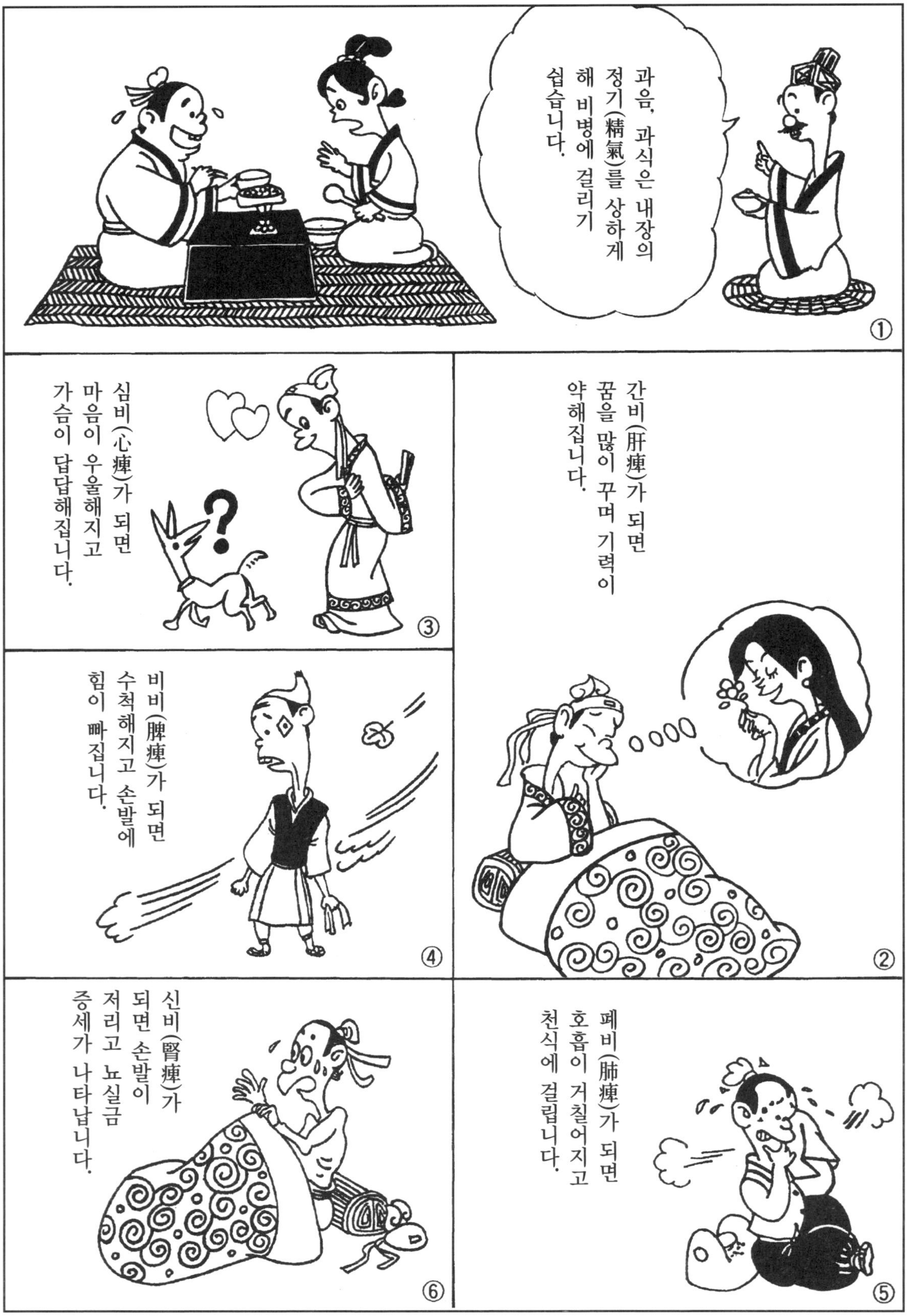
과음, 과식은 내장의
정기(精氣)를 상하게
해 비병에 걸리기
쉽습니다.
①
간비(肝痺)가 되면
꿈을 많이 꾸며 기력이
약해집니다.
②
심비(心痺)가 되면
마음이 우울해지고
가슴이 답답해집니다.
③
비비(脾痺)가 되면
수척해지고 손발에
힘이 빠집니다.
④
폐비(肺痺)가 되면
호흡이 거칠어지고
천식에 걸립니다.
⑤
신비(腎痺)가
되면 손발이
저리고 뇨실금
증세가 나타납니다.
⑥

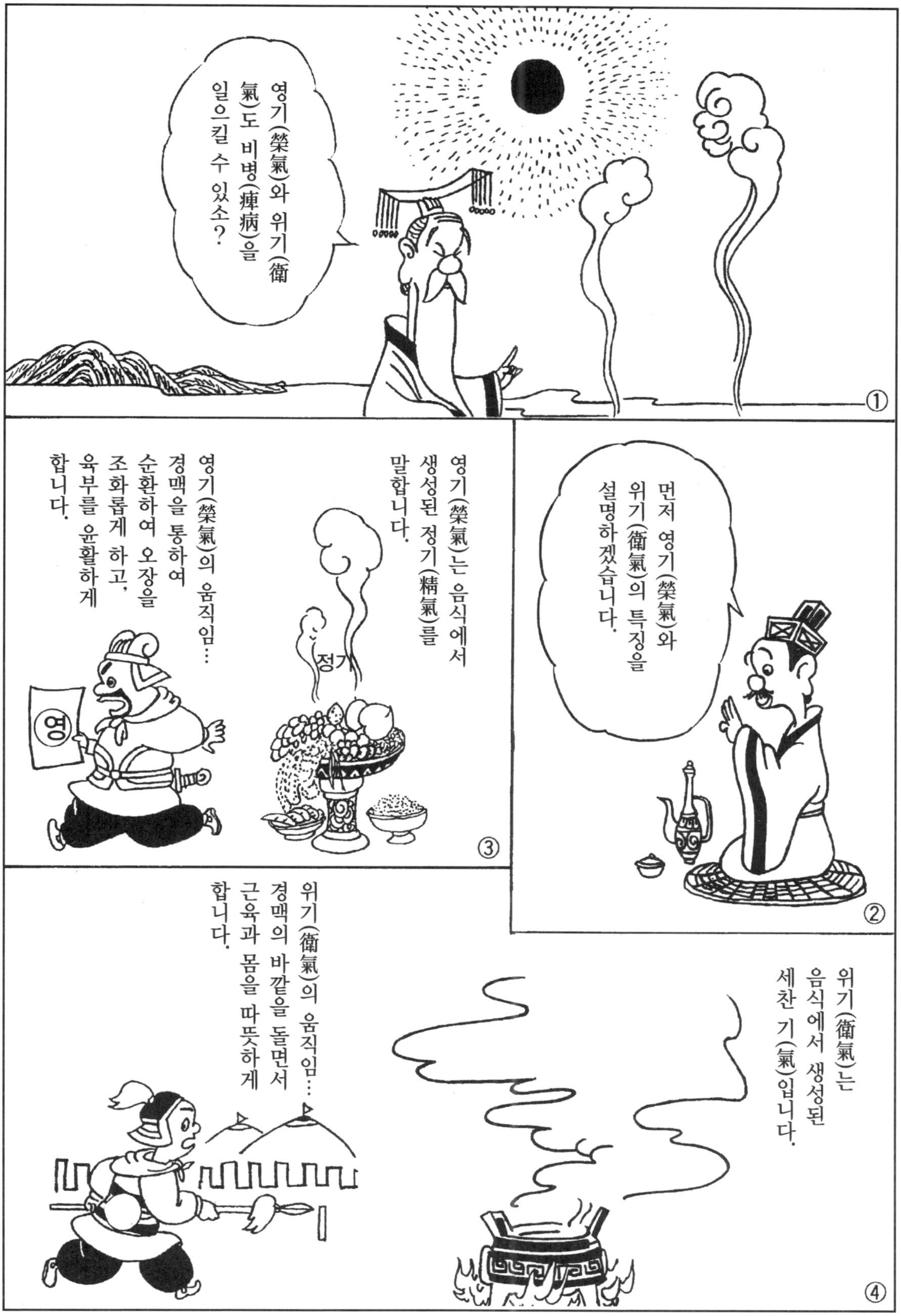
영기(榮氣)와 위기(衛氣)도 비병(痺病)을 일으킬 수 있소?
①
먼저 영기(榮氣)와 위기(衛氣)의 특징을 설명하겠습니다.
②
영기(榮氣)는 음식에서 생성된 정기(精氣)를 말합니다.
정기
영기(榮氣)의 움직임…
경맥을 통하여 순환하여 오장을 조화롭게 하고, 육부를 윤활하게 합니다.
영
③
위기(衛氣)는 음식에서 생성된 세찬 기(氣)입니다.
위기(衛氣)의 움직임…
경맥의 바깥을 돌면서 근육과 몸을 따뜻하게 합니다.
④

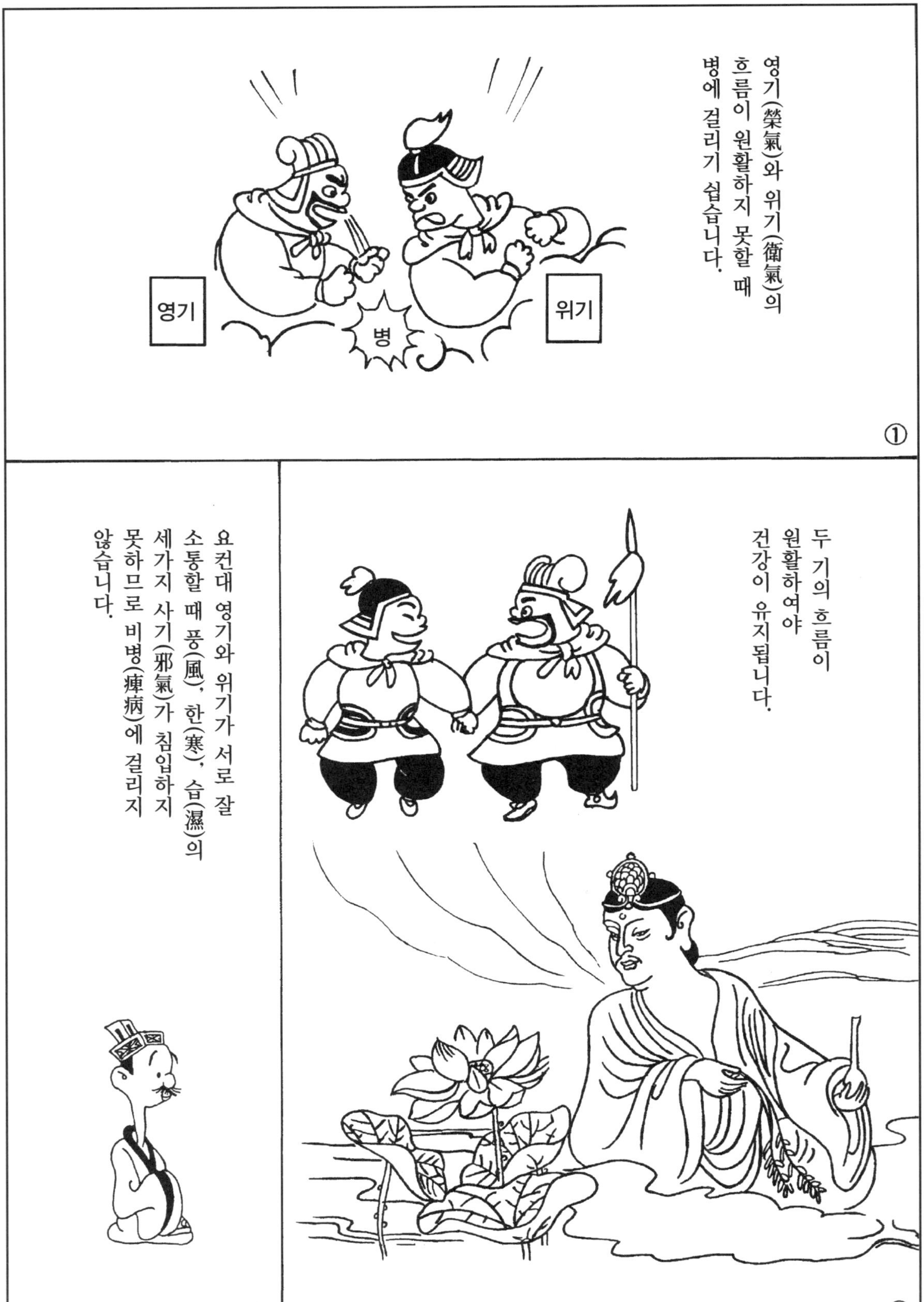
영기(榮氣)와 위기(衛氣)의
흐름이 원활하지 못할 때
병에 걸리기 쉽습니다.
영기
병
위기
①
두 기의 흐름이
원활하여야
건강이 유지됩니다.
②
요컨대 영기와 위기가 서로 잘
소통할 때 풍(風), 한(寒), 습(濕)의
세가지 사기(邪氣)가 침입하지
못하므로 비병(痺病)에 걸리지
않습니다.
③

위론(痿論)

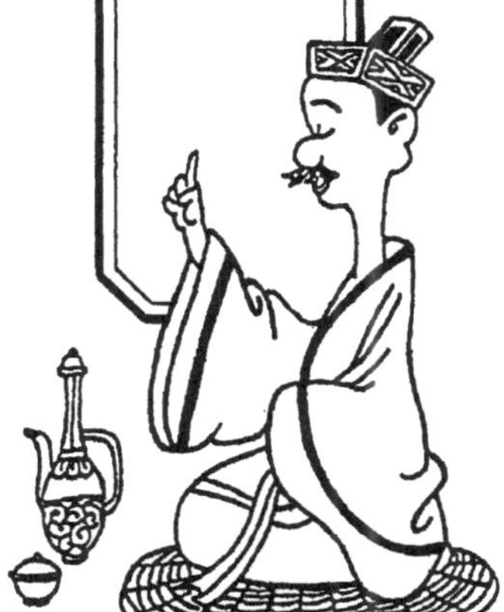

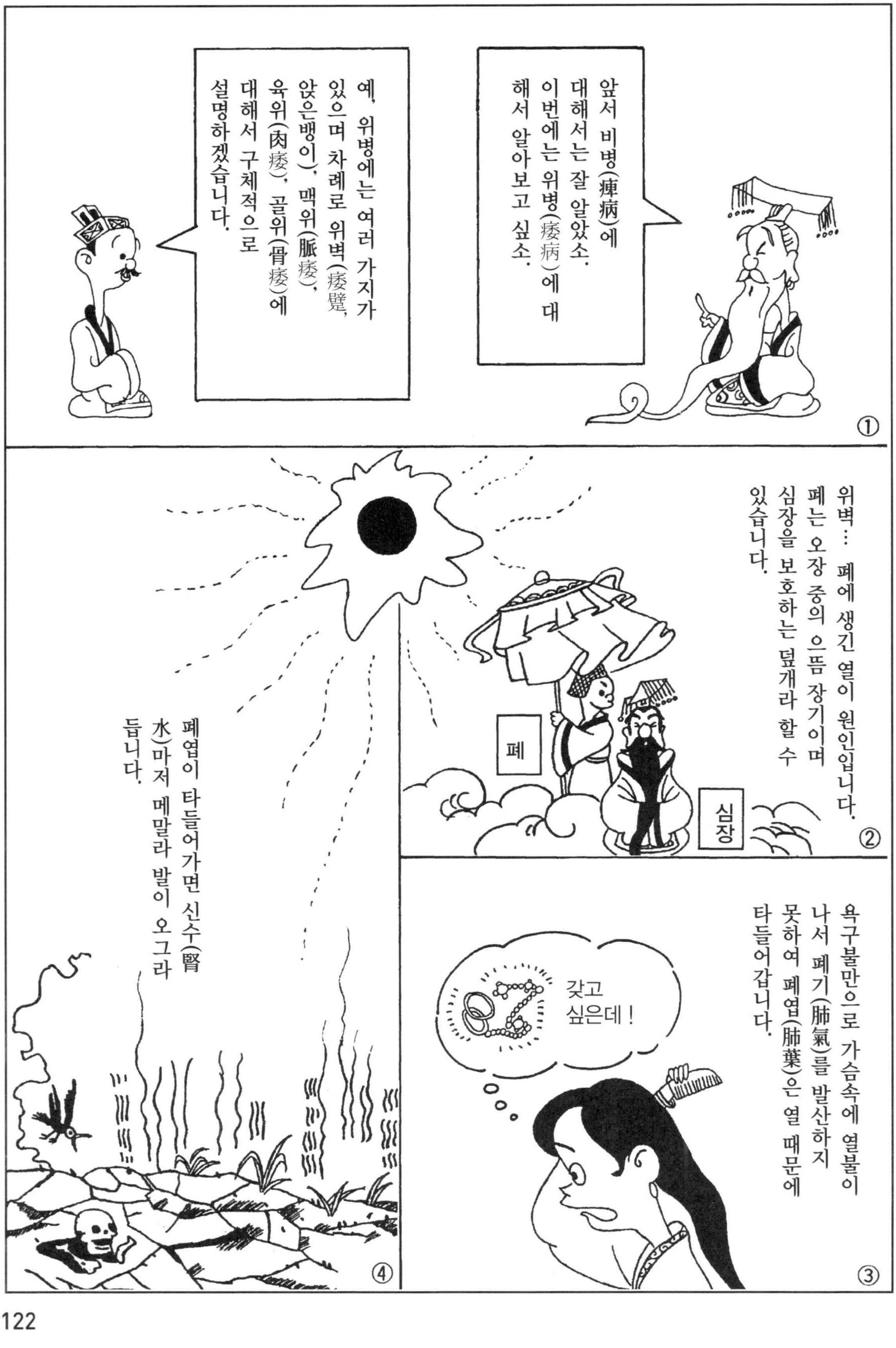
앞서 비병(痺病)에
대해서는 잘 알았소.
이번에는 위병(痿病)에 대
해서 알아보고 싶소.
예, 위병에는 여러 가지가
있으며 차례로 위벽(痿躄,
앉은뱅이), 맥위(脈痿),
육위(肉痿), 골위(骨痿)에
대해서 구체적으로
설명하겠습니다.
①
위벽… 폐에 생긴 열이 원인입니다.
폐는 오장 중의 으뜸 장기이며
심장을 보호하는 덮개라 할 수
있습니다.
폐
심장
②
욕구불만으로 가슴속에 열불이
나서 폐기(肺氣)를 발산하지
못하여 폐엽(肺葉)은 열 때문에
타들어갑니다.
갖고
싶은데 !
③
폐엽이 타들어가면 신수(腎
水)마저 메말라 발이 오그라
듭니다.
④

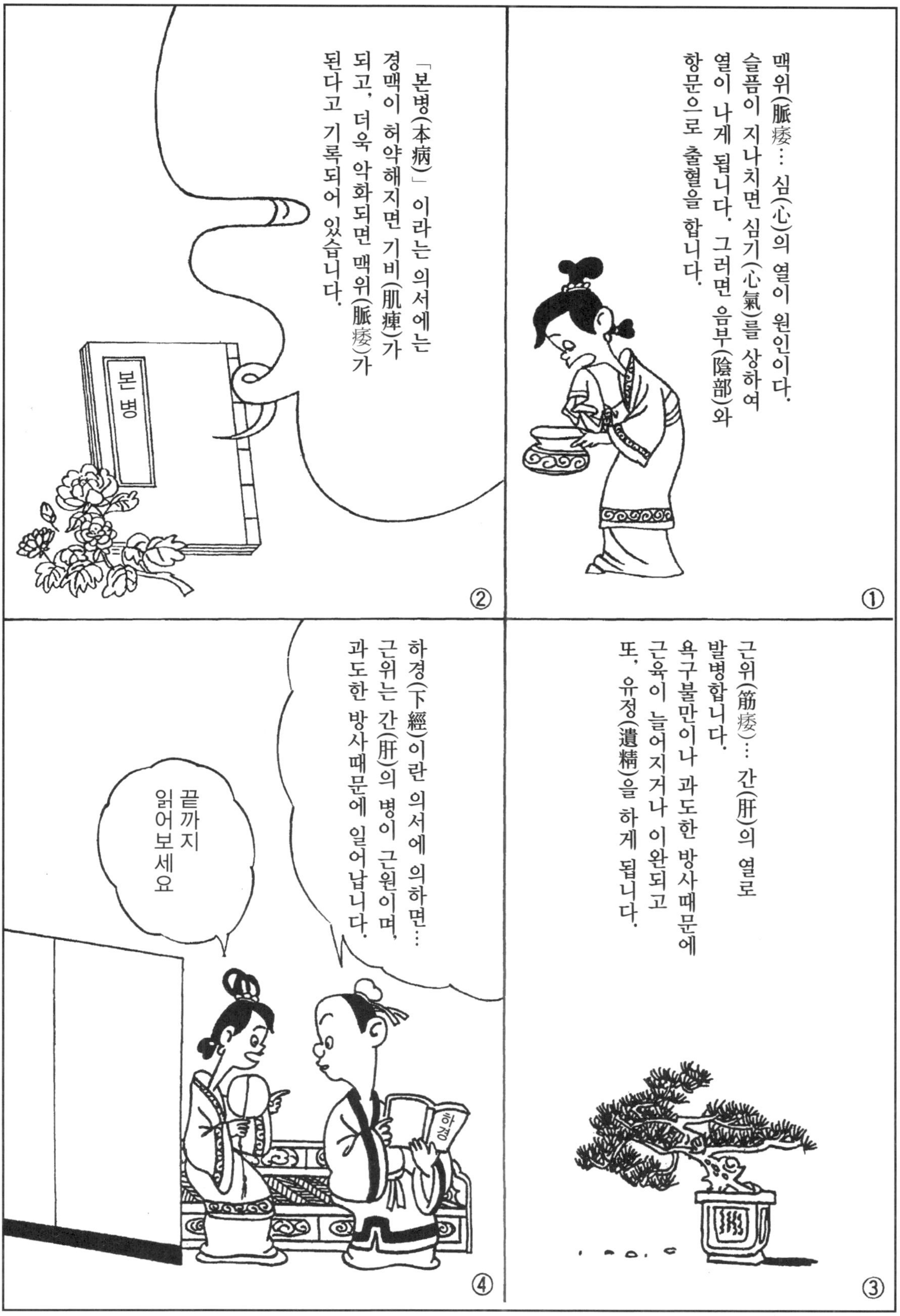
맥위(脈痿)… 심(心)의 열이 원인이다.
슬픔이 지나치면 심기(心氣)를 상하여
열이 나게 됩니다. 그러면 음부(陰部)와
항문으로 출혈을 합니다.
「본병(本病)」이라는 의서에는
경맥이 허약해지면 기비(肌痺)가
되고, 더욱 악화되면 맥위(脈痿)가
된다고 기록되어 있습니다.
본병
근위(筋痿)… 간(肝)의 열로
발병합니다.
욕구불만이나 과도한 방사때문에
근육이 늘어지거나 이완되고
또, 유정(遺精)을 하게 됩니다.
하경(下經)이란 의서에 의하면…
근위는 간(肝)의 병이 근원이며,
과도한 방사때문에 일어납니다.
끝까지
읽어보세요
하경

주 : 근위(筋痿) – 간의 열로 인해 발병하며 힘줄이 약해지고 움직이기 힘들어하는 병

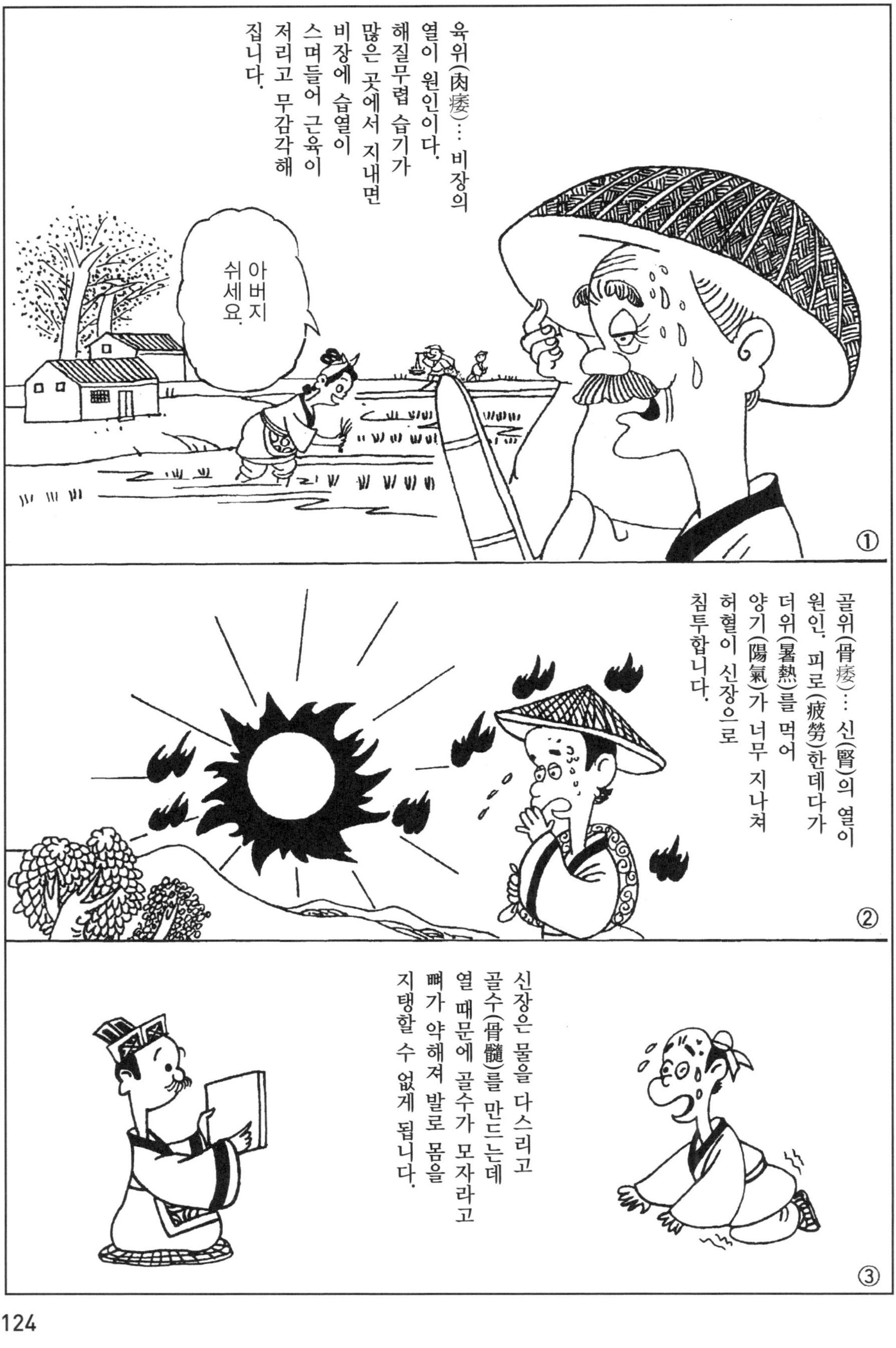
육위(肉痿)… 비장의
열이 원인이다.
해질무렵 습기가
많은 곳에서 지내면
비장에 습열이
스며들어 근육이
저리고 무감각해
집니다.
아버지
쉬세요.
골위(骨痿)… 신(腎)의 열이
원인. 피로(疲勞)한데다가
더위(暑熱)를 먹어
양기(陽氣)가 너무 지나쳐
허혈이 신장으로
침투합니다.
신장은 물을 다스리고
골수(骨髓)를 만드는데
열 때문에 골수가 모자라고
뼈가 약해져 발로 몸을
지탱할 수 없게 됩니다.

기병론 (奇病論)

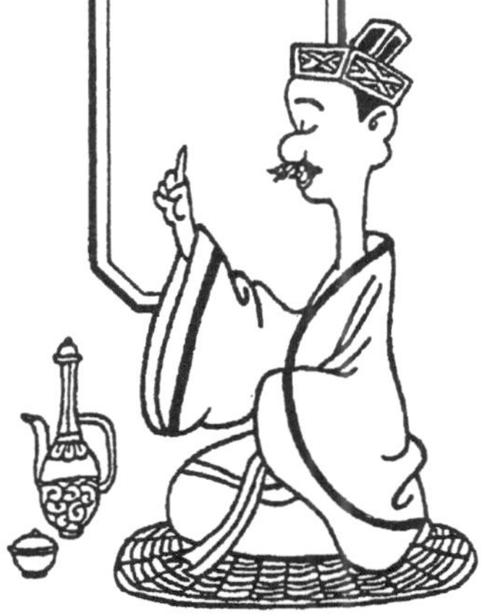

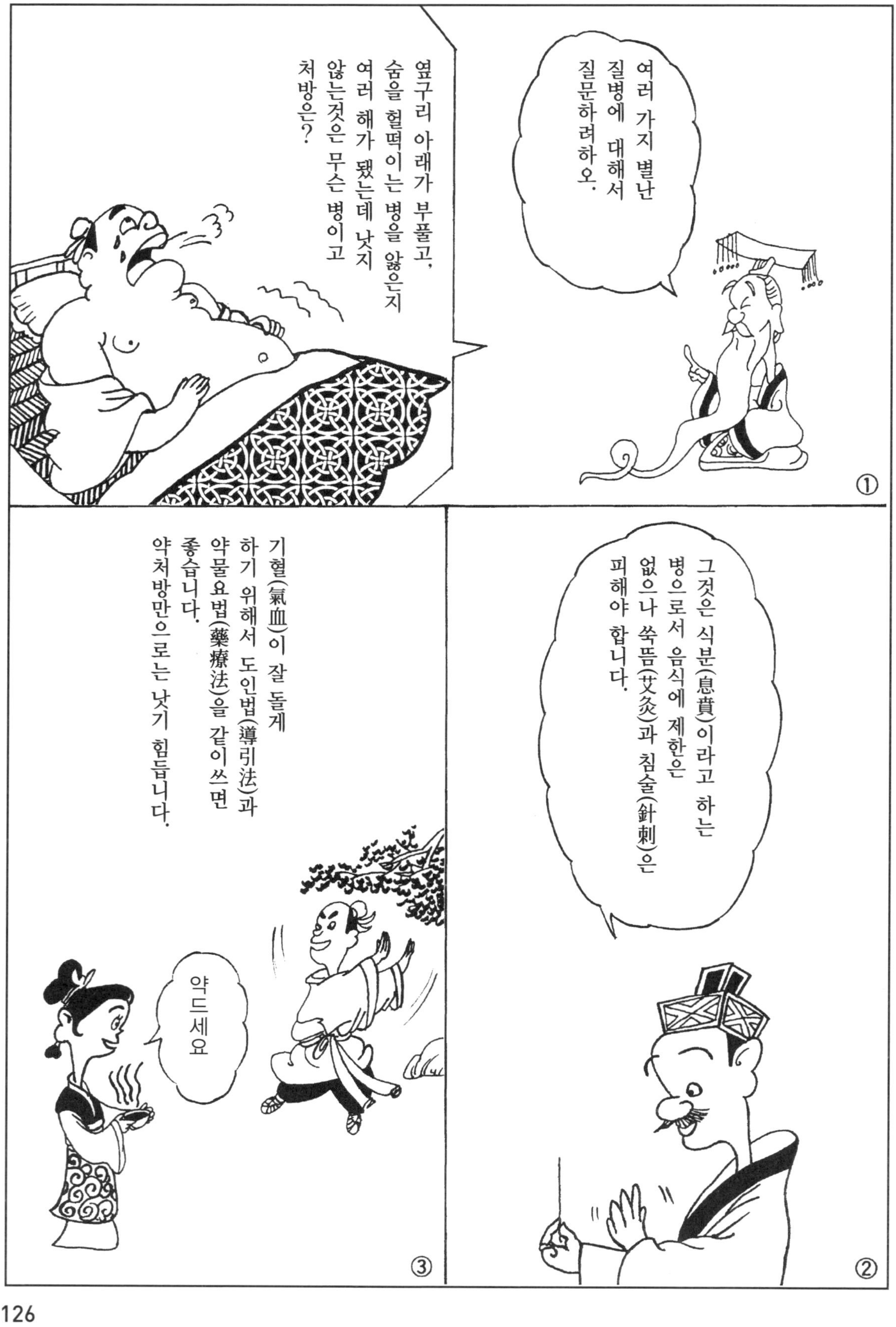
여러 가지 별난 질병에 대해서 질문하려하오.
옆구리 아래가 부풀고, 숨을 헐떡이는 병을 앓은지 여러 해가 됐는데 낫지 않는것은 무슨 병이고 처방은?
①
그것은 식분(息賁)이라고 하는 병으로서 음식에 제한은 없으나 쑥뜸(艾灸)과 침술(針刺)은 피해야 합니다.
②
기혈(氣血)이 잘 돌게 하기 위해서 도인법(導引法)과 약물요법(藥療法)을 같이쓰면 좋습니다. 약처방만으로는 낫기 힘듭니다.
약드세요
③

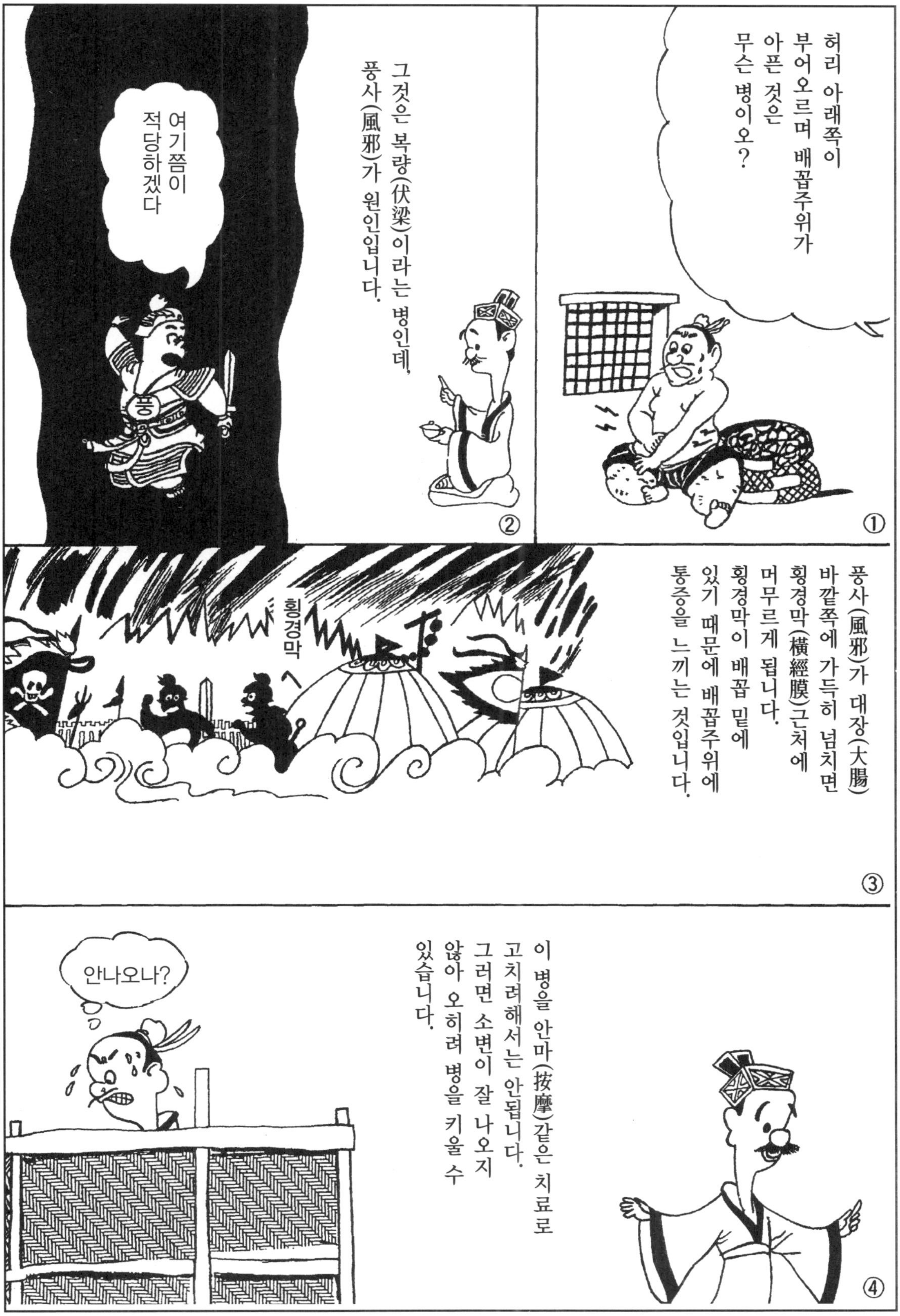
허리 아래쪽이
부어오르며 배꼽주위가
아픈 것은
무슨 병이오?
그것은 복량(伏梁)이라는 병인데,
풍사(風邪)가 원인입니다.
여기쯤이
적당하겠다
풍
풍사(風邪)가 대장(大腸)
바깥쪽에 가득히 넘치면
횡경막(橫經膜)근처에
머무르게 됩니다.
횡경막이 배꼽 밑에
있기 때문에 배꼽주위에
통증을 느끼는 것입니다.
횡경막
이 병을 안마(按摩)같은 치료로
고치려해서는 안됩니다.
그러면 소변이 잘 나오지
않아 오히려 병을 키울 수
있습니다.
안나오나?

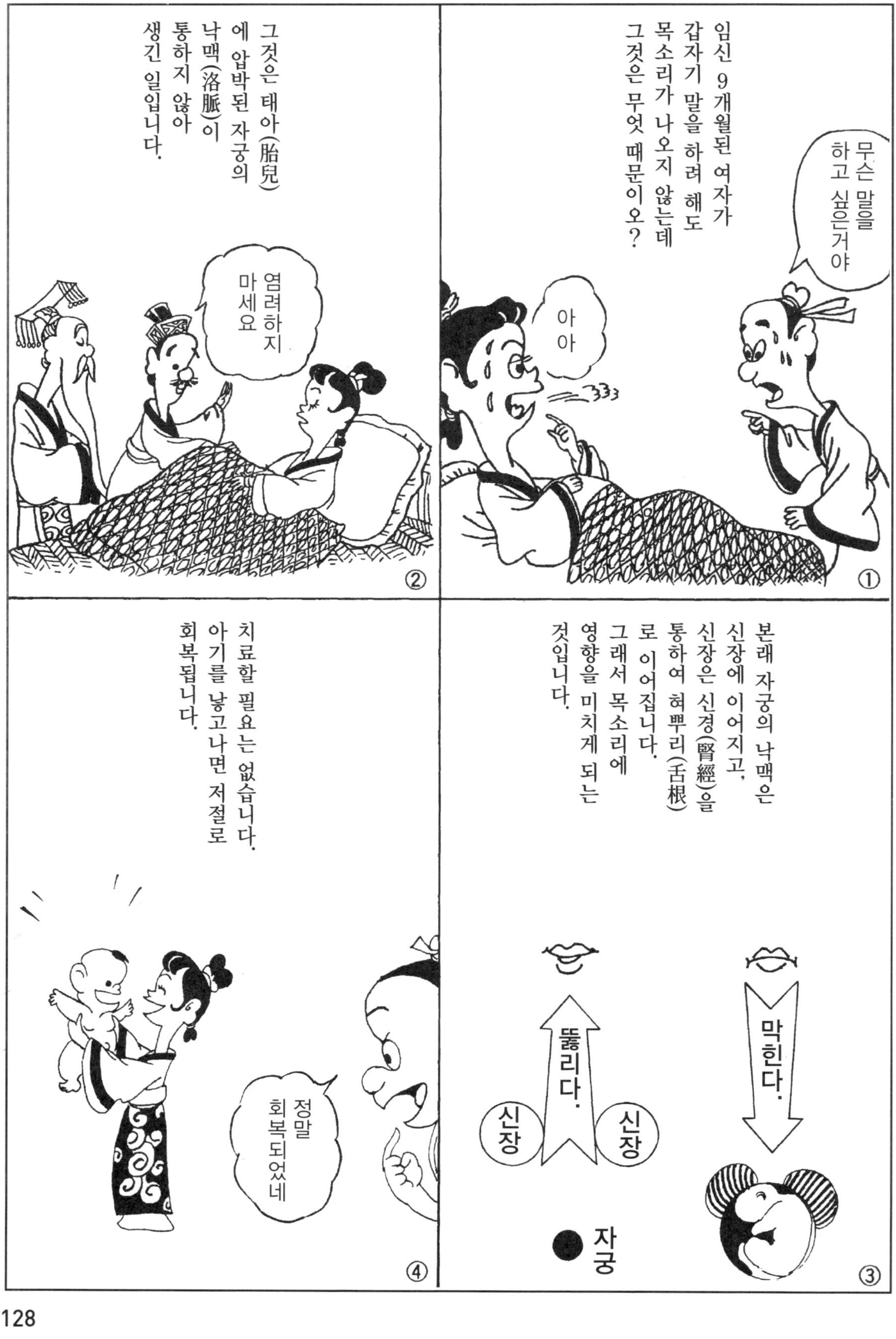
임신 9개월된 여자가
갑자기 말을 하려 해도
목소리가 나오지 않는데
그것은 무엇 때문이오?
무슨 말을 하고 싶은거야
아아
①
그것은 태아(胎兒)
에 압박된 자궁의
낙맥(洛脈)이
통하지 않아
생긴 일입니다.
염려하지 마세요
②
본래 자궁의 낙맥은
신장에 이어지고,
신장은 신경(腎經)을
통하여 혀뿌리(舌根)
로 이어집니다.
그래서 목소리에
영향을 미치게 되는
것입니다.
막힌다.
뚫리다.
신장
신장
자궁
③
치료할 필요는 없습니다.
아기를 낳고나면 저절로
회복됩니다.
정말 회복되었네
④

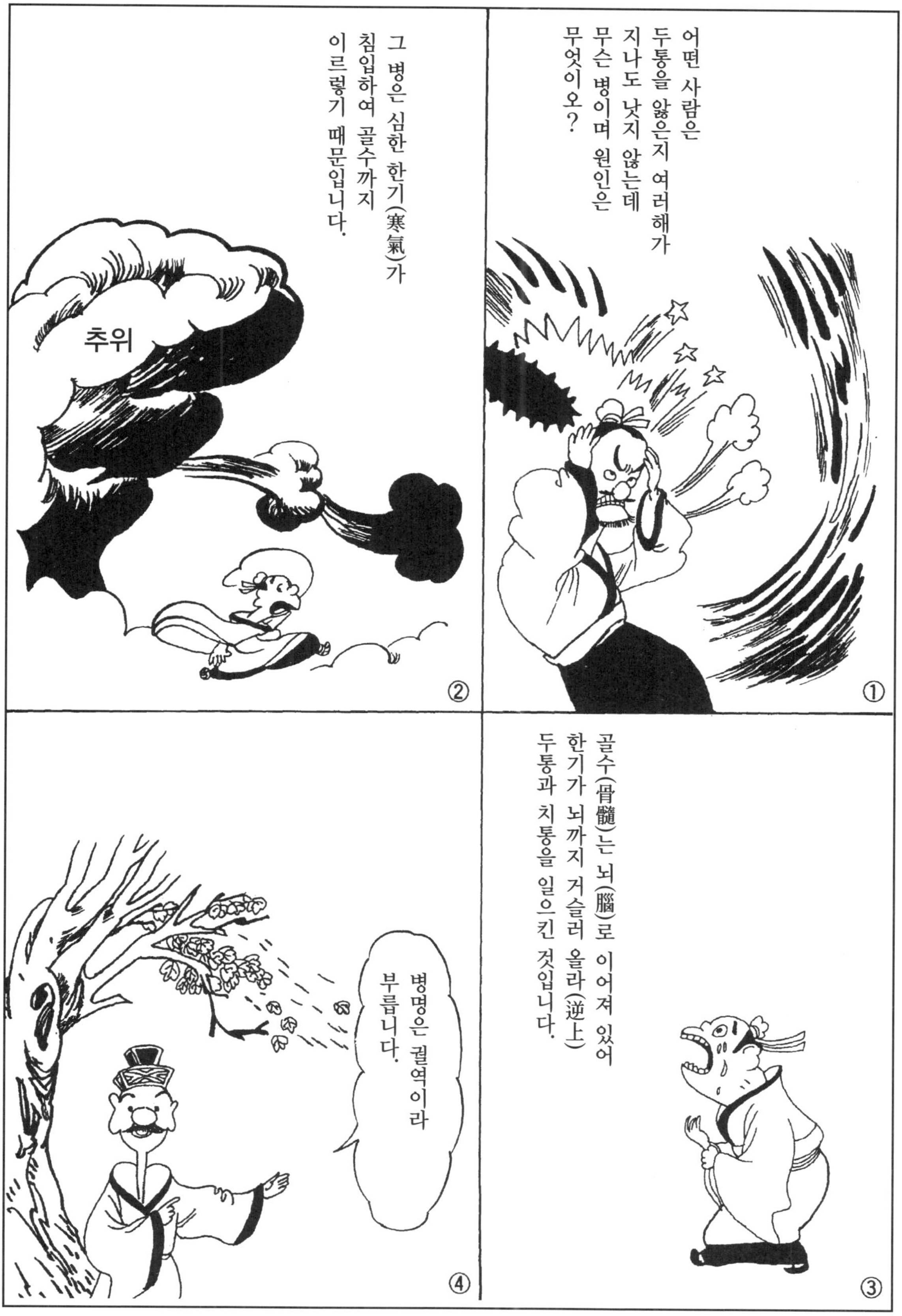
어떤 사람은
두통을 앓은지 여러해가
지나도 낫지 않는데
무슨 병이며 원인은
무엇이오?
①
그 병은 심한 한기(寒氣)가
침입하여 골수까지
이르렀기 때문입니다.
추위
②
골수(骨髓)는 뇌(腦)로 이어져 있어
한기가 뇌까지 거슬러 올라(逆上)
두통과 치통을 일으킨 것입니다.
③
병명은 궐역이라
부릅니다.
④

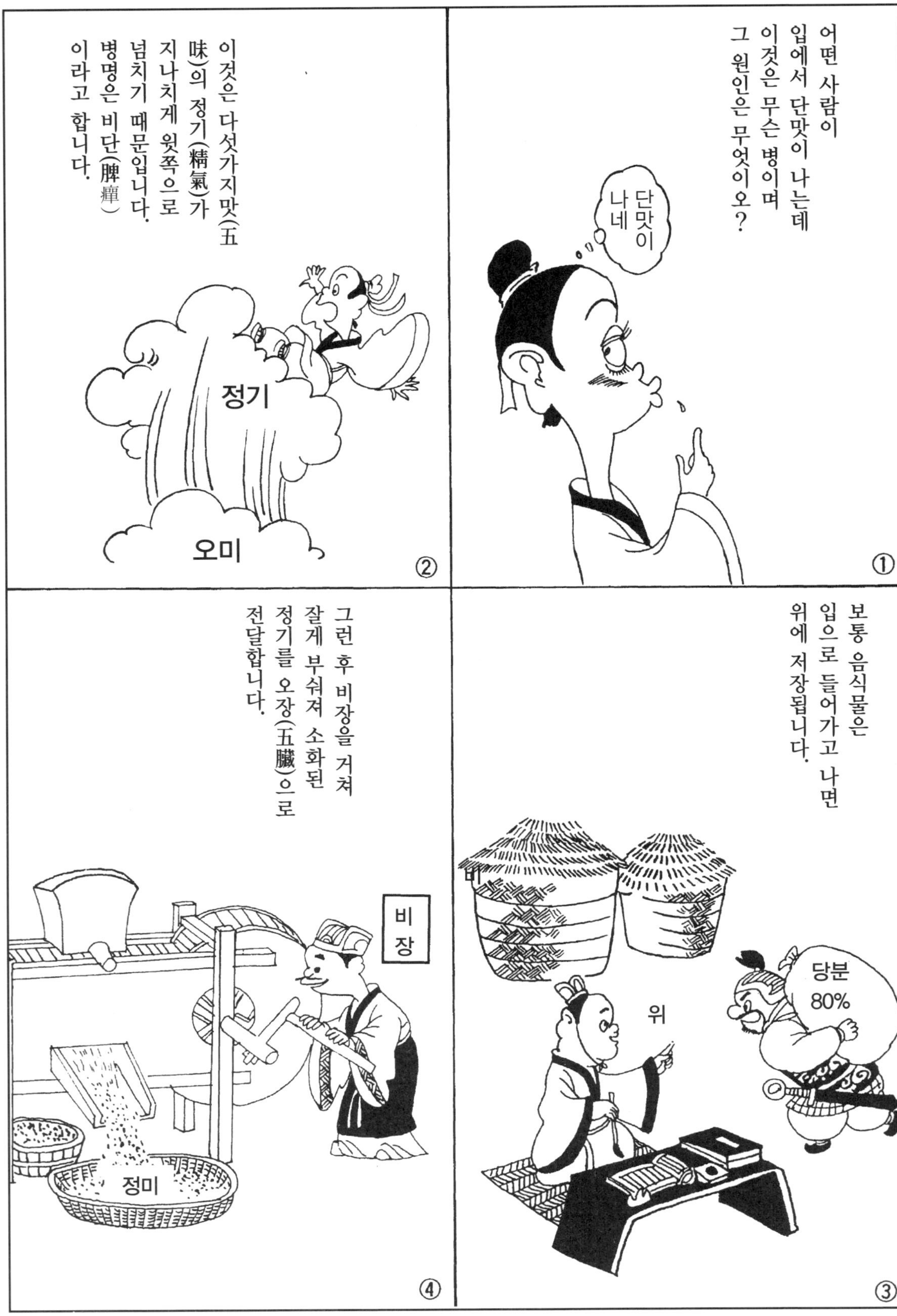
어떤 사람이 입에서 단맛이 나는데 이것은 무슨 병이며 그 원인은 무엇이오?
단맛이 나네
①
이것은 다섯가지맛(五味)의 정기(精氣)가 지나치게 윗쪽으로 넘치기 때문입니다. 병명은 비단(脾癉)이라고 합니다.
정기
오미
②
보통 음식물은 입으로 들어가고 나면 위에 저장됩니다.
당분 80%
위
③
그런 후 비장을 거쳐 잘게 부숴져 소화된 정기를 오장(五臟)으로 전달합니다.
비장
정미
④

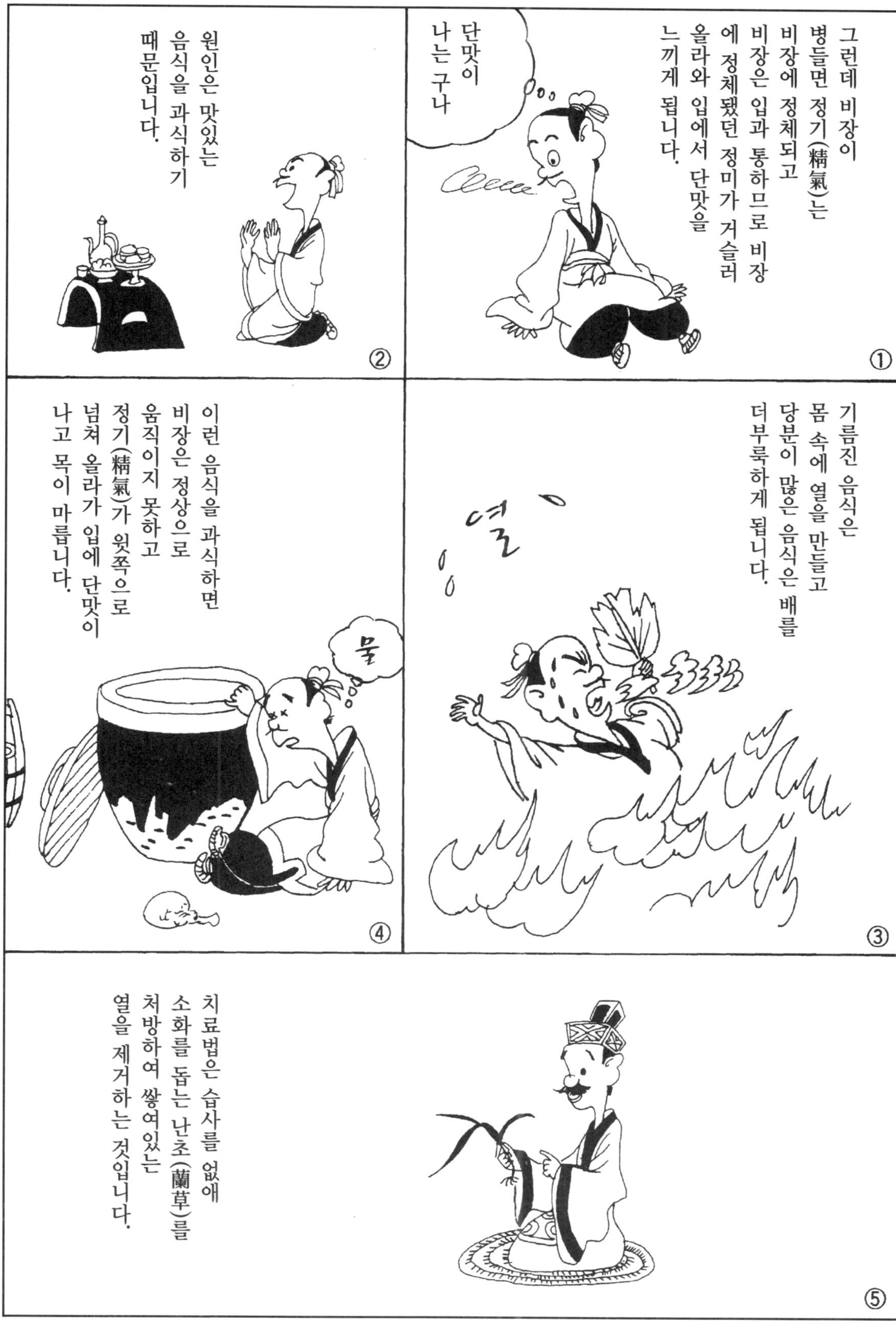
①
그런데 비장이
병들면 정기(精氣)는
비장에 정체되고
비장은 입과 통하므로 비장
에 정체됐던 정미가 거슬러
올라와 입에서 단맛을
느끼게 됩니다.
단맛이
나는 구나
②
원인은 맛있는
음식을 과식하기
때문입니다.
③
기름진 음식은
몸 속에 열을 만들고
당분이 많은 음식은 배를
더부룩하게 됩니다.
열
④
이런 음식을 과식하면
비장은 정상으로
움직이지 못하고
정기(精氣)가 윗쪽으로
넘쳐 올라가 입에 단맛이
나고 목이 마릅니다.
물
⑤
치료법은 습사를 없애
소화를 돕는 난초(蘭草)를
처방하여 쌓여있는
열을 제거하는 것입니다.

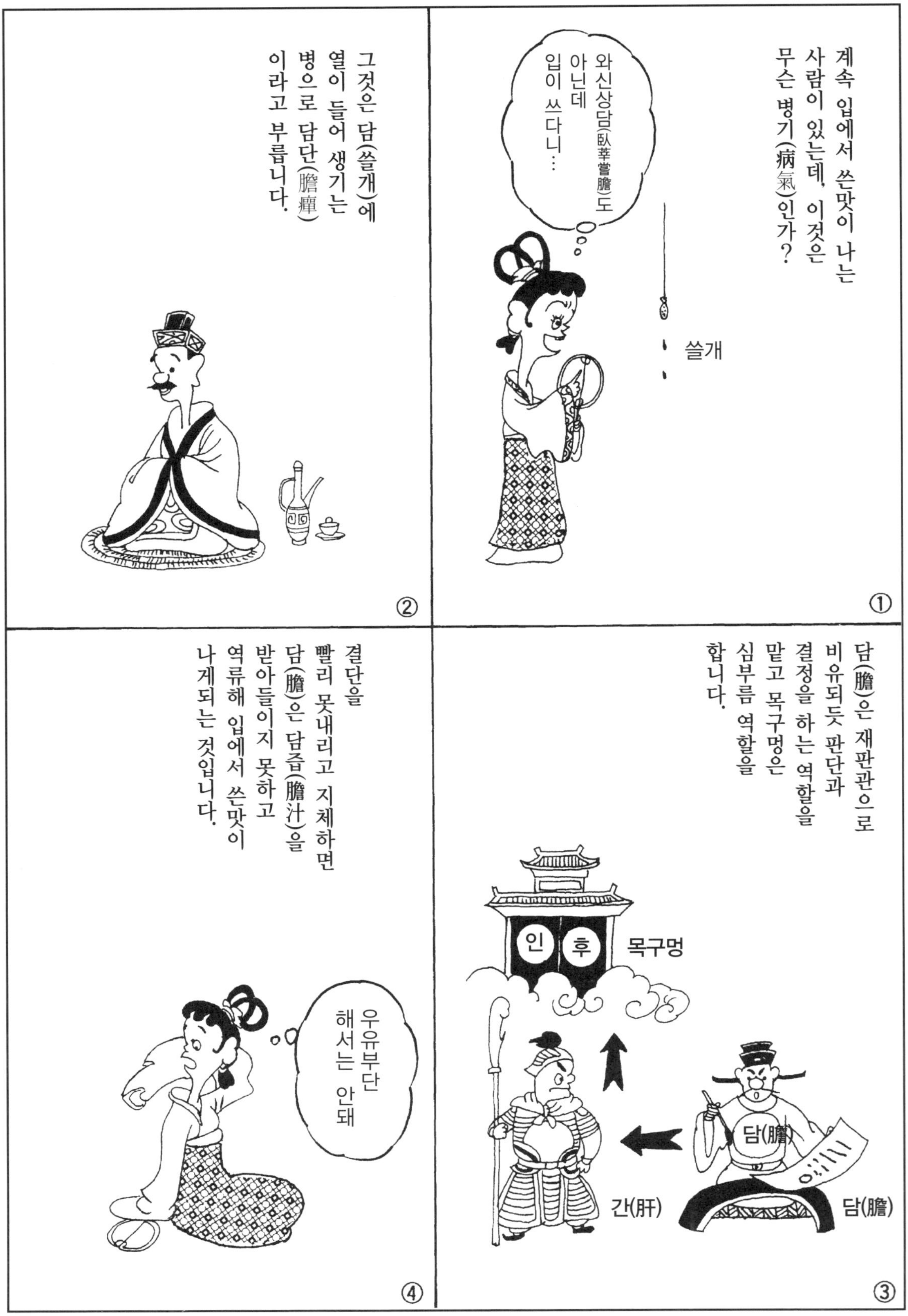
계속 입에서 쓴맛이 나는
사람이 있는데, 이것은
무슨 병기(病氣)인가?
와신상담(臥薪嘗膽)도
아닌데
입이 쓰다니…
쓸개
①
그것은 담(쓸개)에
열이 들어 생기는
병으로 담단(膽癉)
이라고 부릅니다.
②
담(膽)은 재판관으로
비유되듯 판단과
결정을 하는 역할을
맡고 목구멍은
심부름 역할을
합니다.
인 후
목구멍
담(膽)
간(肝)
담(膽)
③
결단을
빨리 못내리고 지체하면
담(膽)은 담즙(膽汁)을
받아들이지 못하고
역류해 입에서 쓴맛이
나게되는 것입니다.
우유부단
해서는 안돼
④

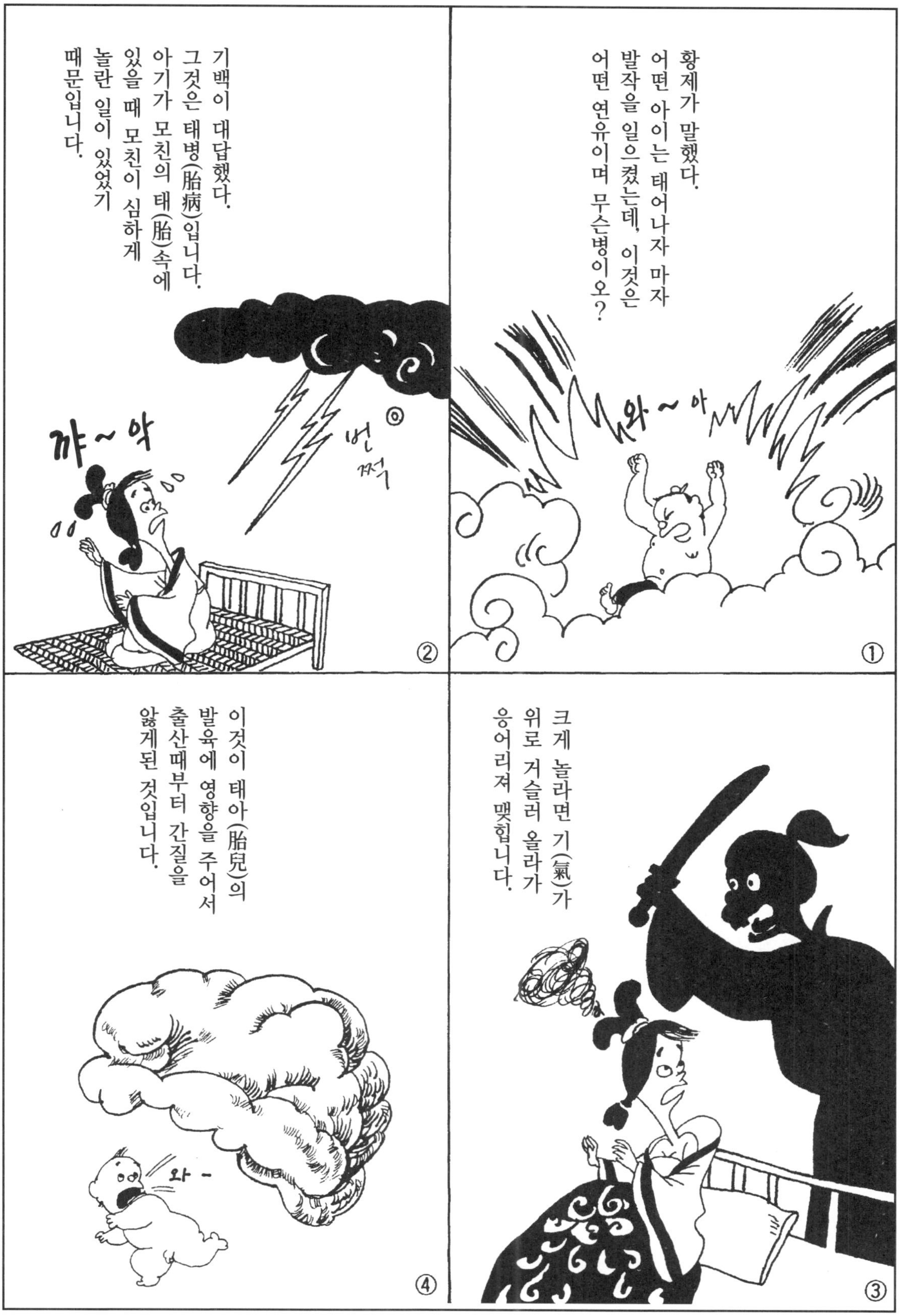
황제가 말했다.
어떤 아이는 태어나자 마자
발작을 일으켰는데, 이것은
어떤 연유이며 무슨병이오?
와~아
기백이 대답했다.
그것은 태병(胎病)입니다.
아기가 모친의 태(胎)속에
있을 때 모친이 심하게
놀란 일이 있었기
때문입니다.
꺄~악
번쩍
크게 놀라면 기(氣)가
위로 거슬러 올라가
응어리져 맺힙니다.
이것이 태아(胎兒)의
발육에 영향을 주어서
출산때부터 간질을
앓게된 것입니다.
와-

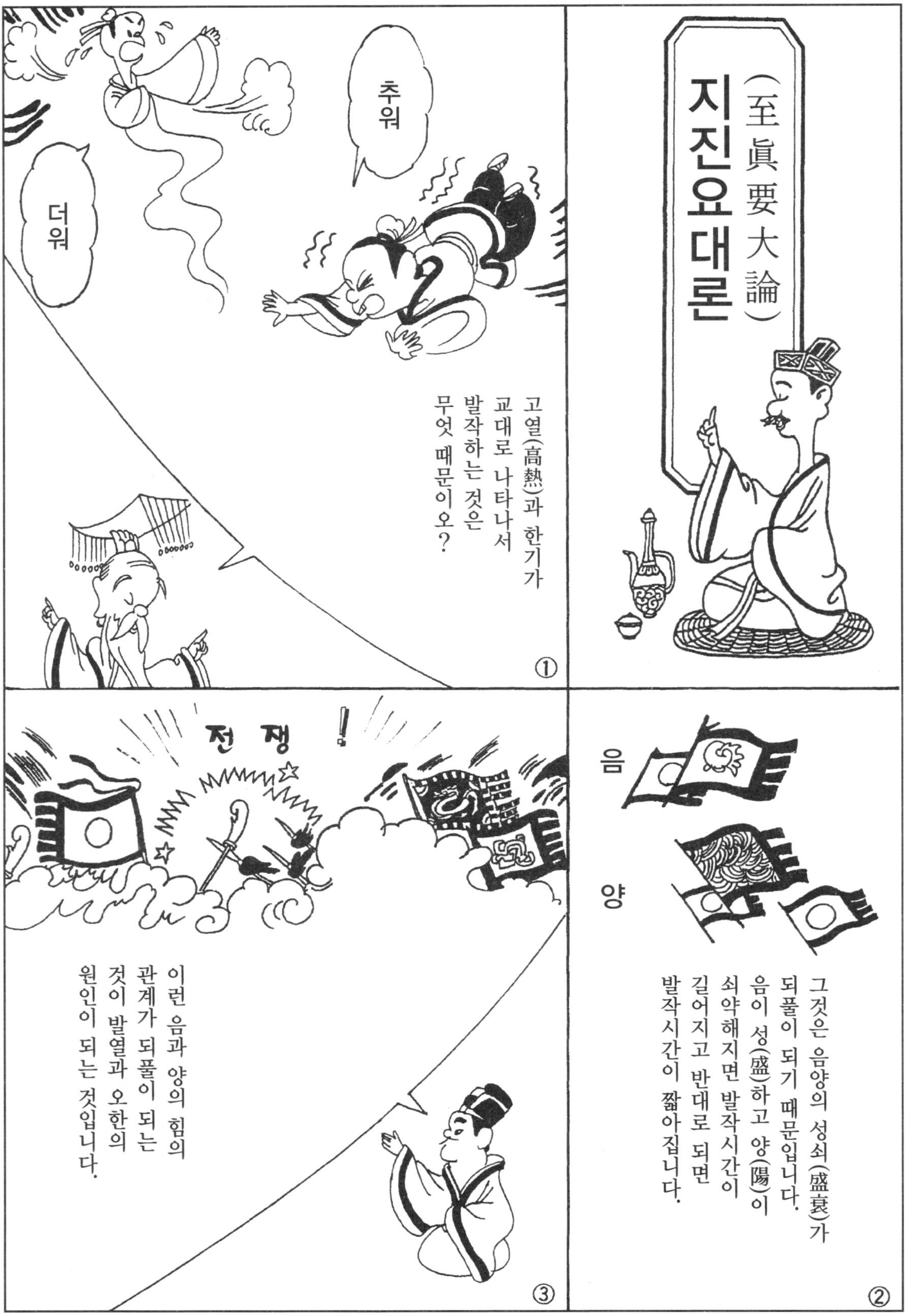

지진요대론 (至眞要大論)
고열(高熱)과 한기가 교대로 나타나서 발작하는 것은 무엇 때문이오?
추워
더워
①
음
양
그것은 음양의 성쇠(盛衰)가 되풀이 되기 때문입니다. 음이 성(盛)하고 양(陽)이 쇠약해지면 발작시간이 길어지고 반대로 되면 발작시간이 짧아집니다.
②
전쟁!
이런 음과 양의 힘의 관계가 되풀이 되는 것이 발열과 오한의 원인이 되는 것입니다.
③

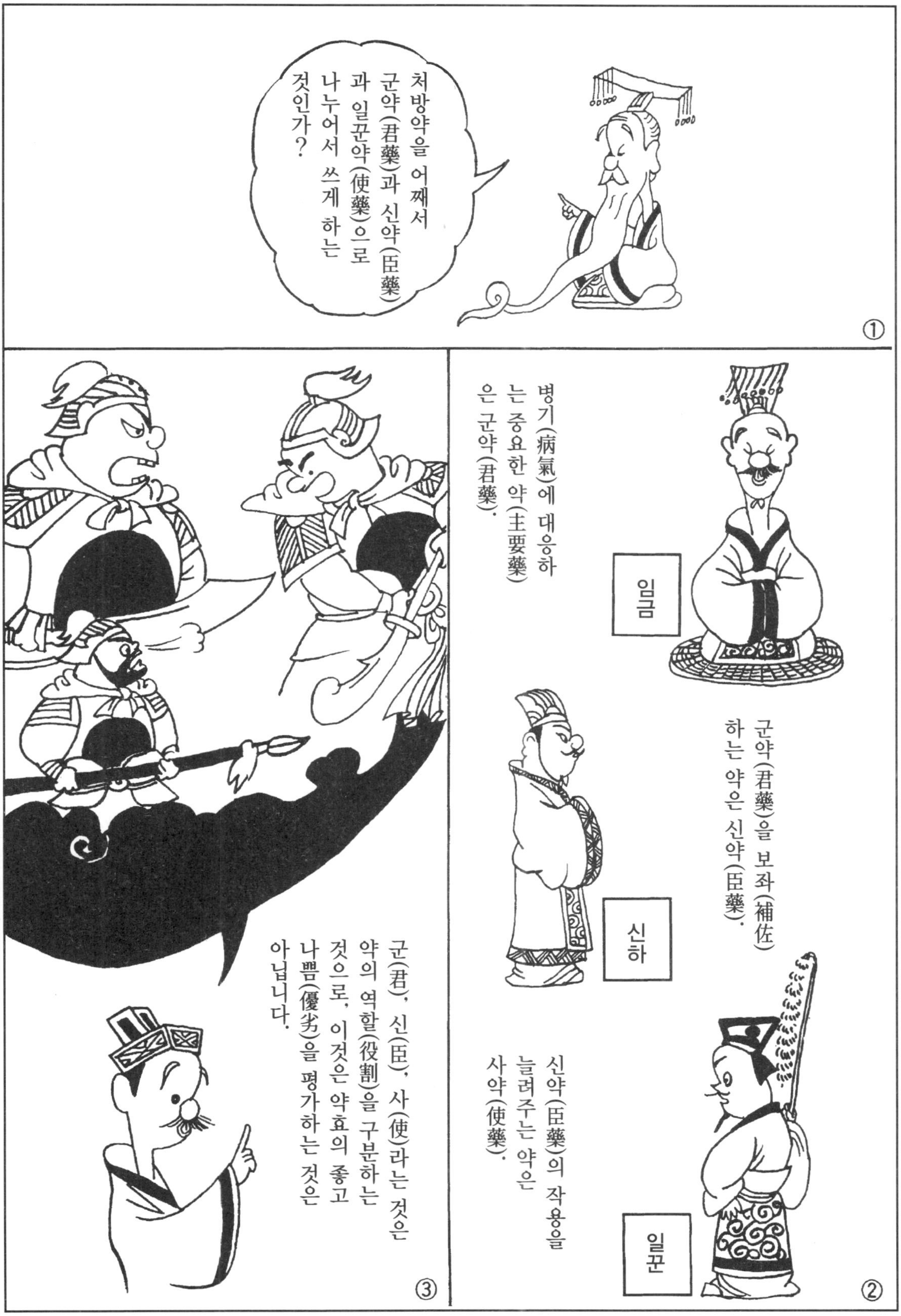
처방약을 어째서 군약(君藥)과 신약(臣藥)과 일꾼약(使藥)으로 나누어서 쓰게 하는 것인가?
①
병기(病氣)에 대응하는 중요한 약(主要藥)은 군약(君藥).
임금
군약(君藥)을 보좌(補佐)하는 약은 신약(臣藥).
신하
신약(臣藥)의 작용을 늘려주는 약은 사약(使藥).
일꾼
②
군(君), 신(臣), 사(使)라는 것은 약의 역할(役割)을 구분하는 것으로, 이것은 약효의 좋고 나쁨(優劣)을 평가하는 것은 아닙니다.
③

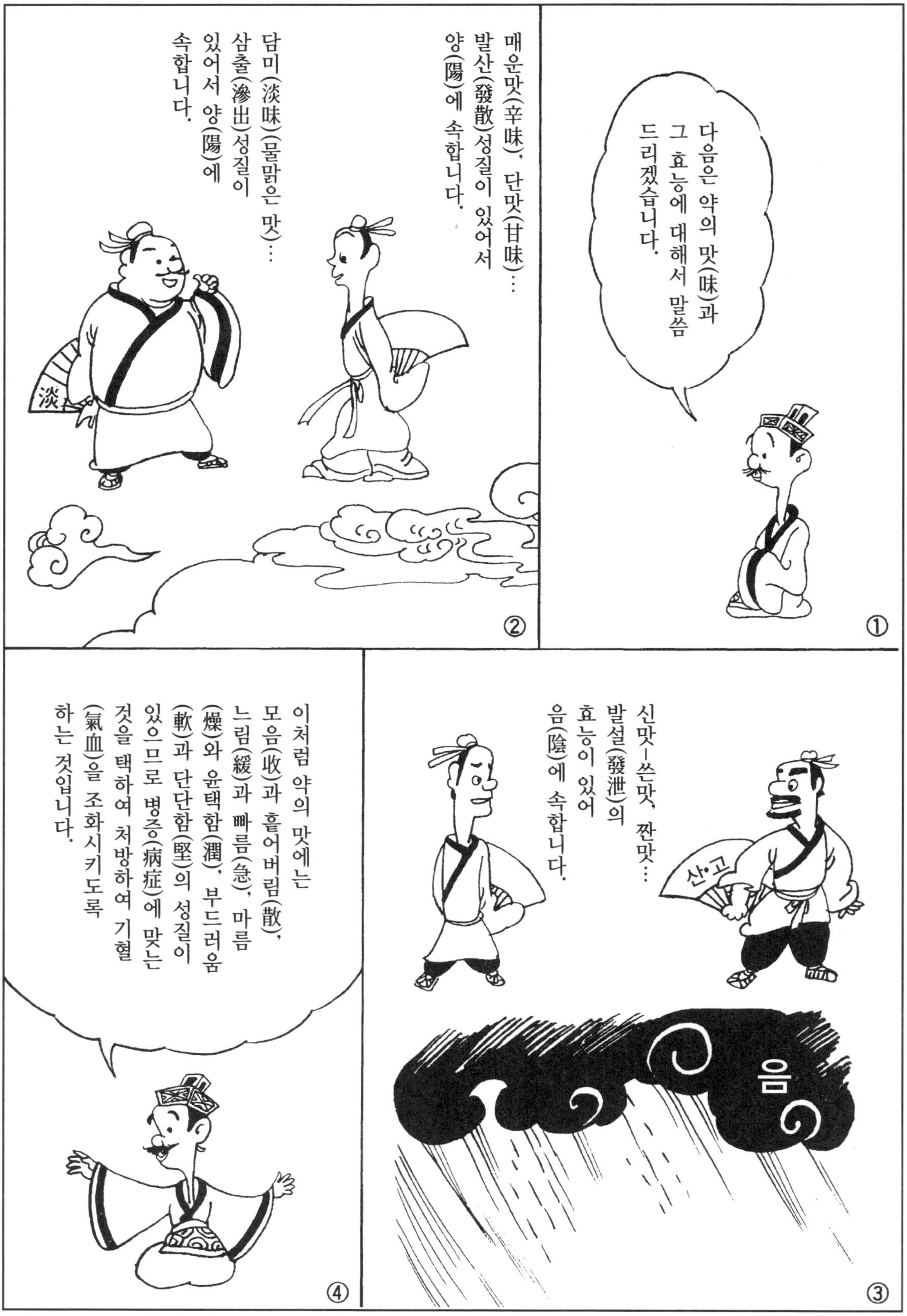
다음은 약의 맛(味)과 그 효능에 대해서 말씀 드리겠습니다.
매운맛(辛味), 단맛(甘味)… 발산(發散)성질이 있어서 양(陽)에 속합니다.
담미(淡味)(물맑은 맛)… 삼출(滲出)성질이 있어서 양(陽)에 속합니다.
淡
신맛-쓴맛, 짠맛… 발설(發泄)의 효능이 있어 음(陰)에 속합니다.
산•고
음
이처럼 약의 맛에는 모음(收)과 흩어버림(散), 느림(緩)과 빠름(急), 마름(燥)와 윤택함(潤), 부드러움(軟)과 단단함(堅)의 성질이 있으므로 병증(病症)에 맞는 것을 택하여 처방하여 기혈(氣血)을 조화시키도록 하는 것입니다.

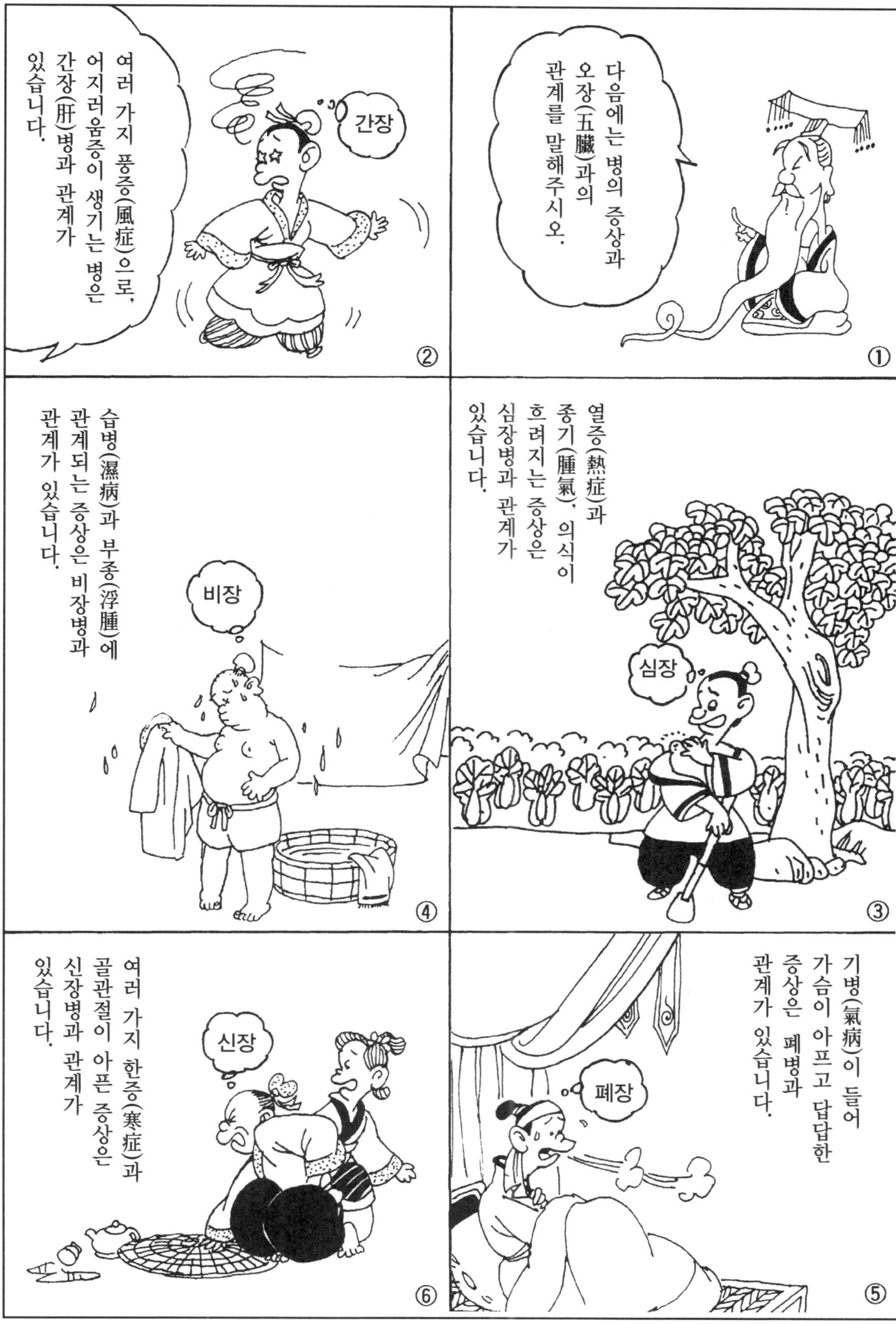
다음에는 병의 증상과 오장(五臟)과의 관계를 말해주시오.
①
간장
여러 가지 풍증(風症)으로, 어지러움증이 생기는 병은 간장(肝)병과 관계가 있습니다.
②
열증(熱症)과 종기(腫氣), 의식이 흐려지는 증상은 심장병과 관계가 있습니다.
심장
③
습병(濕病)과 부종(浮腫)에 관계되는 증상은 비장병과 관계가 있습니다.
비장
④
기병(氣病)이 들어 가슴이 아프고 답답한 증상은 폐병과 관계가 있습니다.
폐장
⑤
여러 가지 한증(寒症)과 골관절이 아픈 증상은 신장병과 관계가 있습니다.
신장
⑥

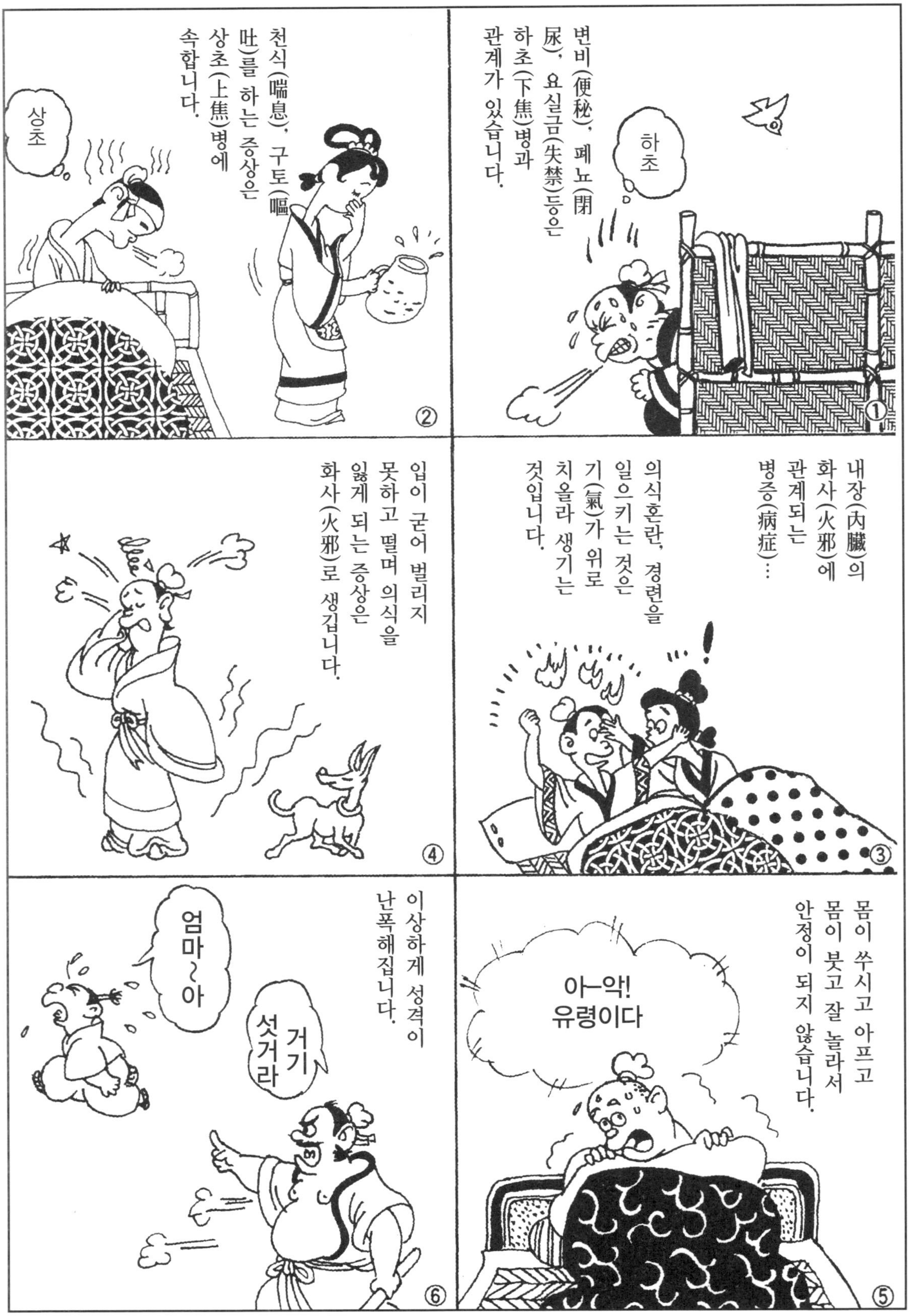

변비(便秘), 폐뇨(閉尿), 요실금(失禁)등은
하초(下焦)병과
관계가 있습니다.
하초
천식(喘息), 구토(嘔吐)를 하는 증상은
상초(上焦)병에
속합니다.
상초
내장(內臟)의
화사(火邪)에
관계되는
병증(病症)…
의식혼란, 경련을
일으키는 것은
기(氣)가 위로
치올라 생기는
것입니다.
입이 굳어 벌리지
못하고 떨며 의식을
잃게 되는 증상은
화사(火邪)로 생깁니다.
몸이 쑤시고 아프고
몸이 붓고 잘 놀라서
안정이 되지 않습니다.
아-악!
유령이다
이상하게 성격이
난폭해집니다.
거기
섯거라
엄마~아

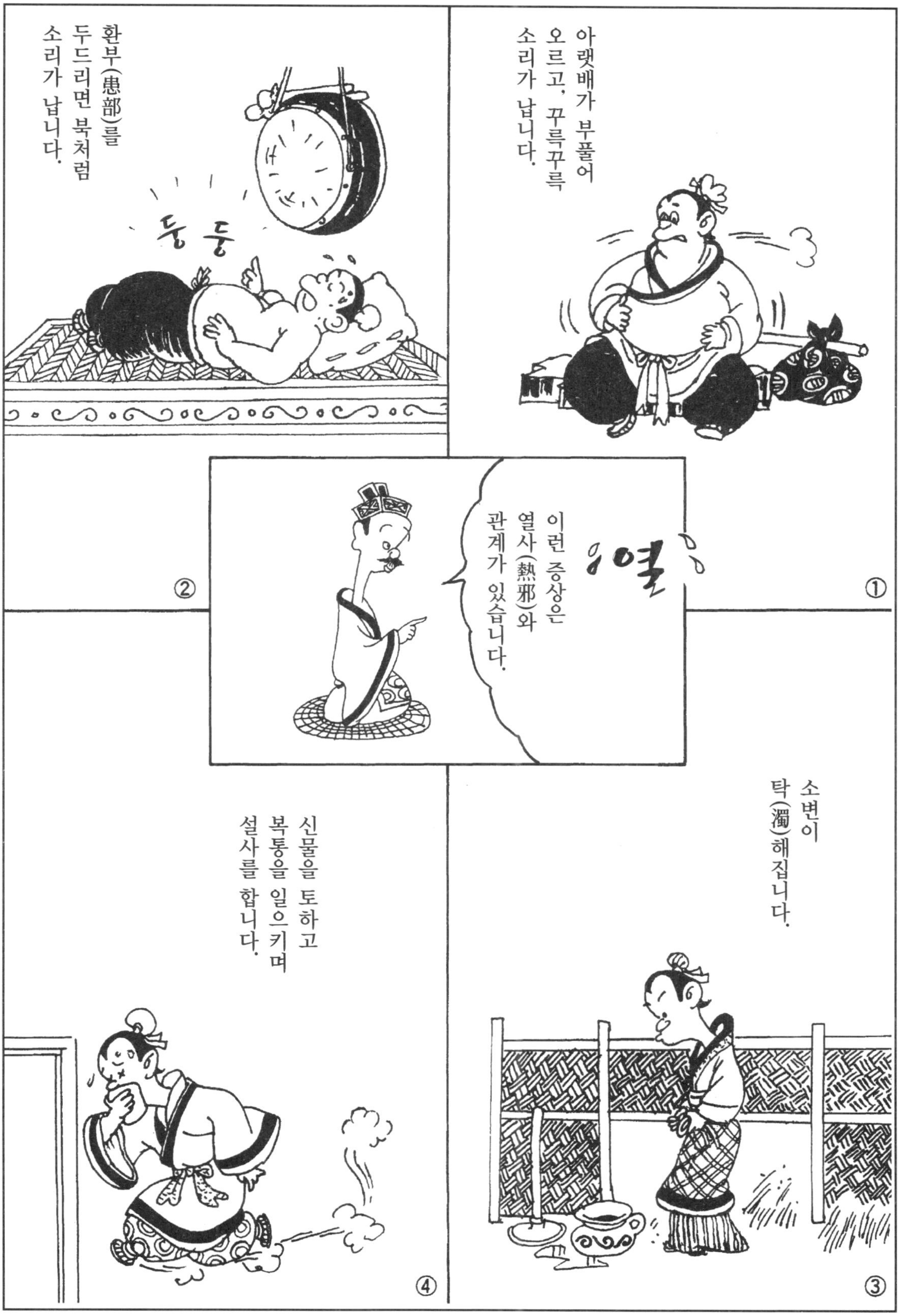
아랫배가 부풀어
오르고, 꾸륵꾸륵
소리가 납니다.
①
환부(患部)를
두드리면 북처럼
소리가 납니다.
둥 둥
②
이런 증상은
열사(熱邪)와
관계가 있습니다.
열
소변이
탁(濁)해집니다.
③
신물을 토하고
복통을 일으키며
설사를 합니다.
④

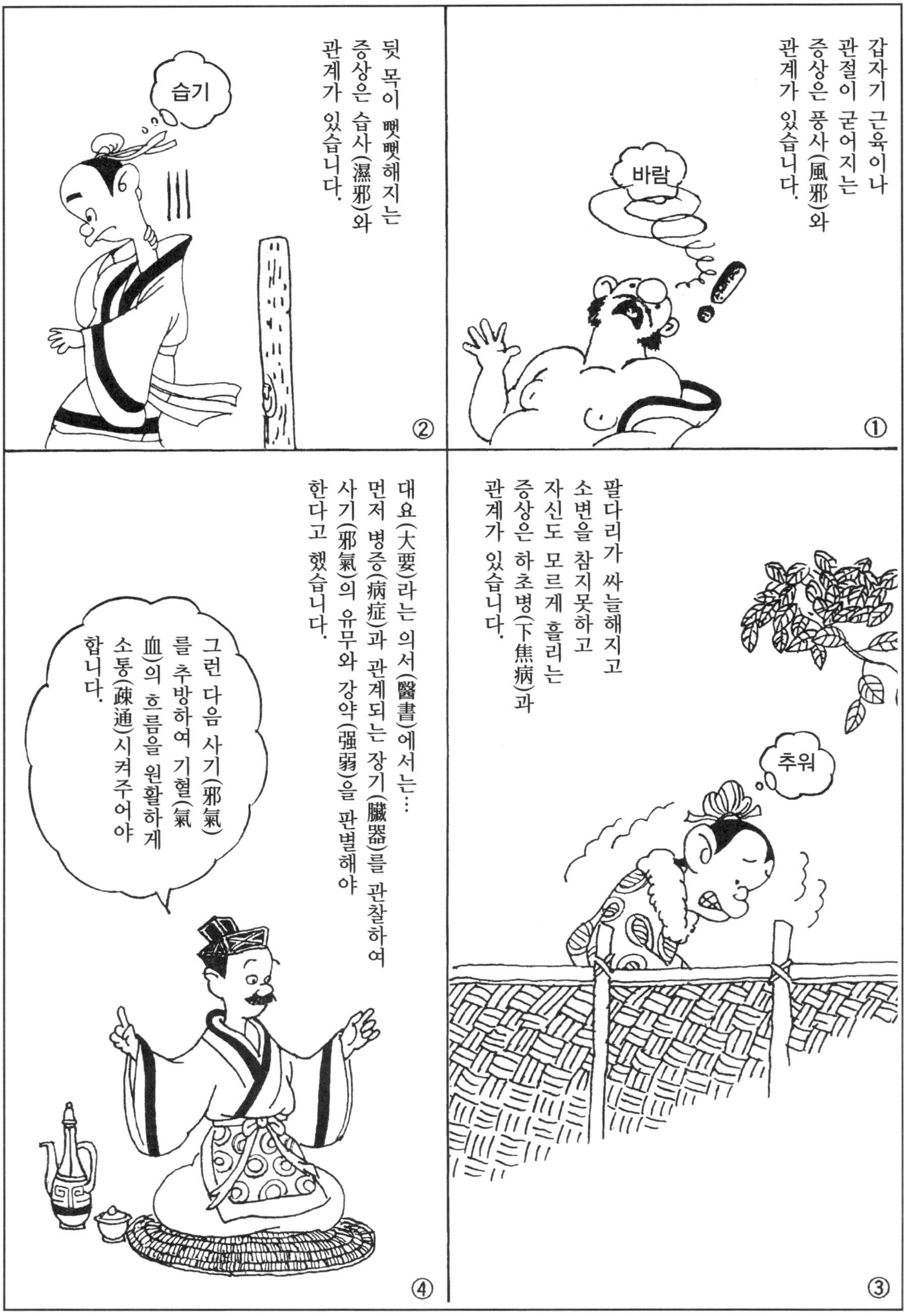
①
갑자기 근육이나
관절이 굳어지는
증상은 풍사(風邪)와
관계가 있습니다.
바람
②
뒷 목이 뻣뻣해지는
증상은 습사(濕邪)와
관계가 있습니다.
습기
③
팔다리가 싸늘해지고
소변을 참지못하고
자신도 모르게 흘리는
증상은 하초병(下焦病)과
관계가 있습니다.
추워
④
대요(大要)라는 의서(醫書)에서는…
먼저 병증(病症)과 관계되는 장기(臟器)를 관찰하여
사기(邪氣)의 유무와 강약(强弱)을 판별해야
한다고 했습니다.
그런 다음 사기(邪氣)
를 추방하여 기혈(氣
血)의 흐름을 원활하게
소통(疎通)시켜주어야
합니다.

방성쇠론(方盛衰論)

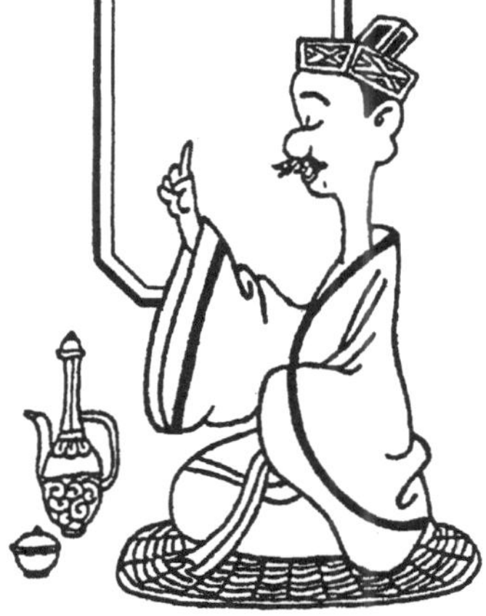

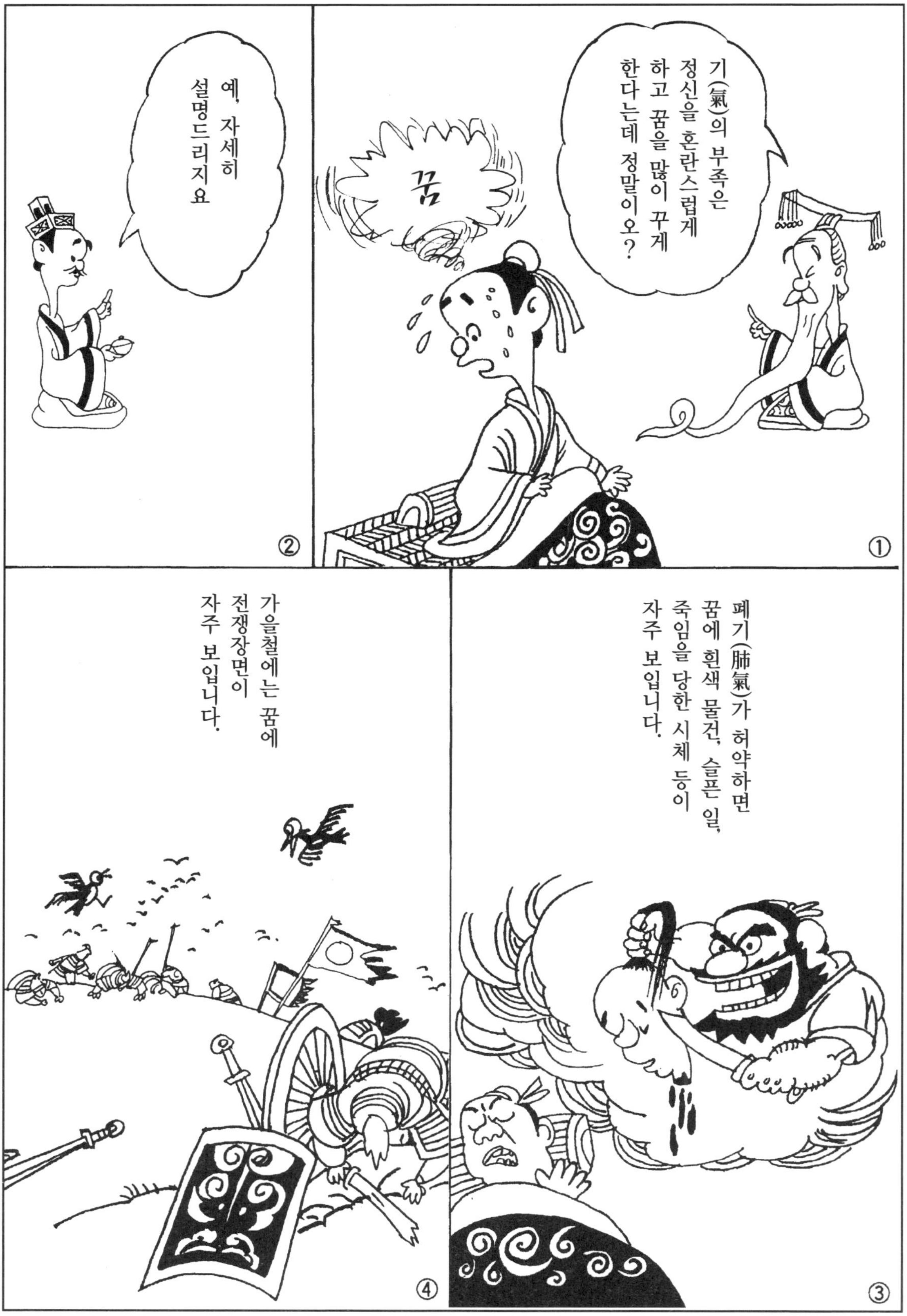
기(氣)의 부족은 정신을 혼란스럽게 하고 꿈을 많이 꾸게 한다는데 정말이오?
꿈
①
예, 자세히 설명드리지요
②
폐기(肺氣)가 허약하면 꿈에 흰색 물건, 슬픈 일, 죽임을 당한 시체 등이 자주 보입니다.
③
가을철에는 꿈에 전쟁장면이 자주 보입니다.
④

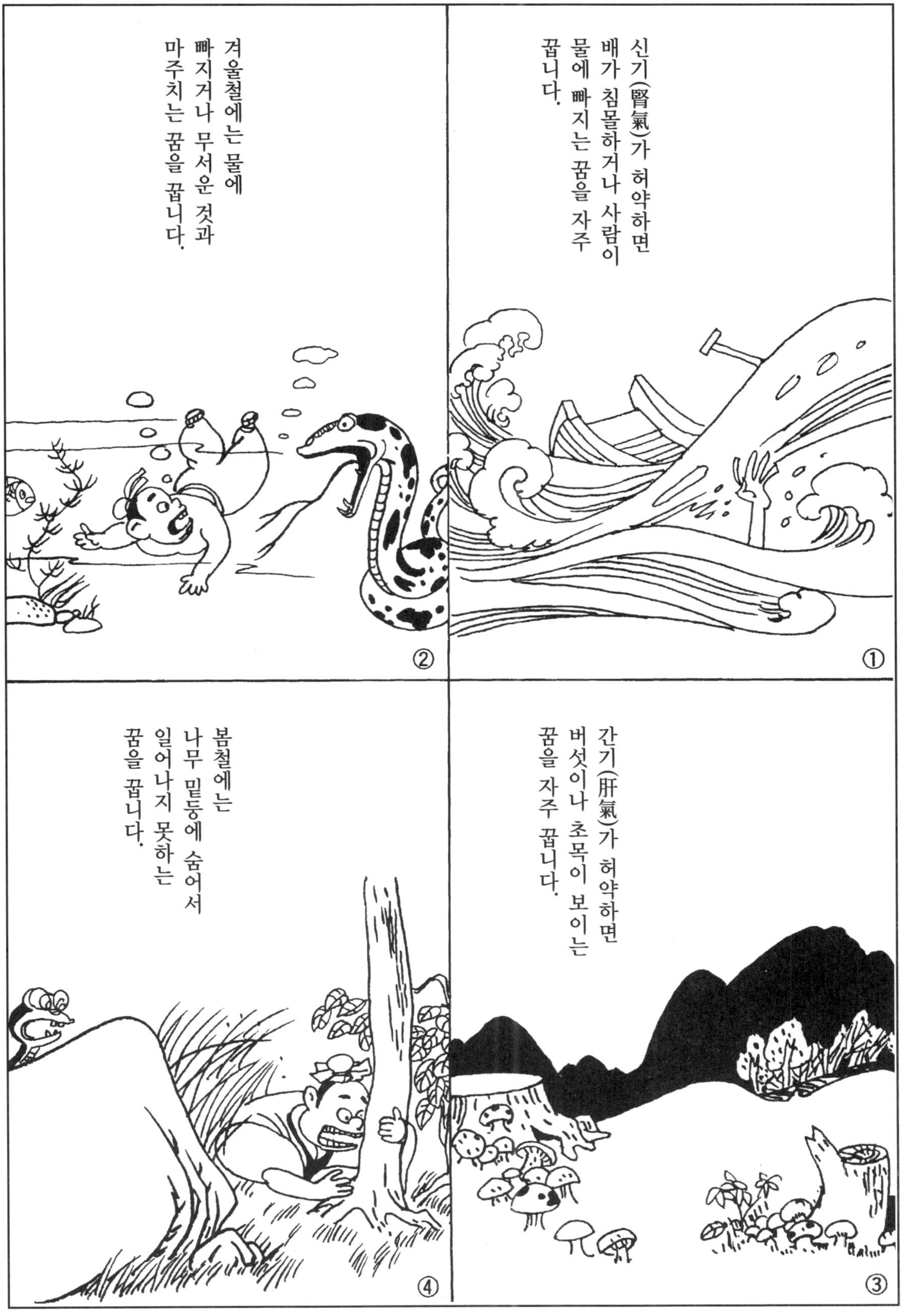
신기(腎氣)가 허약하면
배가 침몰하거나 사람이
물에 빠지는 꿈을 자주
꿉니다.
①
겨울철에는 물에
빠지거나 무서운 것과
마주치는 꿈을 꿉니다.
②
간기(肝氣)가 허약하면
버섯이나 초목이 보이는
꿈을 자주 꿉니다.
③
봄철에는
나무 밑둥에 숨어서
일어나지 못하는
꿈을 꿉니다.
④

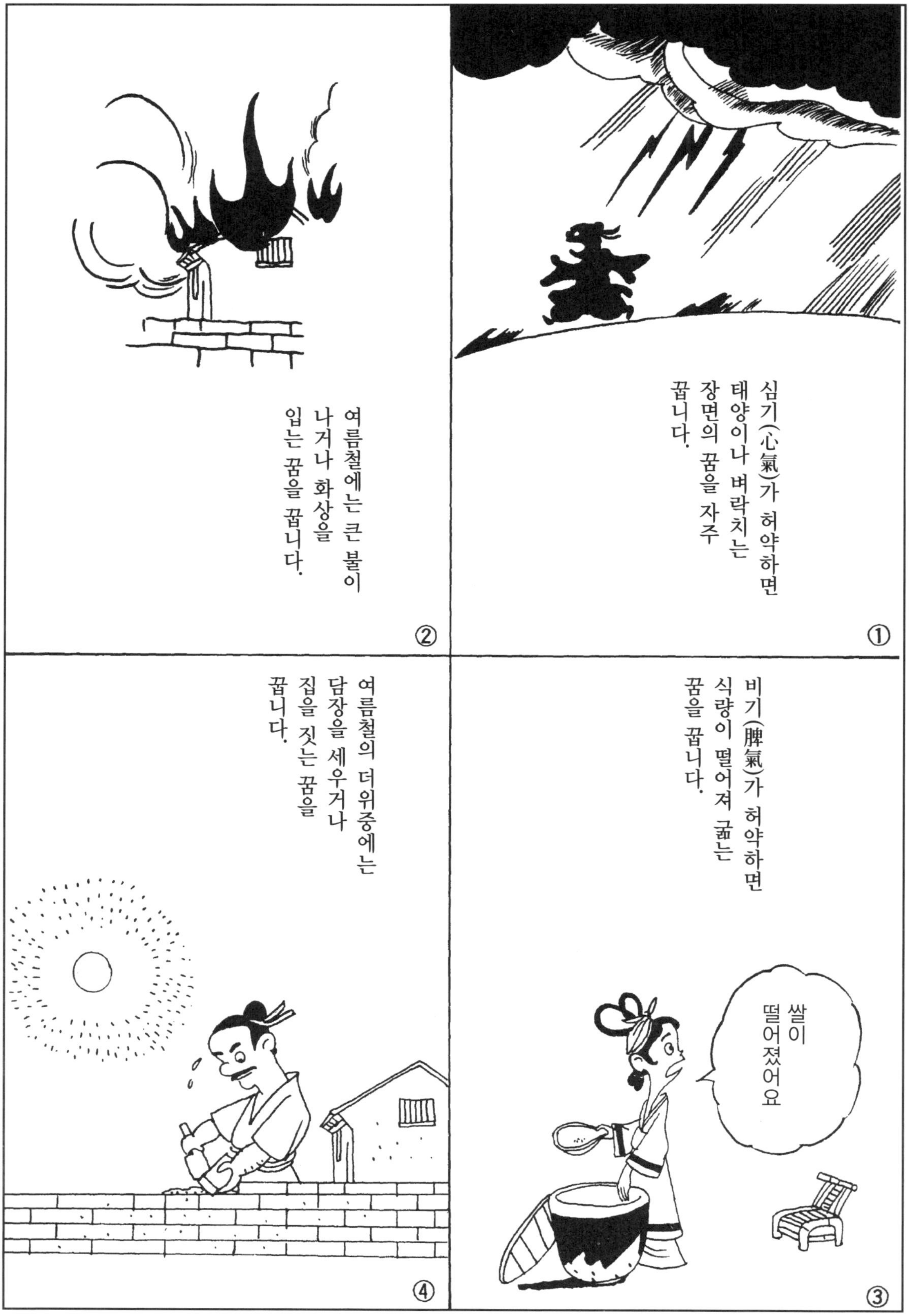
①
심기(心氣)가 허약하면
태양이나 벼락치는
장면의 꿈을 자주
꿉니다.
②
여름철에는 큰 불이
나거나 화상을
입는 꿈을 꿉니다.
③
비기(脾氣)가 허약하면
식량이 떨어져 굶는
꿈을 꿉니다.
쌀이 떨어졌어요
④
여름철의 더위중에는
담장을 세우거나
집을 짓는 꿈을
꿉니다.

영추(靈樞)

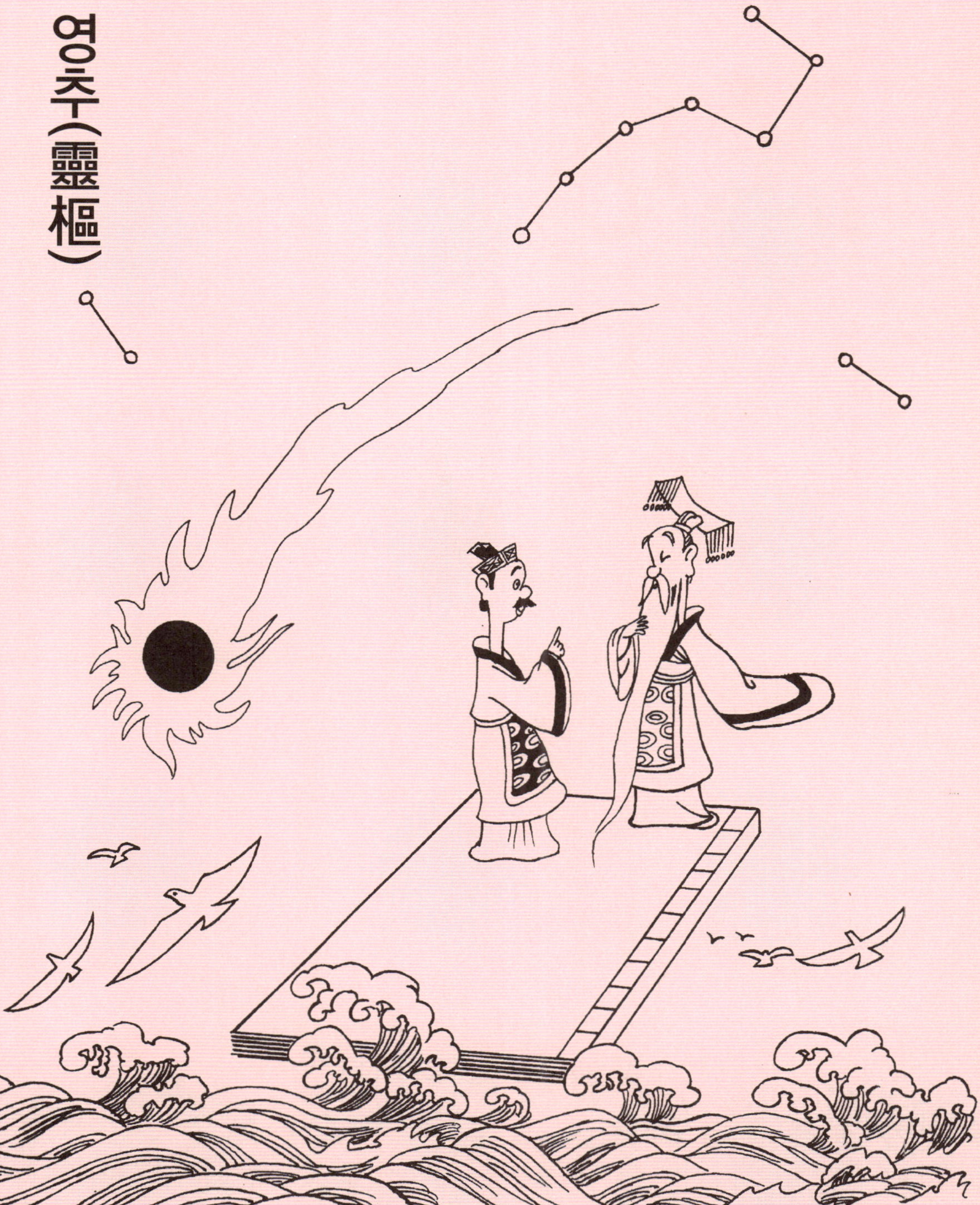

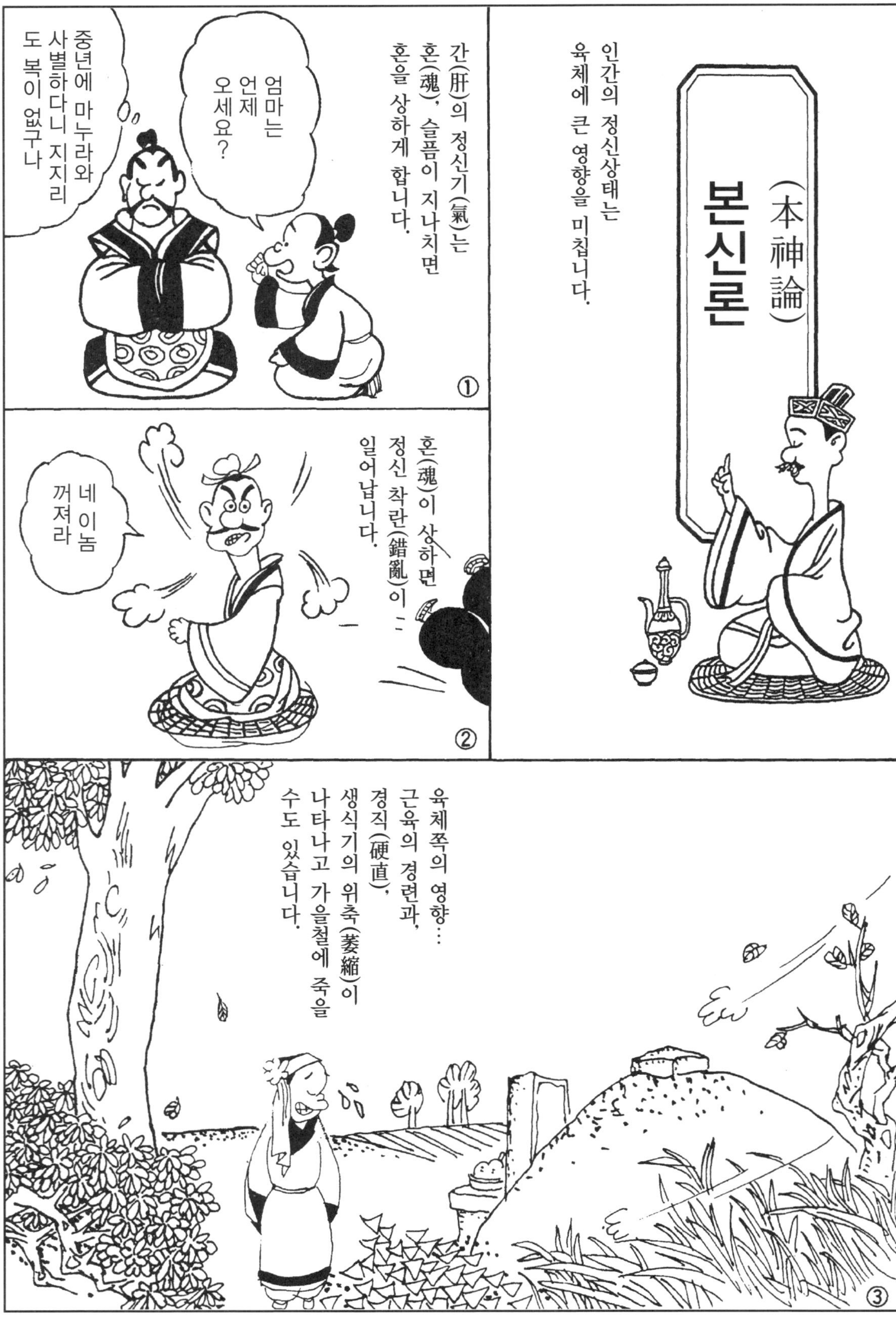
본신론
(本神論)
인간의 정신상태는
육체에 큰 영향을 미칩니다.
간(肝)의 정신기(氣)는
혼(魂), 슬픔이 지나치면
혼을 상하게 합니다.
엄마는 언제 오세요?
중년에 마누라와 사별하다니 지지리도 복이 없구나
①
혼(魂)이 상하면
정신 착란(錯亂)이
일어납니다.
네 이놈 꺼져라
②
육체쪽의 영향…
근육의 경련과,
경직(硬直),
생식기의 위축(萎縮)이
나타나고 가을철에 죽을
수도 있습니다.
③

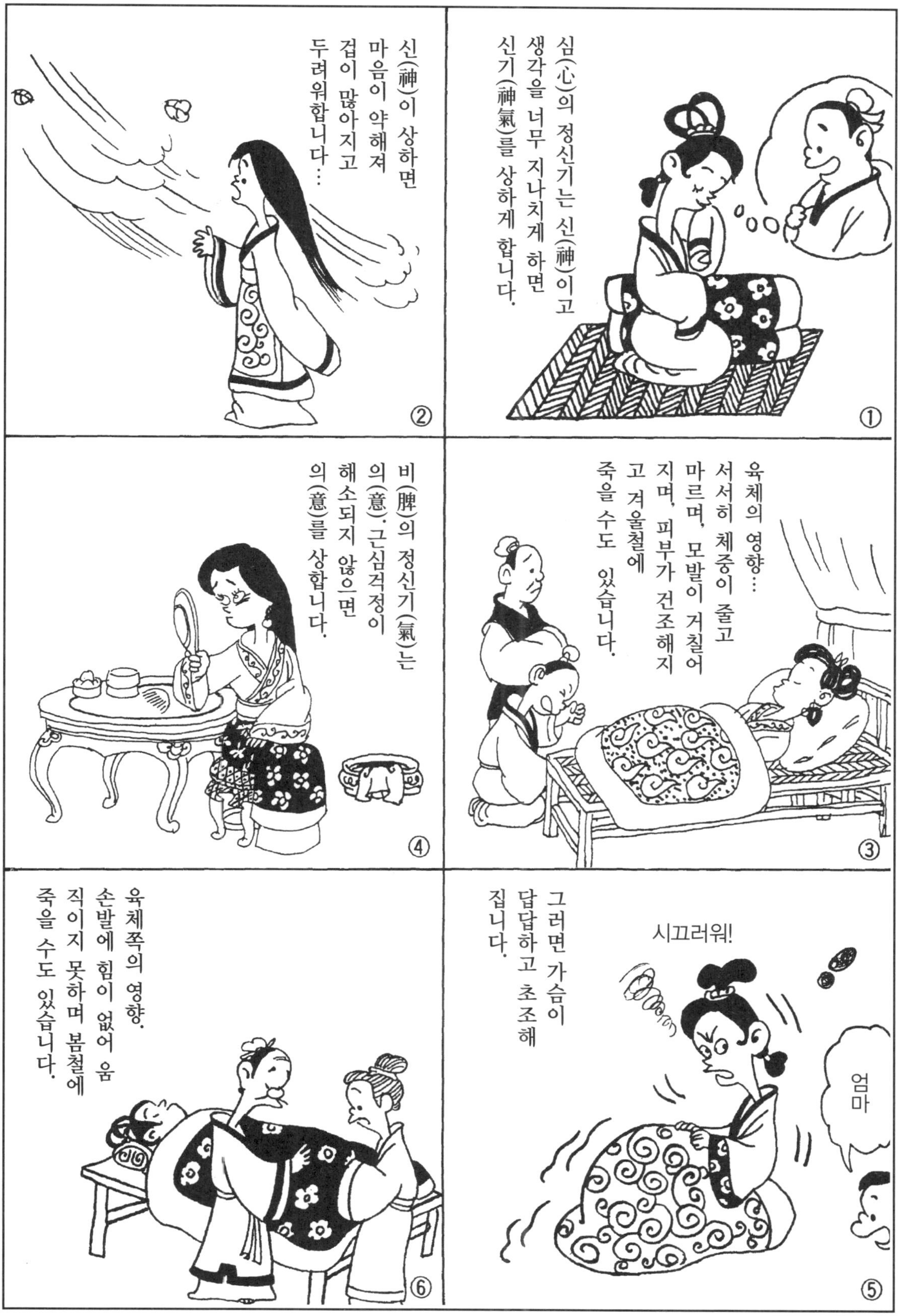
심(心)의 정신기는 신(神)이고
생각을 너무 지나치게 하면
신기(神氣)를 상하게 합니다.
①
신(神)이 상하면
마음이 약해져
겁이 많아지고
두려워합니다…
②
육체의 영향…
서서히 체중이 줄고
마르며, 모발이 거칠어
지며, 피부가 건조해지
고 겨울철에
죽을 수도 있습니다.
③
비(脾)의 정신기(氣)는
의(意)·근심걱정이
해소되지 않으면
의(意)를 상합니다.
④
그러면 가슴이
답답하고 초조해
집니다.
시끄러워!
엄마
⑤
육체쪽의 영향.
손발에 힘이 없어 움
직이지 못하며 봄철에
죽을 수도 있습니다.
⑥

주) 혼(魂) : 신(神)을 따라 오가며 나타나는 지각능력
의(意) : 마음속에 기억하는 것
백(魄) : 정(精)이 함께 나고드는 것
심(心) : 사물을 지배하는 기능을 책임 진 것

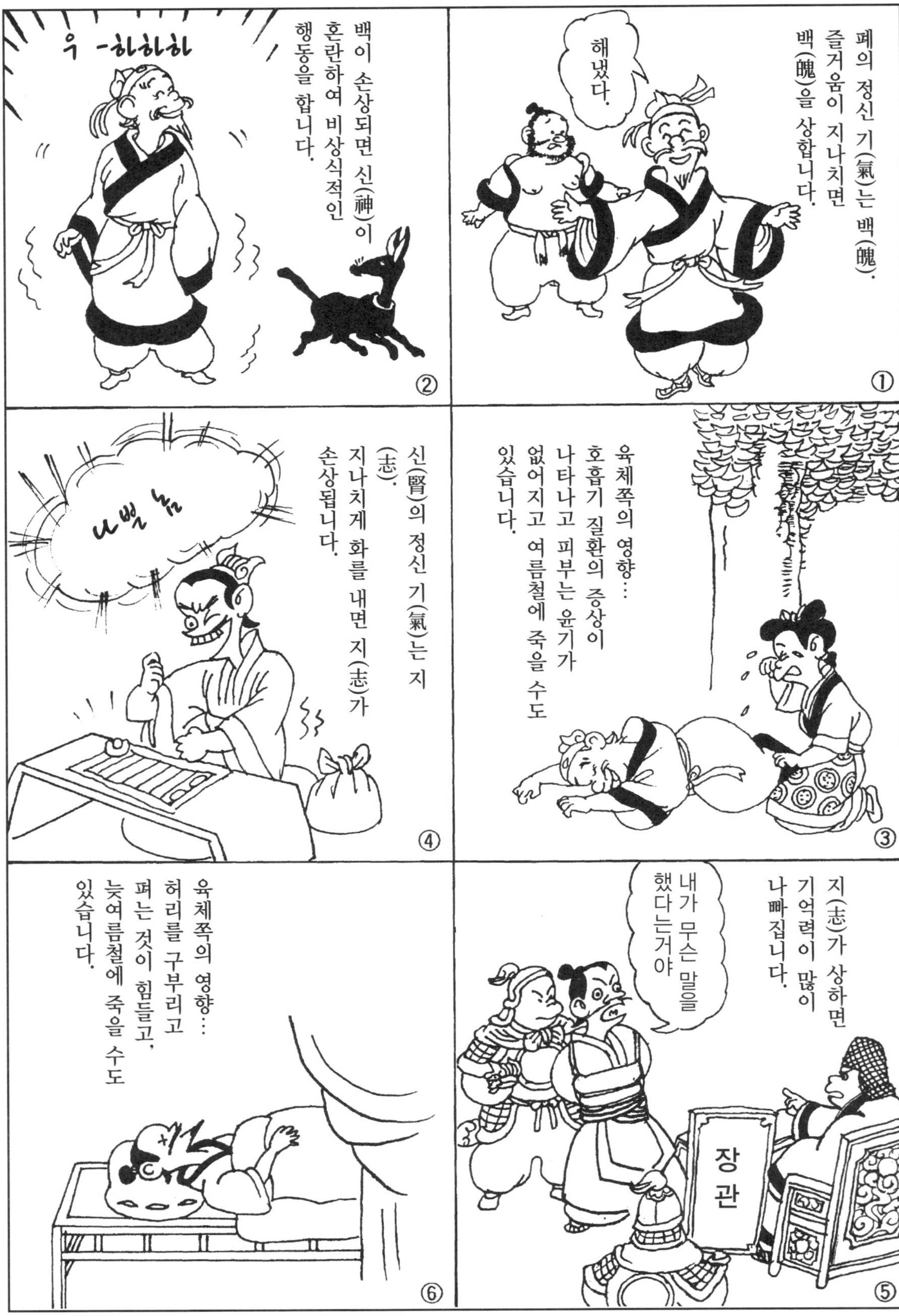
폐의 정신 기(氣)는 백(魄).
즐거움이 지나치면
백(魄)을 상합니다.
해냈다.
우 -하하하
백이 손상되면 신(神)이
혼란하여 비상식적인
행동을 합니다.
육체쪽의 영향…
호흡기 질환의 증상이
나타나고 피부는 윤기가
없어지고 여름철에 죽을 수도
있습니다.
신(腎)의 정신 기(氣)는 지
(志).
지나치게 화를 내면 지(志)가
손상됩니다.
나쁜 놈
지(志)가 상하면
기억력이 많이
나빠집니다.
내가 무슨 말을
했다는거야
장관
육체쪽의 영향…
허리를 구부리고
펴는 것이 힘들고,
늦여름철에 죽을 수도
있습니다.

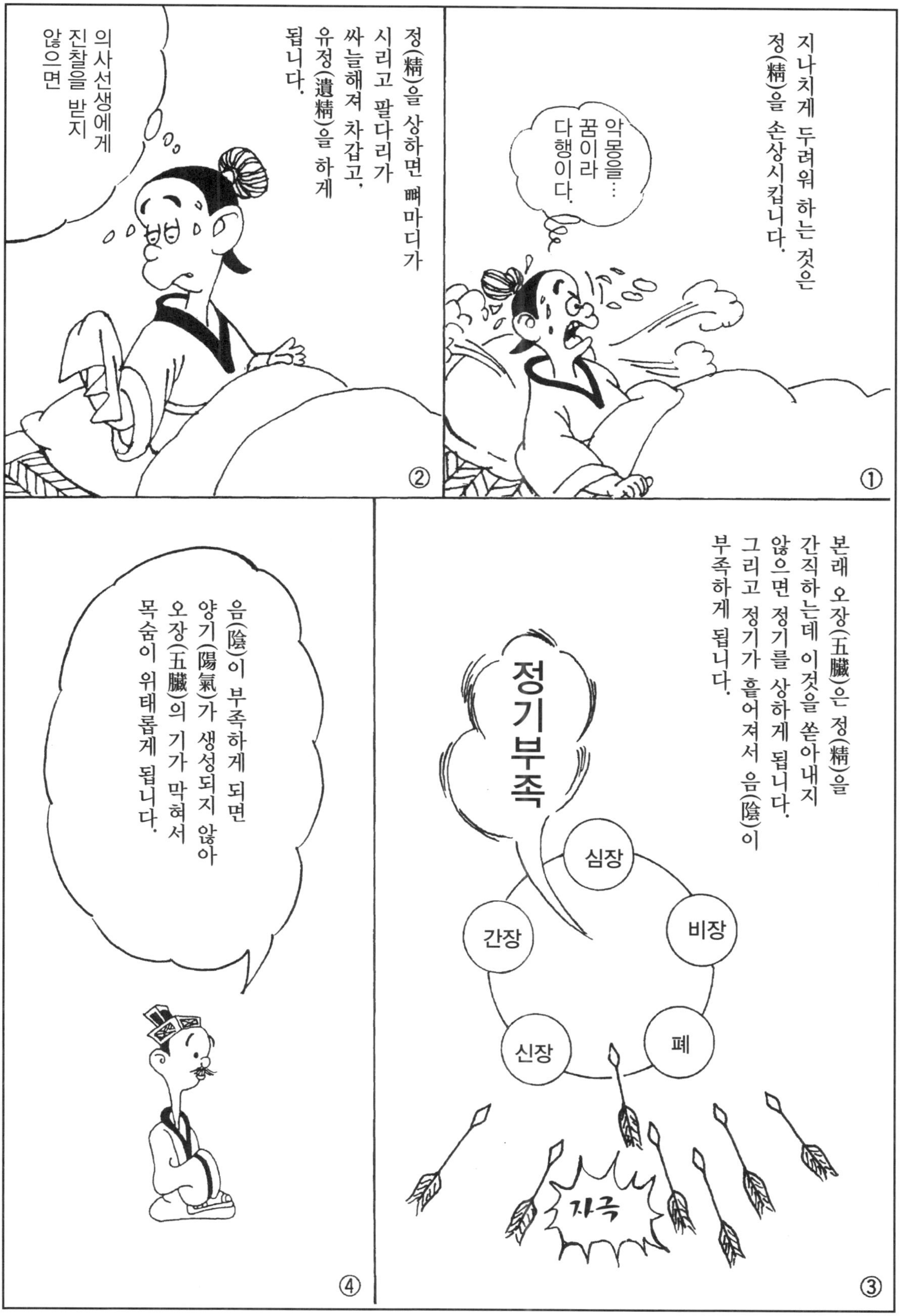
지나치게 두려워 하는 것은
정(精)을 손상시킵니다.
악몽을…
꿈이라
다행이다.
①
정(精)을 상하면 뼈마디가
시리고 팔다리가
싸늘해져 차갑고,
유정(遺精)을 하게
됩니다.
의사선생에게
진찰을 받지
않으면
②
본래 오장(五臟)은 정(精)을
간직하는데 이것을 쏟아내지
않으면 정기를 상하게 됩니다.
그리고 정기가 흩어져서 음(陰)이
부족하게 됩니다.
정기부족
심장
비장
간장
폐
신장
자극
③
음(陰)이 부족하게 되면
양기(陽氣)가 생성되지 않아
오장(五臟)의 기가 막혀서
목숨이 위태롭게 됩니다.
④

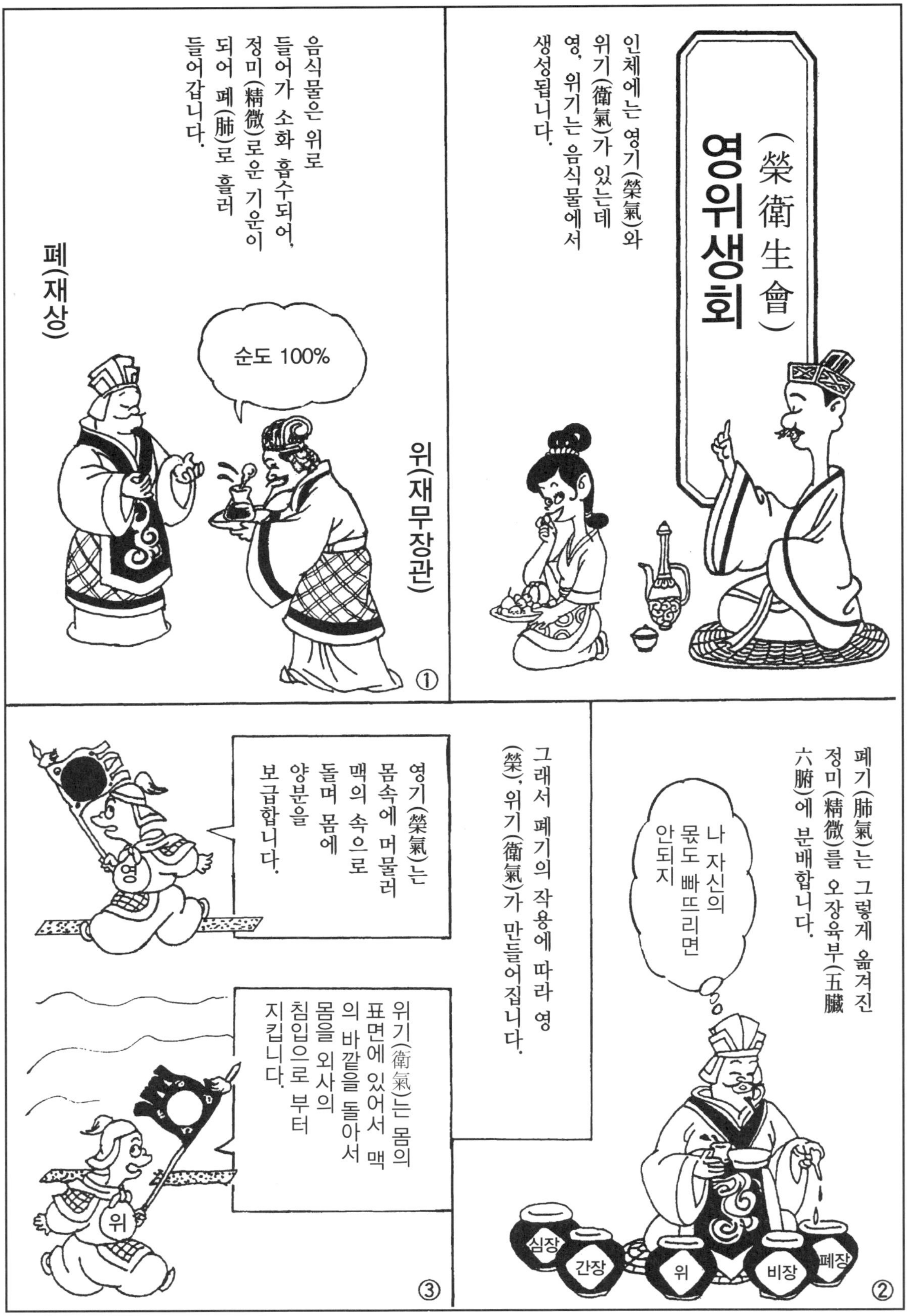
영위생회
(榮衛生會)
인체에는 영기(榮氣)와
위기(衛氣)가 있는데
영, 위기는 음식물에서
생성됩니다.
음식물은 위로
들어가 소화 흡수되어,
정미(精微)로운 기운이
되어 폐(肺)로 흘러
들어갑니다.
위(재무장관)
순도 100%
폐(재상)
①
폐기(肺氣)는 그렇게 옮겨진
정미(精微)를 오장육부(五臟
六腑)에 분배합니다.
나 자신의
몫도 빠뜨리면
안되지
심장
간장
위
비장
폐장
②
그래서 폐기의 작용에 따라 영
(榮), 위기(衛氣)가 만들어집니다.
영기(榮氣)는
몸속에 머물러
맥의 속으로
돌며 몸에
양분을
보급합니다.
영
위기(衛氣)는 몸의
표면에 있어서 맥
의 바깥을 돌아서
몸을 외사의
침입으로 부터
지킵니다.
위
③

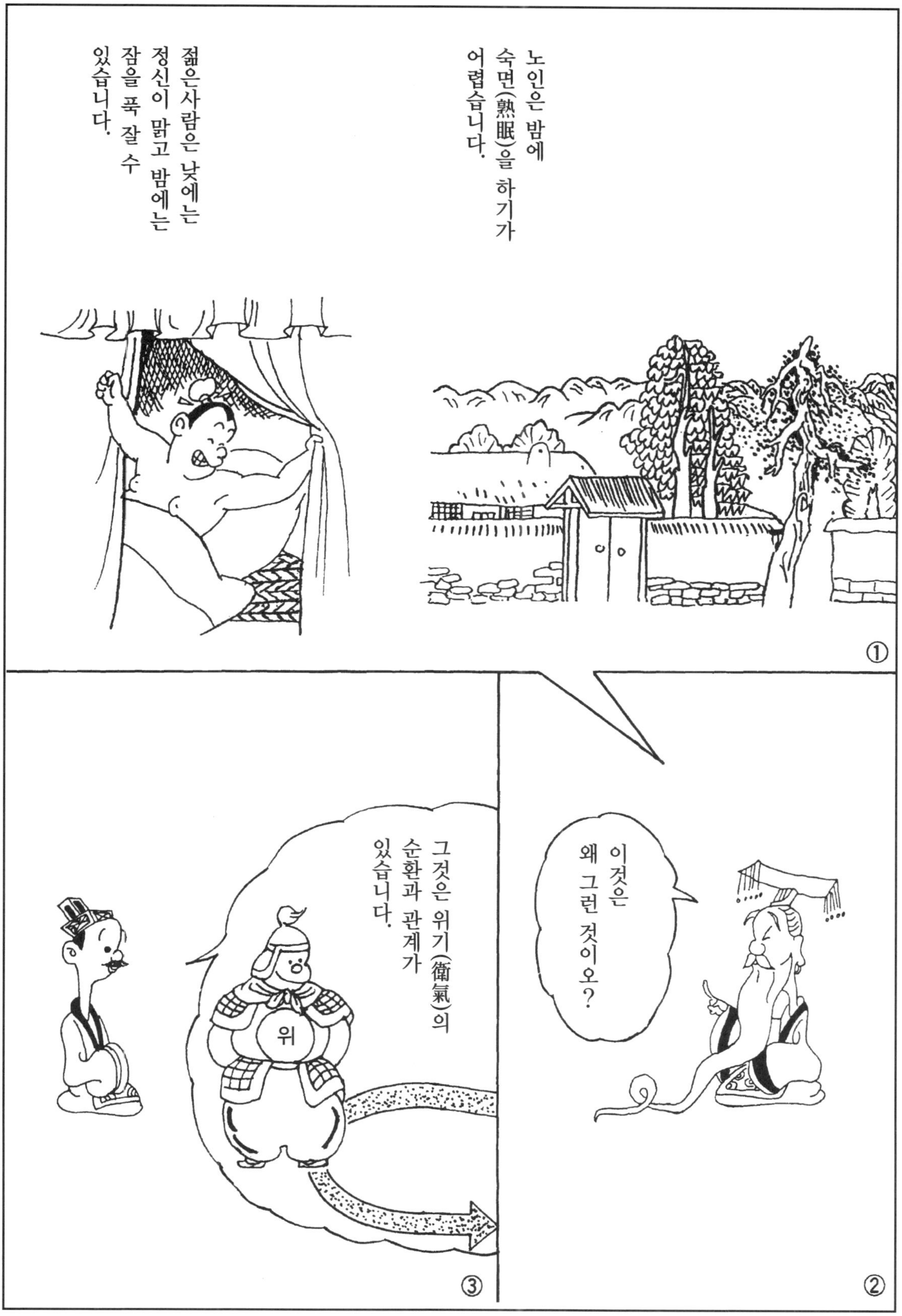
노인은 밤에 숙면(熟眠)을 하기가 어렵습니다.
젊은사람은 낮에는 정신이 맑고 밤에는 잠을 푹 잘 수 있습니다.
①
이것은 왜 그런 것이오?
②
그것은 위기(衛氣)의 순환과 관계가 있습니다.
위
③

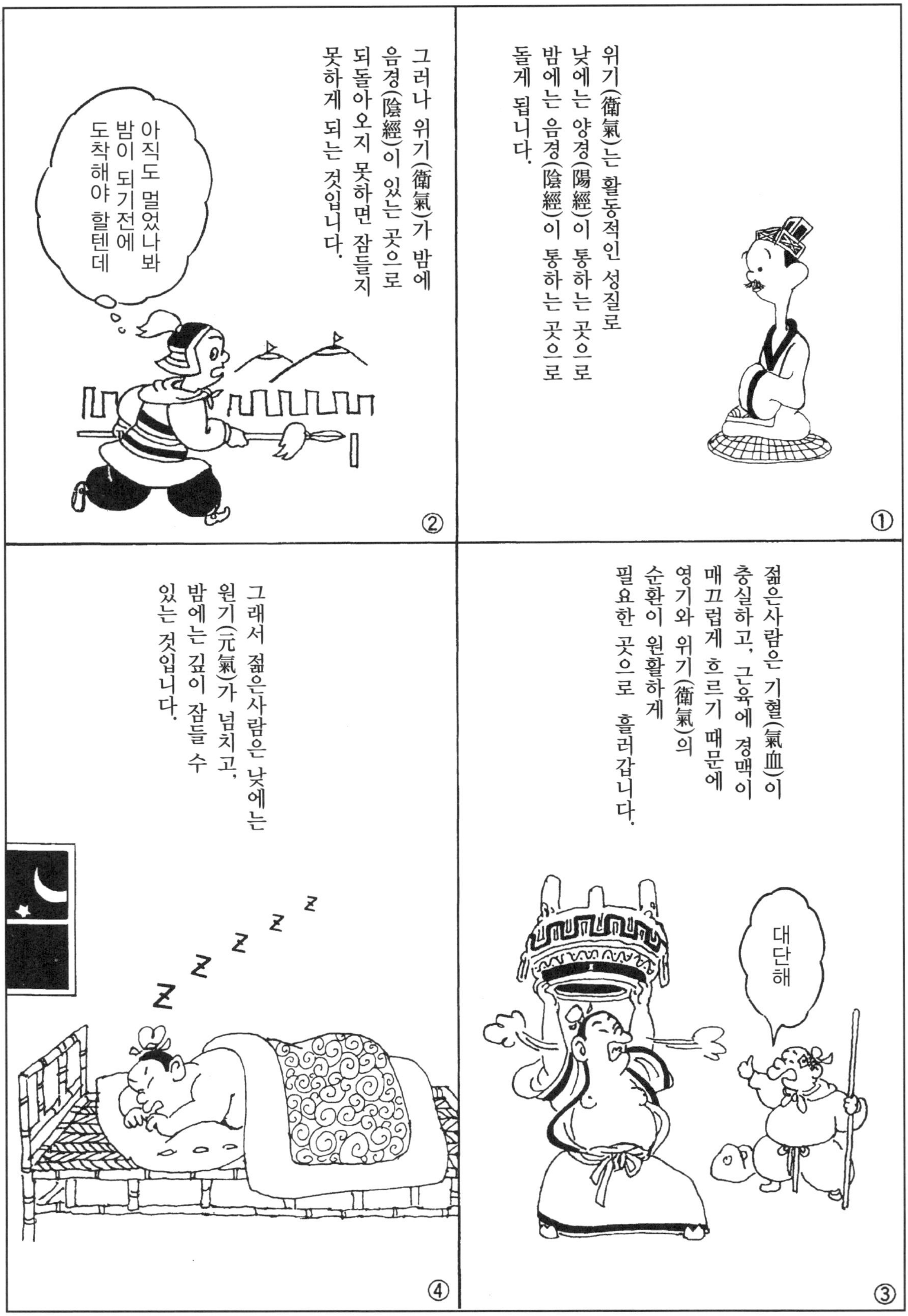
①
위기(衛氣)는 활동적인 성질로
낮에는 양경(陽經)이 통하는 곳으로
밤에는 음경(陰經)이 통하는 곳으로
돌게 됩니다.
②
그러나 위기(衛氣)가 밤에
음경(陰經)이 있는 곳으로
되돌아오지 못하면 잠들지
못하게 되는 것입니다.
아직도 멀었나봐 밤이 되기전에 도착해야 할텐데
③
젊은사람은 기혈(氣血)이
충실하고, 근육에 경맥이
매끄럽게 흐르기 때문에
영기와 위기(衛氣)의
순환이 원활하게
필요한 곳으로 흘러갑니다.
대단해
④
그래서 젊은사람은 낮에는
원기(元氣)가 넘치고,
밤에는 깊이 잠들 수
있는 것입니다.

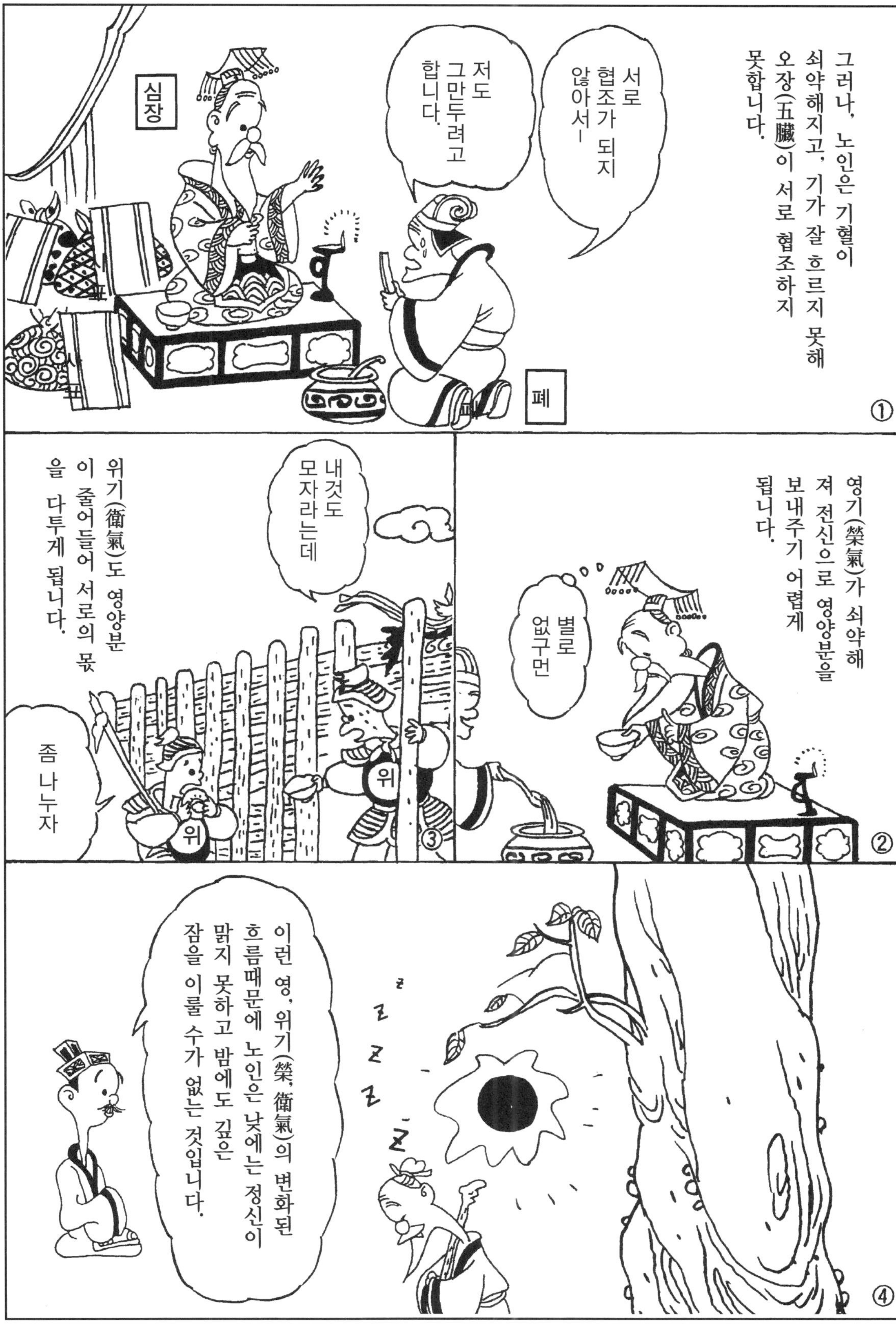
그러나, 노인은 기혈이 쇠약해지고, 기가 잘 흐르지 못해 오장(五臟)이 서로 협조하지 못합니다.
서로 협조가 되지 않아서–
저도 그만두려고 합니다.
심장
폐
영기(榮氣)가 쇠약해져 전신으로 영양분을 보내주기 어렵게 됩니다.
별로 없구먼
위기(衛氣)도 영양분이 줄어들어 서로의 몫을 다투게 됩니다.
내것도 모자라는데
위
위
좀 나누자
이런 영, 위기(榮, 衛氣)의 변화된 흐름때문에 노인은 낮에는 정신이 맑지 못하고 밤에도 깊은 잠을 이룰 수가 없는 것입니다.

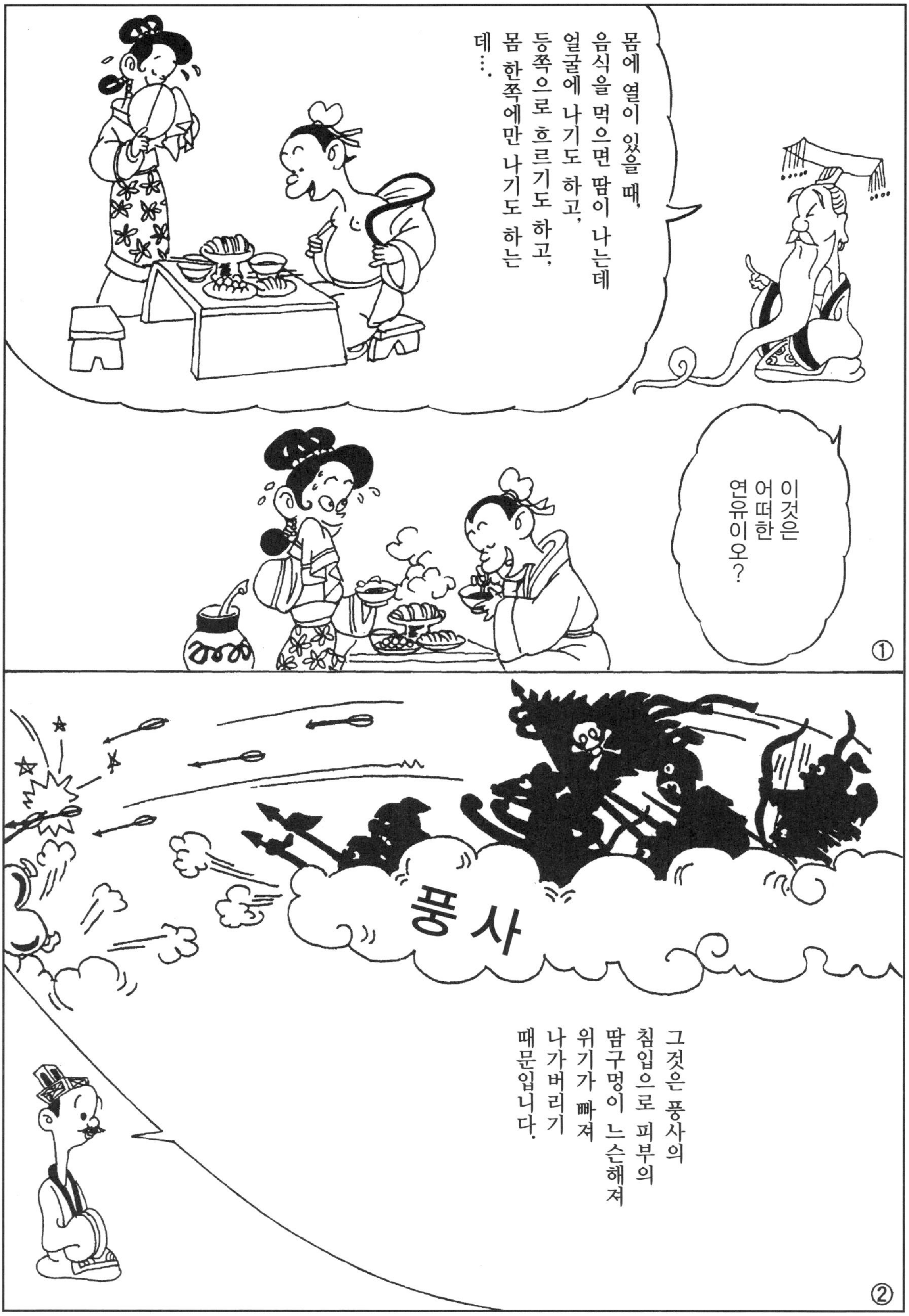
몸에 열이 있을 때 음식을 먹으면 땀이 나는데 얼굴에 나기도 하고, 등쪽으로 흐르기도 하고, 몸 한쪽에만 나기도 하는 데…
이것은 어떠한 연유이오?
풍사
그것은 풍사의 침입으로 피부의 땀구멍이 느슨해져 위기가 빠져 나가버리기 때문입니다.

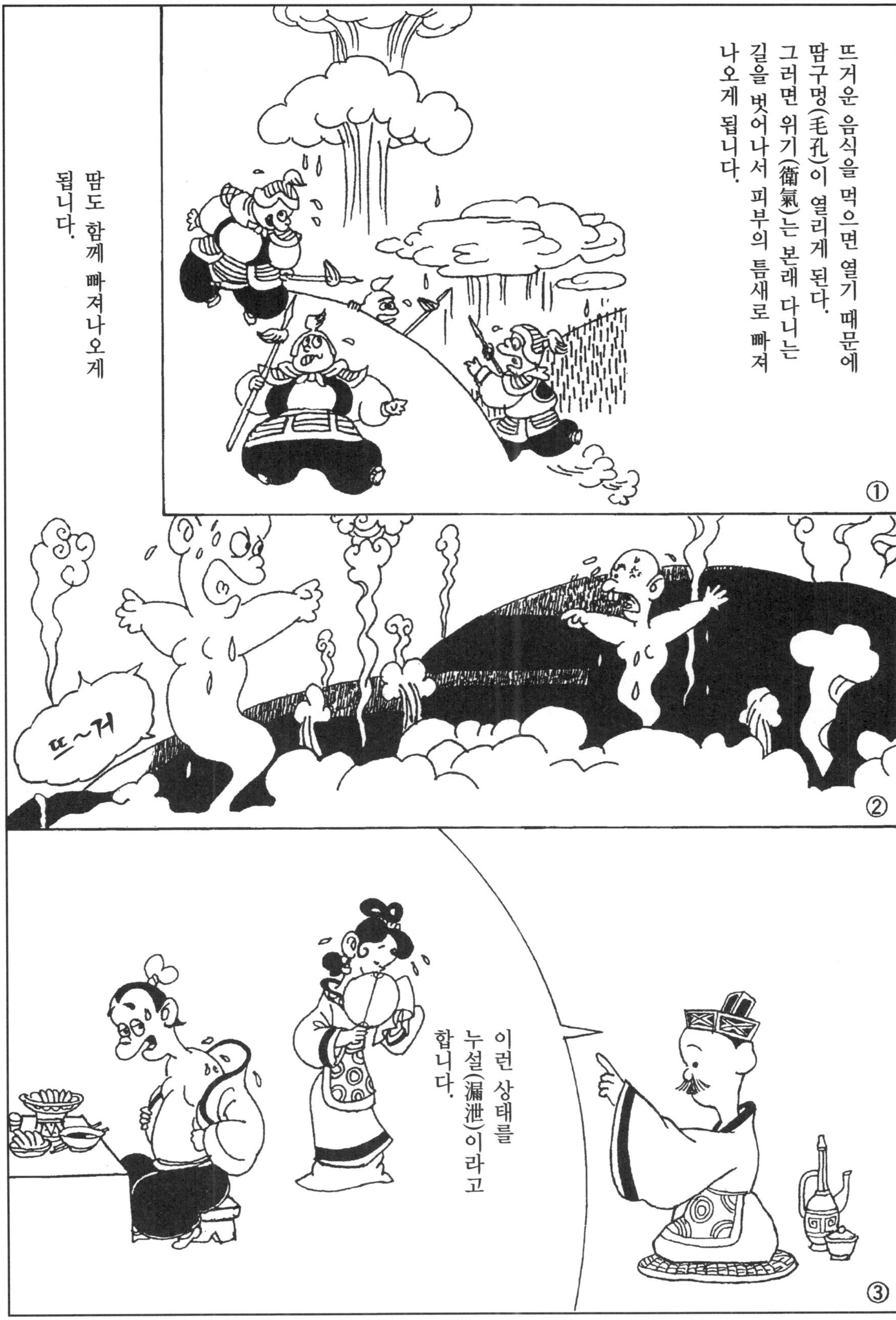
뜨거운 음식을 먹으면 열기 때문에
땀구멍(毛孔)이 열리게 된다.
그러면 위기(衛氣)는 본래 다니는
길을 벗어나서 피부의 틈새로 빠져
나오게 됩니다.
땀도 함께 빠져나오게
됩니다.
①
뜨~거
②
이런 상태를
누설(漏泄)이라고
합니다.
③

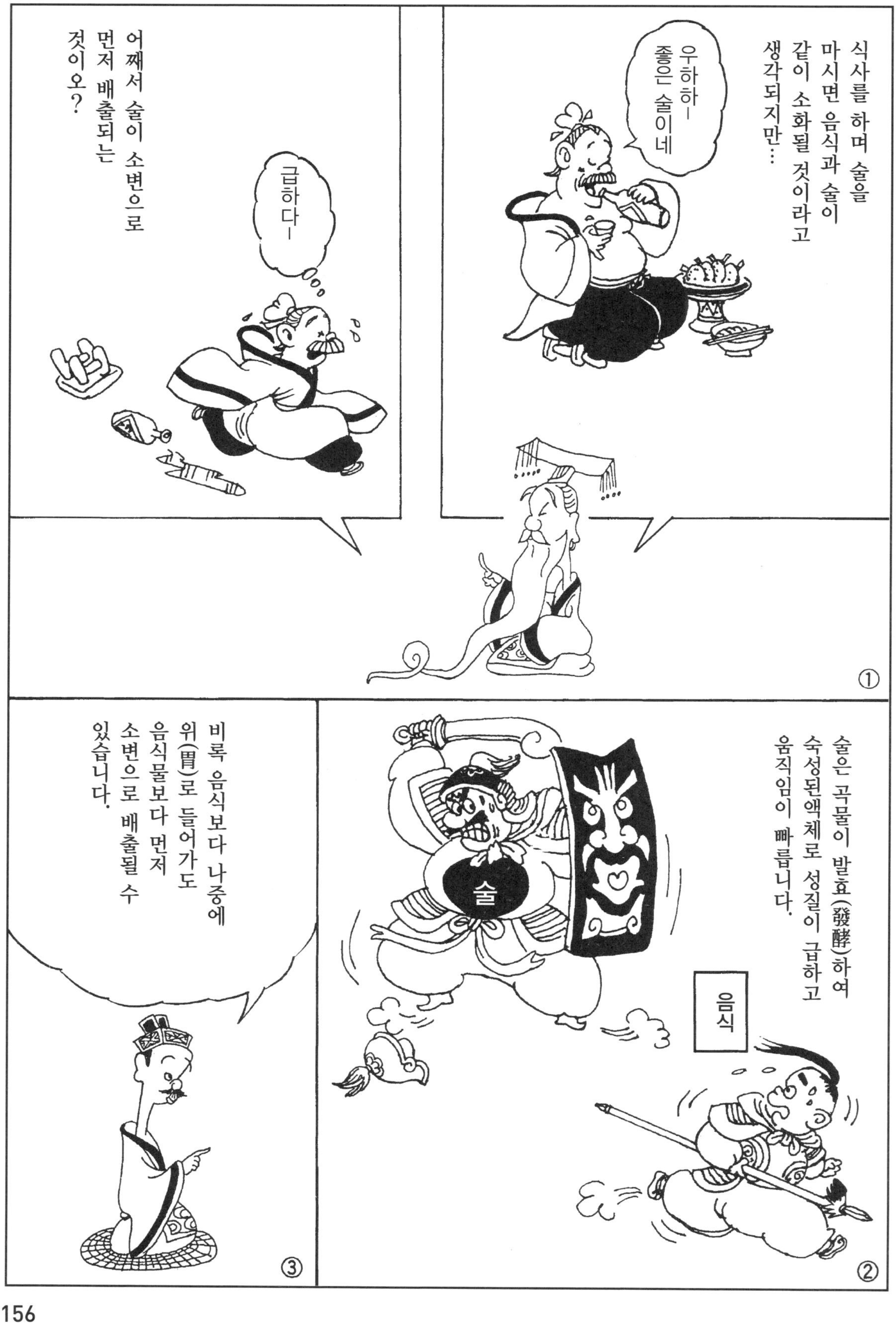
식사를 하며 술을
마시면 음식과 술이
같이 소화될 것이라고
생각되지만…
우하하—
좋은 술이네
급하다—
어째서 술이 소변으로
먼저 배출되는
것이오?
①
술은 곡물이 발효(發酵)하여
숙성된액체로 성질이 급하고
움직임이 빠릅니다.
술
음식
②
비록 음식보다 나중에
위(胃)로 들어가도
음식물보다 먼저
소변으로 배출될 수
있습니다.
③

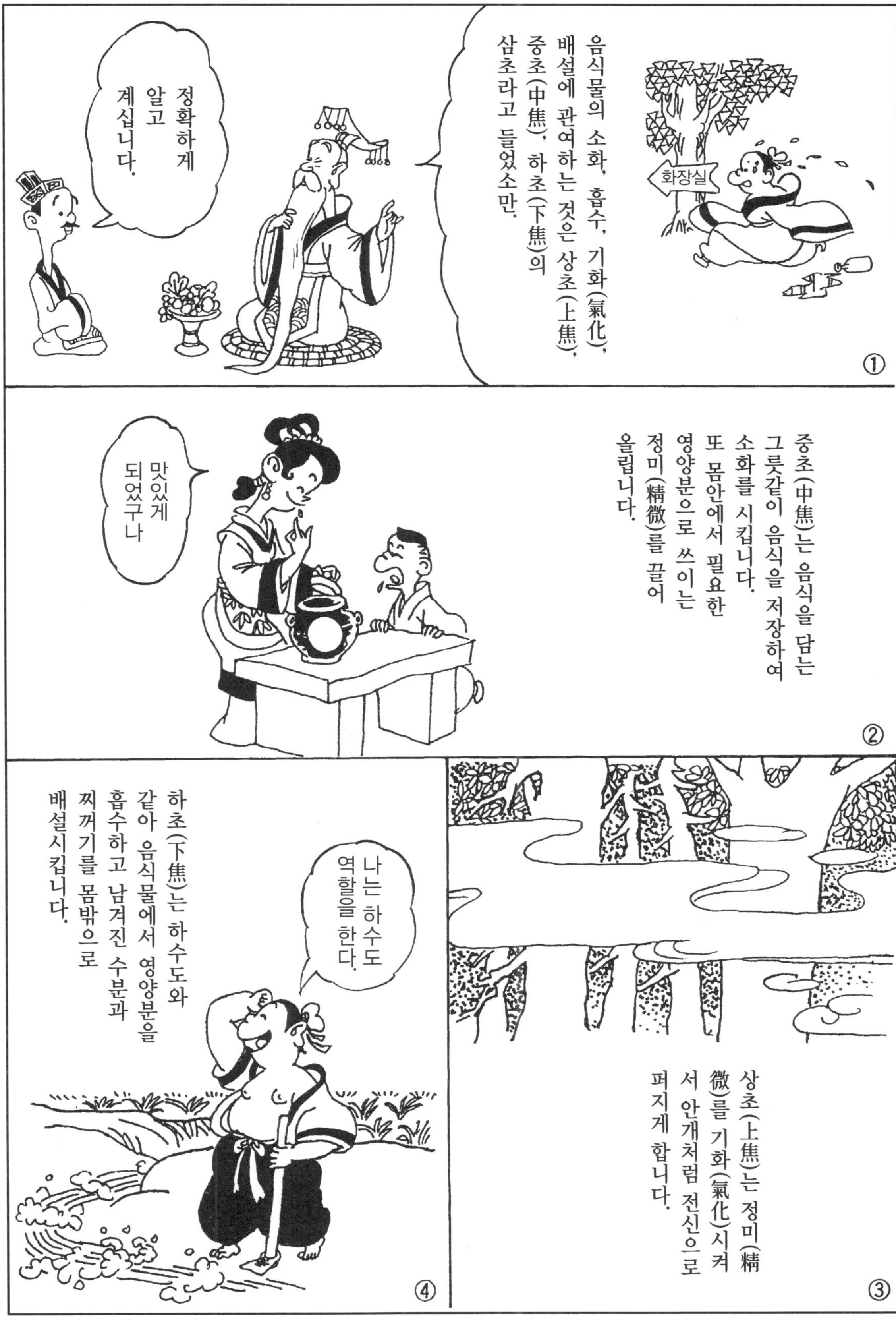
화장실
음식물의 소화, 흡수, 기화(氣化),
배설에 관여하는 것은 상초(上焦),
중초(中焦), 하초(下焦)의
삼초라고 들었소만.
정확하게
알고
계십니다.
①
중초(中焦)는 음식을 담는
그릇같이 음식을 저장하여
소화를 시킵니다.
또 몸안에서 필요한
영양분으로 쓰이는
정미(精微)를 끌어
올립니다.
맛있게
되었구나
②
상초(上焦)는 정미(精
微)를 기화(氣化)시켜
서 안개처럼 전신으로
퍼지게 합니다.
③
하초(下焦)는 하수도와
같아 음식물에서 영양분을
흡수하고 남겨진 수분과
찌꺼기를 몸밖으로
배설시킵니다.
나는 하수도
역할을 한다.
④

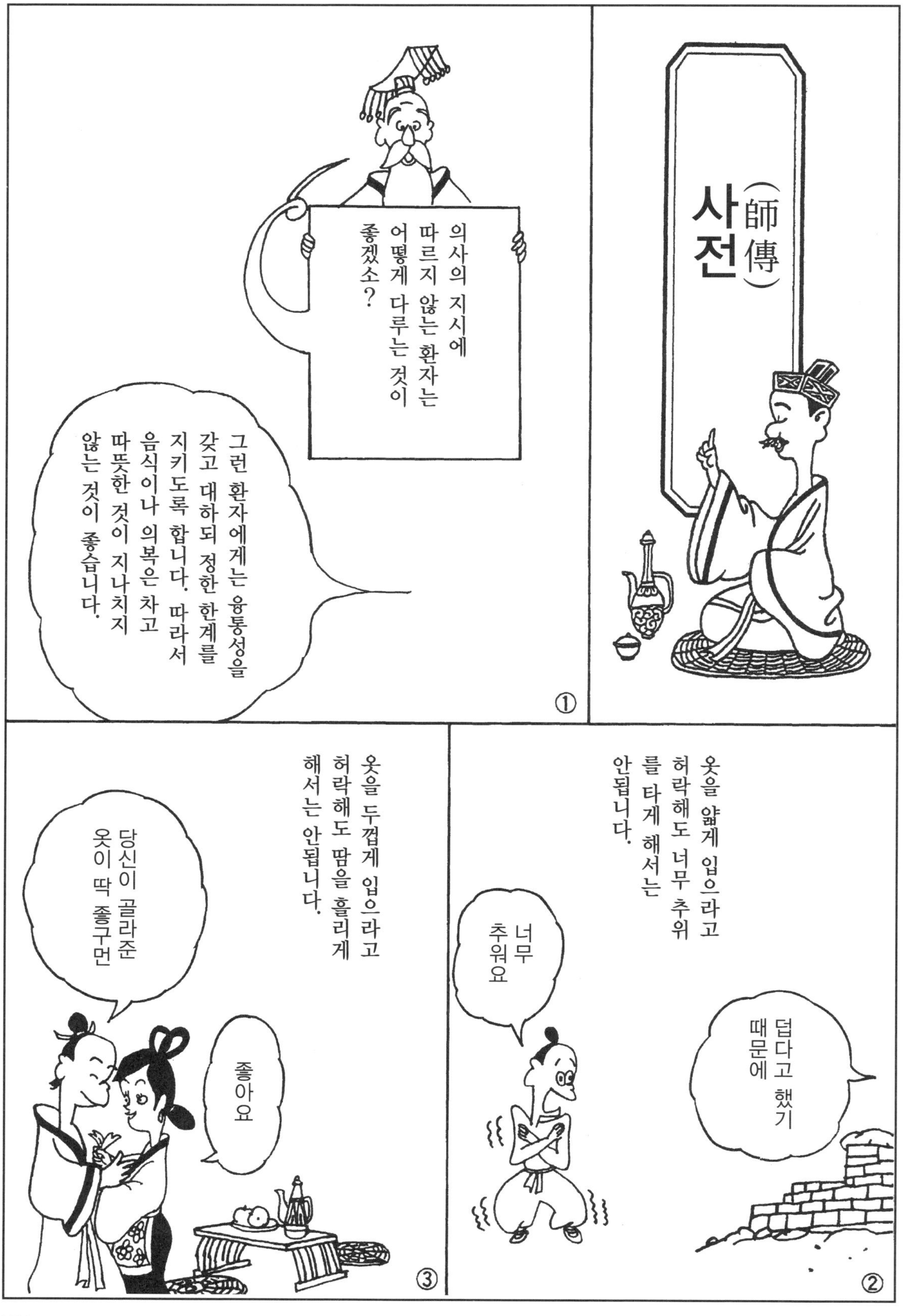
사전(師傳)
의사의 지시에 따르지 않는 환자는 어떻게 다루는 것이 좋겠소?
그런 환자에게는 융통성을 갖고 대하되 정한 한계를 지키도록 합니다. 따라서 음식이나 의복은 차고 따뜻한 것이 지나치지 않는 것이 좋습니다.
옷을 얇게 입으라고 허락해도 너무 추위를 타게 해서는 안됩니다.
덥다고 했기 때문에
너무 추워요
옷을 두껍게 입으라고 허락해도 땀을 흘리게 해서는 안됩니다.
당신이 골라준 옷이 딱 좋구먼
좋아요

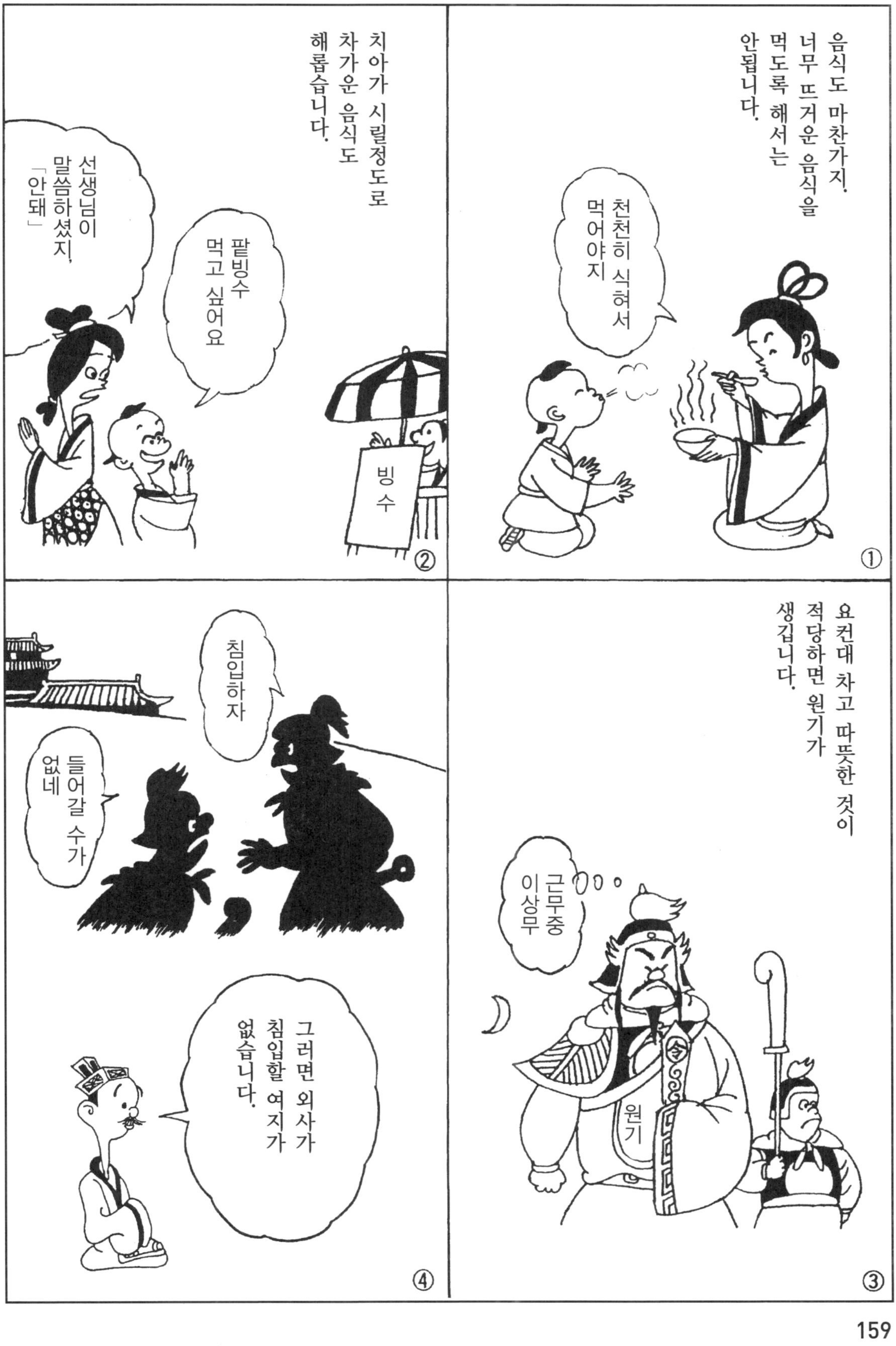
음식도 마찬가지.
너무 뜨거운 음식을
먹도록 해서는
안됩니다.
천천히 식혀서
먹어야지
①
치아가 시릴정도로
차가운 음식도
해롭습니다.
팥빙수
먹고 싶어요
선생님이
말씀하셨지,
「안돼」
빙수
②
요컨대 차고 따뜻한 것이
적당하면 원기가
생깁니다.
근무중
이상무
원기
③
침입하자
들어갈 수가
없네
그러면 외사가
침입할 여지가
없습니다.
④

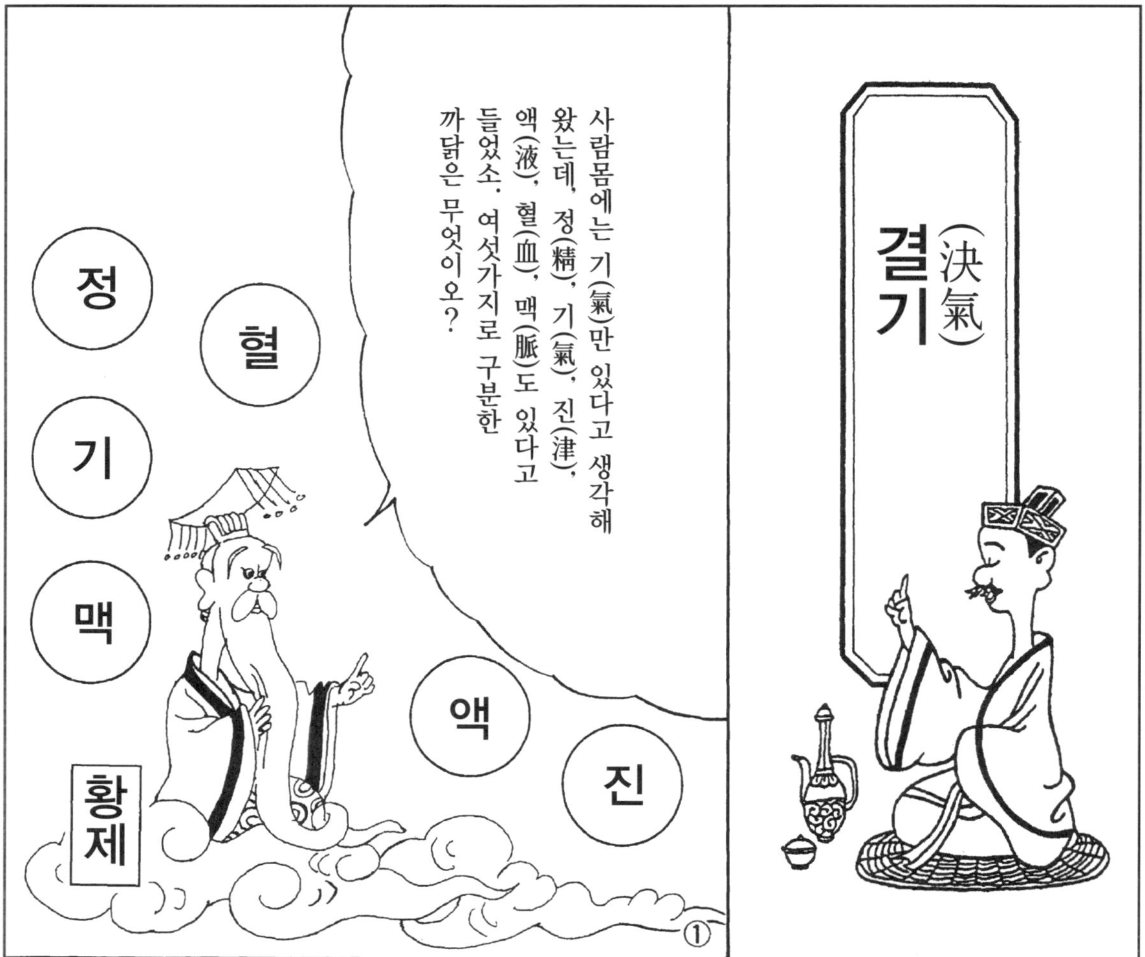
결기(決氣)
사람몸에는 기(氣)만 있다고 생각해
왔는데, 정(精), 기(氣), 진(津),
액(液), 혈(血), 맥(脈)도 있다고
들었소. 여섯가지로 구분한
까닭은 무엇이오?
정
혈
기
맥
액
진
황제
①

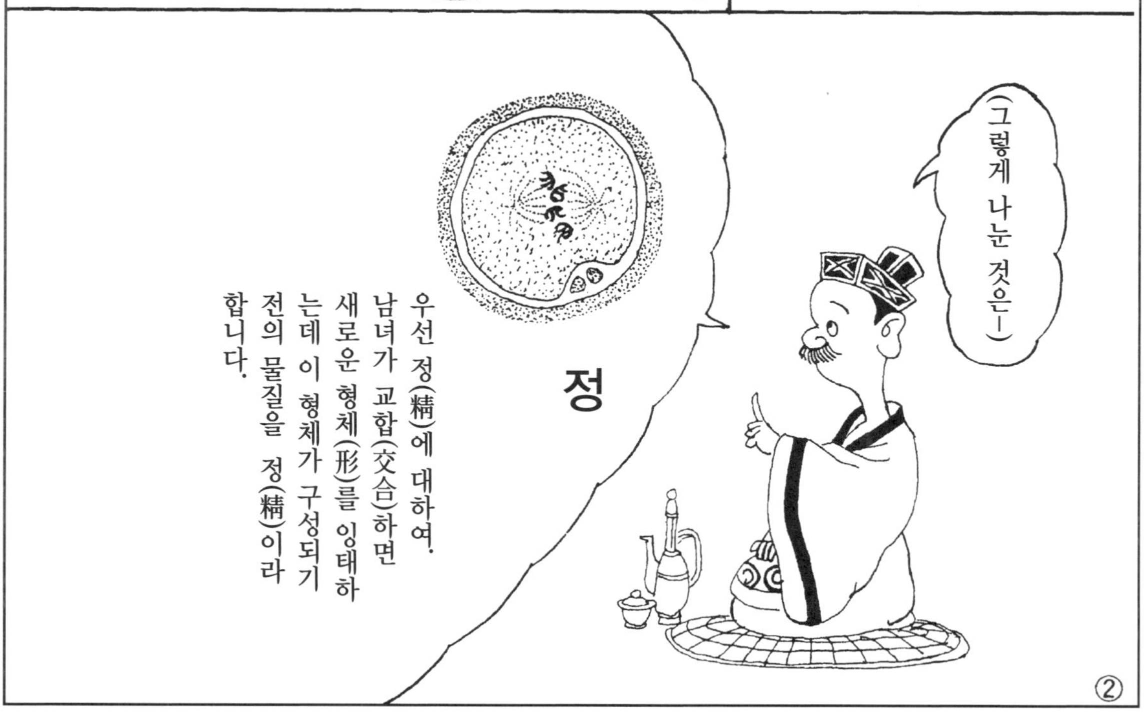
(그렇게 나눈 것은—)
정
우선 정(精)에 대하여.
남녀가 교합(交合)하면
새로운 형체(形)를 잉태하
는데 이 형체가 구성되기
전의 물질을 정(精)이라
합니다.
②

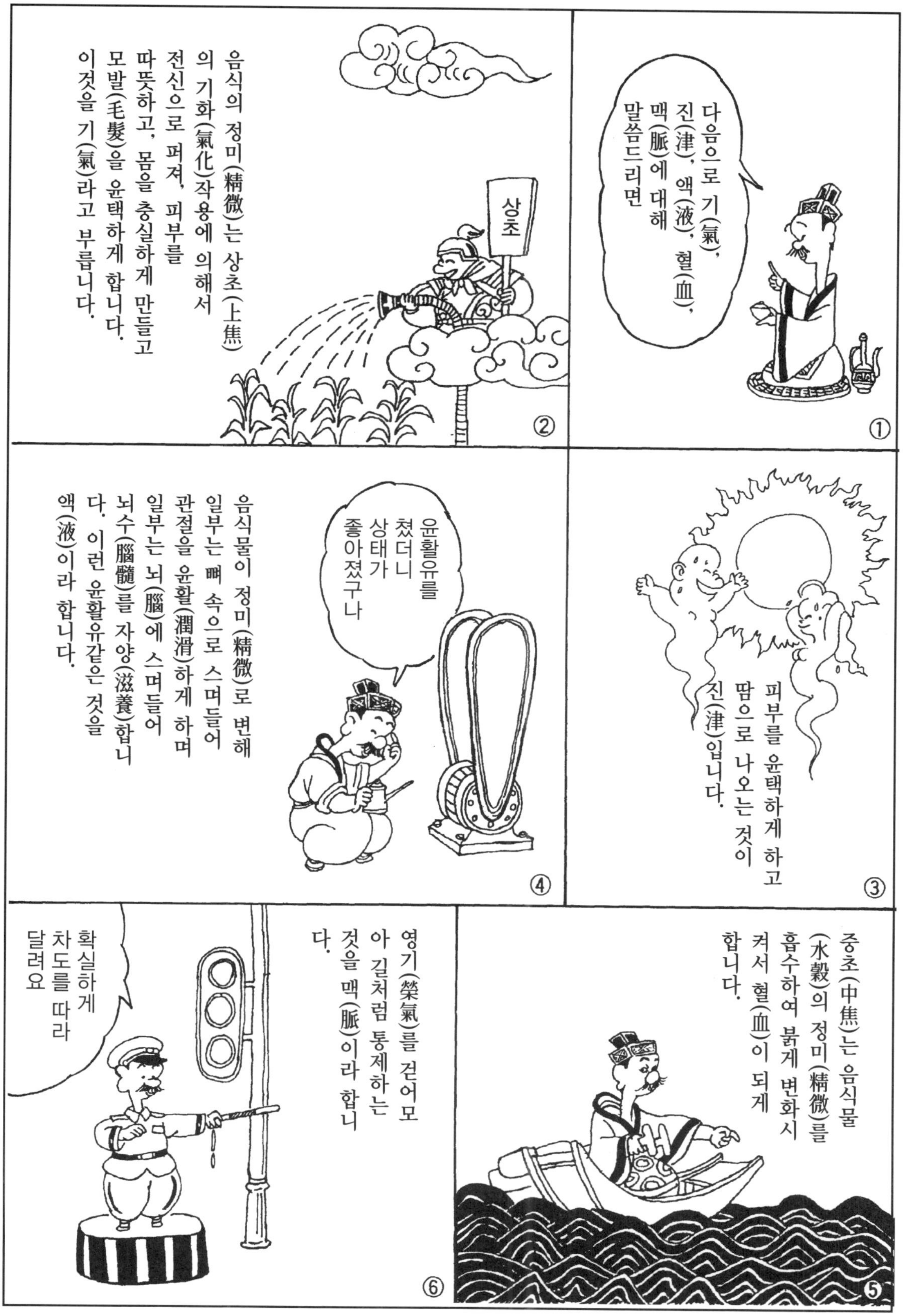
다음으로 기(氣), 진(津), 액(液), 혈(血), 맥(脈)에 대해 말씀드리면
상초
음식의 정미(精微)는 상초(上焦)의 기화(氣化)작용에 의해서 전신으로 퍼져, 피부를 따뜻하고, 몸을 충실하게 만들고 모발(毛髮)을 윤택하게 합니다. 이것을 기(氣)라고 부릅니다.
피부를 윤택하게 하고 땀으로 나오는 것이 진(津)입니다.
윤활유를 쳤더니 상태가 좋아졌구나
음식물이 정미(精微)로 변해 일부는 뼈 속으로 스며들어 관절을 윤활(潤滑)하게 하며 일부는 뇌(腦)에 스며들어 뇌수(腦髓)를 자양(滋養)합니다. 이런 윤활유같은 것을 액(液)이라 합니다.
중초(中焦)는 음식물(水穀)의 정미(精微)를 흡수하여 붉게 변화시켜서 혈(血)이 되게 합니다.
영기(榮氣)를 걷어모아 길처럼 통제하는 것을 맥(脈)이라 합니다.
확실하게 차도를 따라 달려요

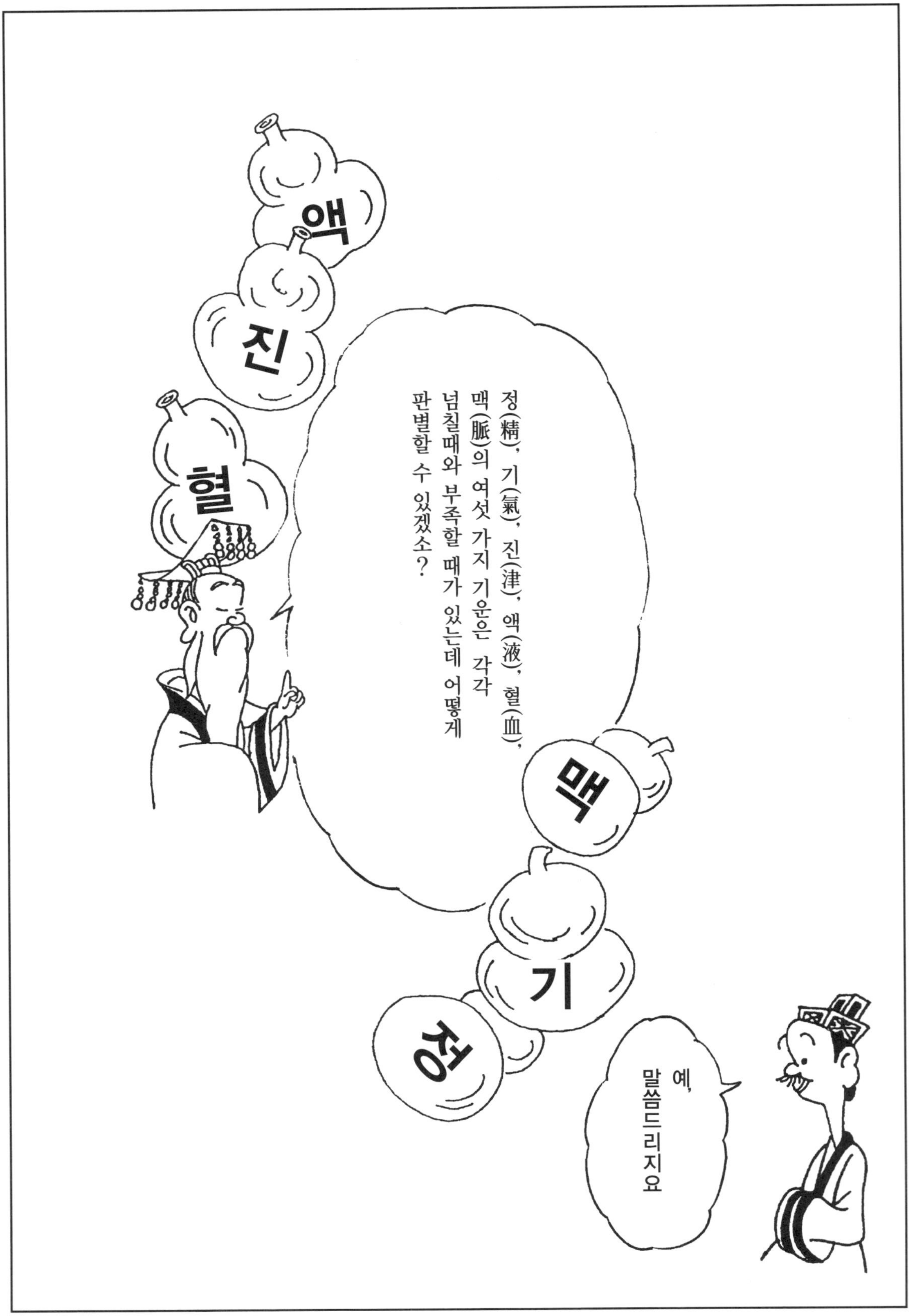

정(精), 기(氣), 진(津), 액(液), 혈(血), 맥(脈)의 여섯 가지 기운은 각각 넘칠때와 부족할 때가 있는데 어떻게 판별할 수 있겠소?
액
진
혈
맥
기
정
예, 말씀드리지요

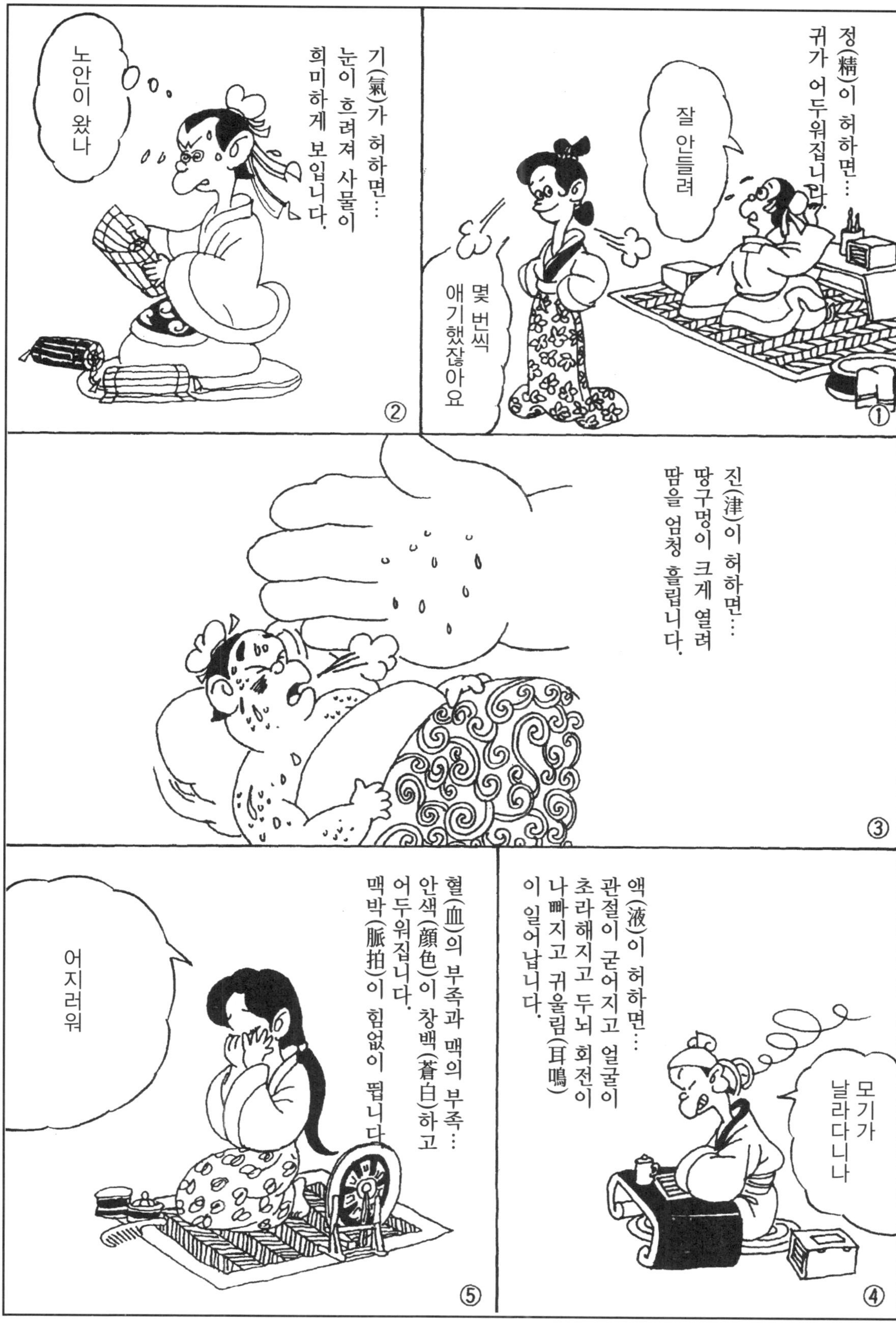
정(精)이 허하면…
귀가 어두워집니다.
잘 안들려
몇 번씩 애기했잖아요
①
기(氣)가 허하면…
눈이 흐려져 사물이 희미하게 보입니다.
노안이 왔나
②
진(津)이 허하면…
땅구멍이 크게 열려 땀을 엄청 흘립니다.
③
액(液)이 허하면…
관절이 굳어지고 얼굴이 초라해지고 두뇌 회전이 나빠지고 귀울림(耳鳴)이 일어납니다.
모기가 날라다니나
④
혈(血)의 부족과 맥의 부족…
안색(顏色)이 창백(蒼白)하고 어두워집니다.
맥박(脈拍)이 힘없이 뜁니다.
어지러워
⑤

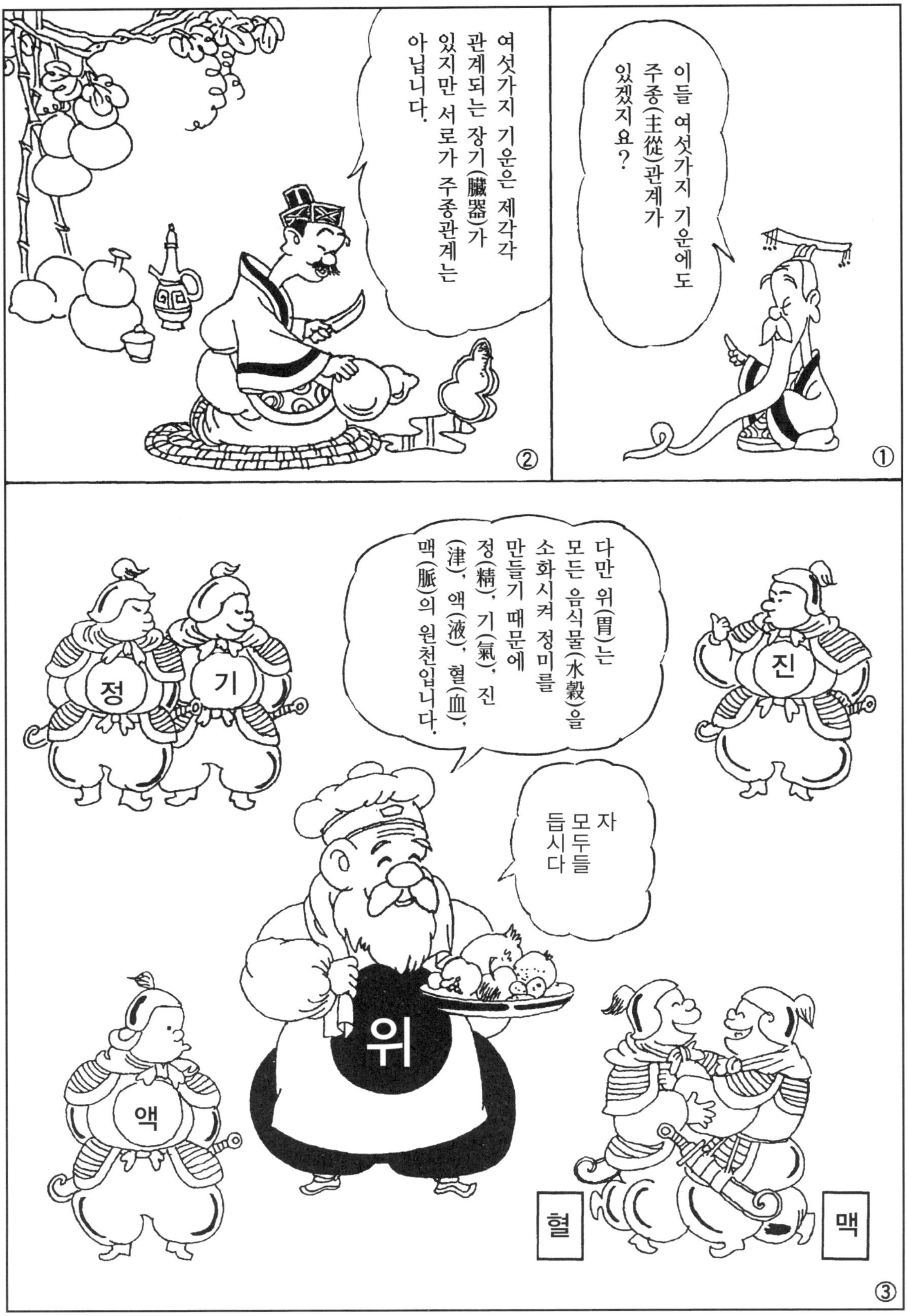
이들 여섯가지 기운에도
주종(主從)관계가
있겠지요?
①
여섯가지 기운은 제각각
관계되는 장기(臟器)가
있지만 서로가 주종관계는
아닙니다.
②
다만 위(胃)는
모든 음식물(水穀)을
소화시켜 정미를
만들기 때문에
정(精), 기(氣), 진
(津), 액(液), 혈(血),
맥(脈)의 원천입니다.
자
모두들
듭시다
정
기
진
위
액
혈
맥
③

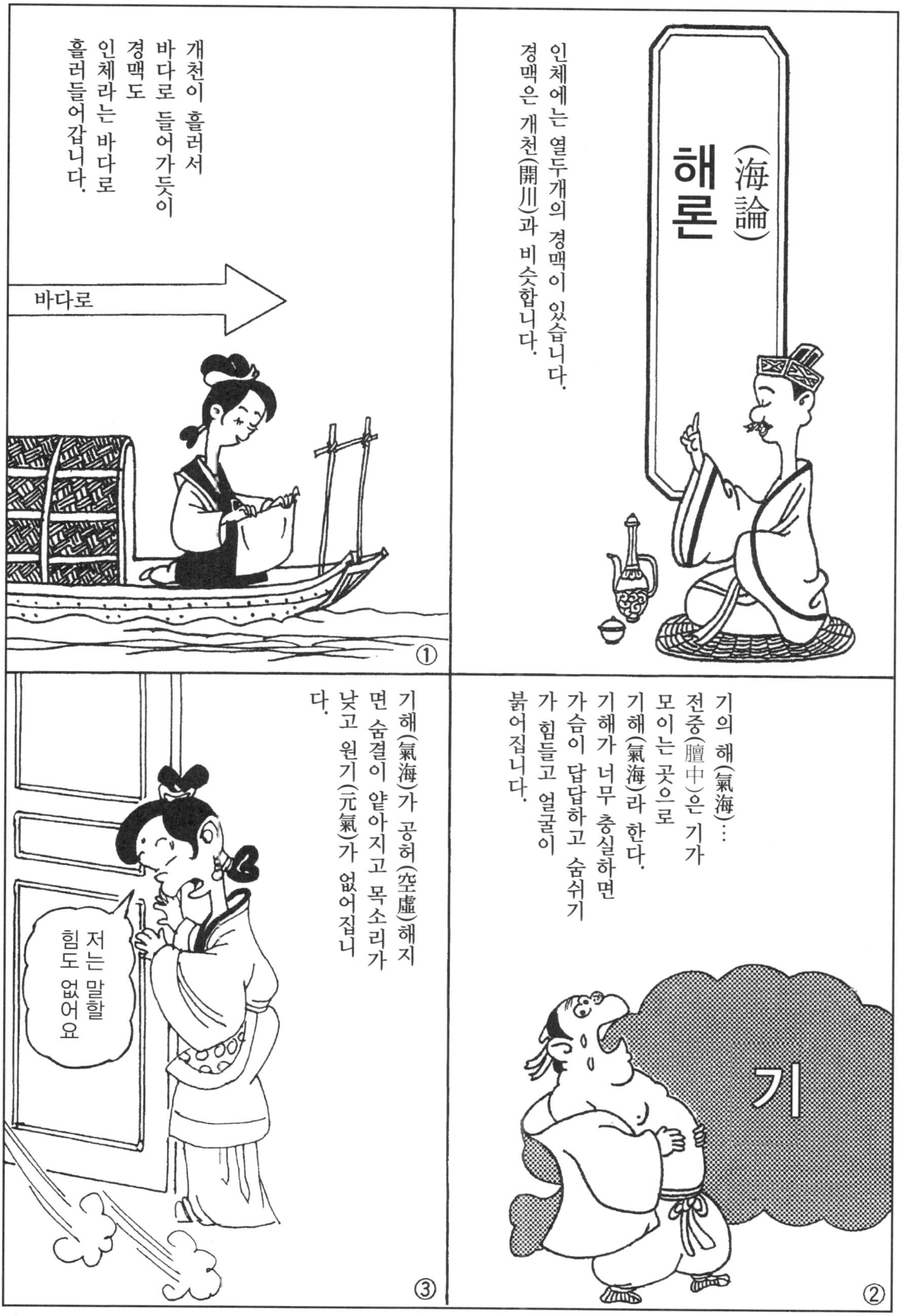
해론 (海論)
인체에는 열두개의 경맥이 있습니다.
경맥은 개천(開川)과 비슷합니다.
개천이 흘러서
바다로 들어가듯이
경맥도
인체라는 바다로
흘러들어갑니다.
바다로
기의 해(氣海)…
전중(膻中)은 기가
모이는 곳으로
기해(氣海)라 한다.
기해가 너무 충실하면
가슴이 답답하고 숨쉬기
가 힘들고 얼굴이
붉어집니다.
기
기해(氣海)가 공허(空虛)해지
면 숨결이 얕아지고 목소리가
낮고 원기(元氣)가 없어집니
다.
저는 말할
힘도 없어요

주) 전중 : 가슴에 있는 뜸자리 이름. 양젖꼭지 가운데 위치한다.

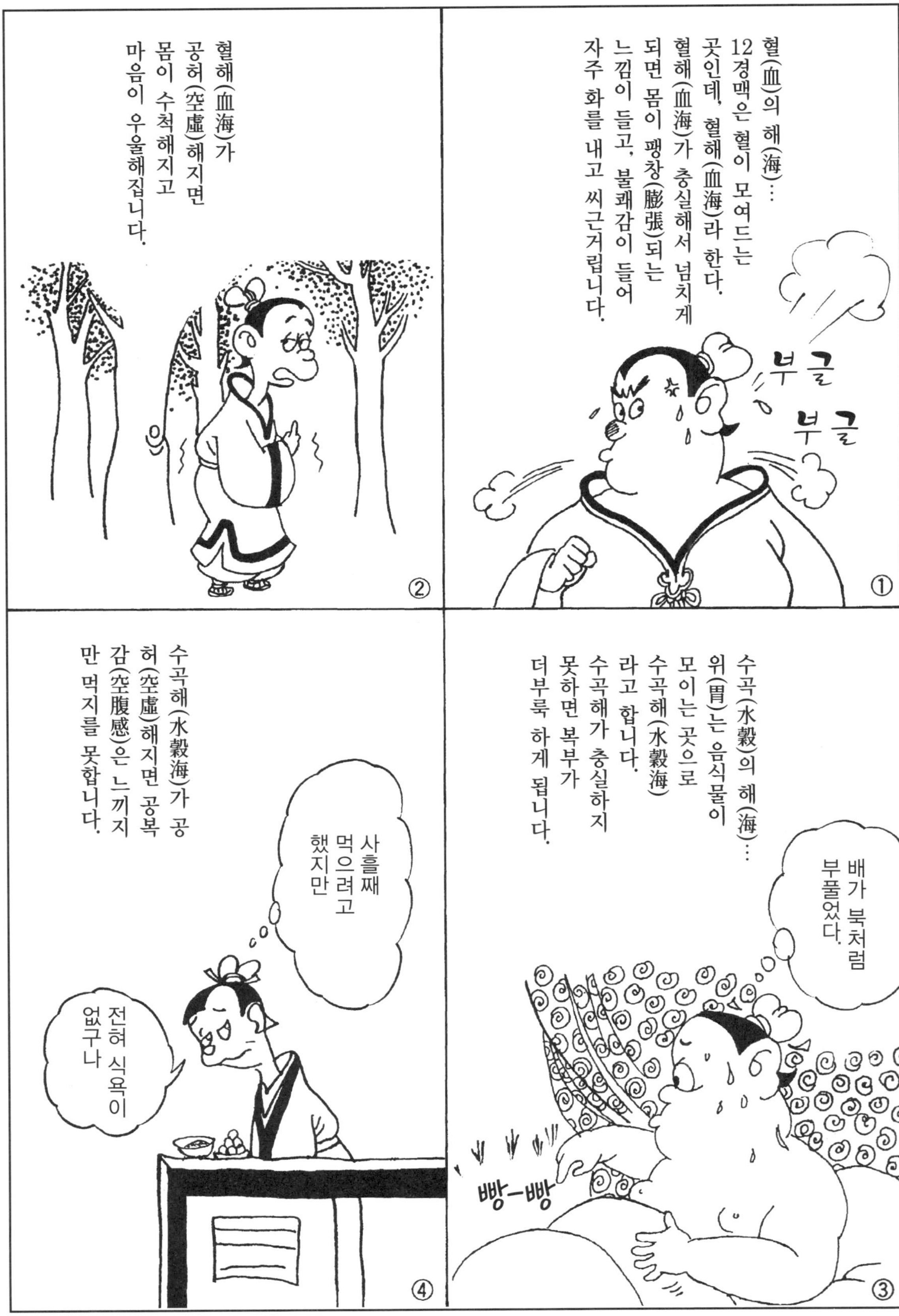
혈(血)의 해(海)…
12경맥은 혈이 모여드는 곳인데, 혈해(血海)라 한다.
혈해(血海)가 충실해서 넘치게 되면 몸이 팽창(膨張)되는 느낌이 들고, 불쾌감이 들어 자주 화를 내고 씨근거립니다.
부글
부글
①
혈해(血海)가 공허(空虛)해지면 몸이 수척해지고 마음이 우울해집니다.
②
수곡(水穀)의 해(海)…
위(胃)는 음식물이 모이는 곳으로 수곡해(水穀海)라고 합니다.
수곡해가 충실하지 못하면 복부가 더부룩 하게 됩니다.
배가 북처럼 부풀었다.
빵-빵
③
수곡해(水穀海)가 공허(空虛)해지면 공복감(空腹感)은 느끼지만 먹지를 못합니다.
사흘째 먹으려고 했지만
전혀 식욕이 없구나
④

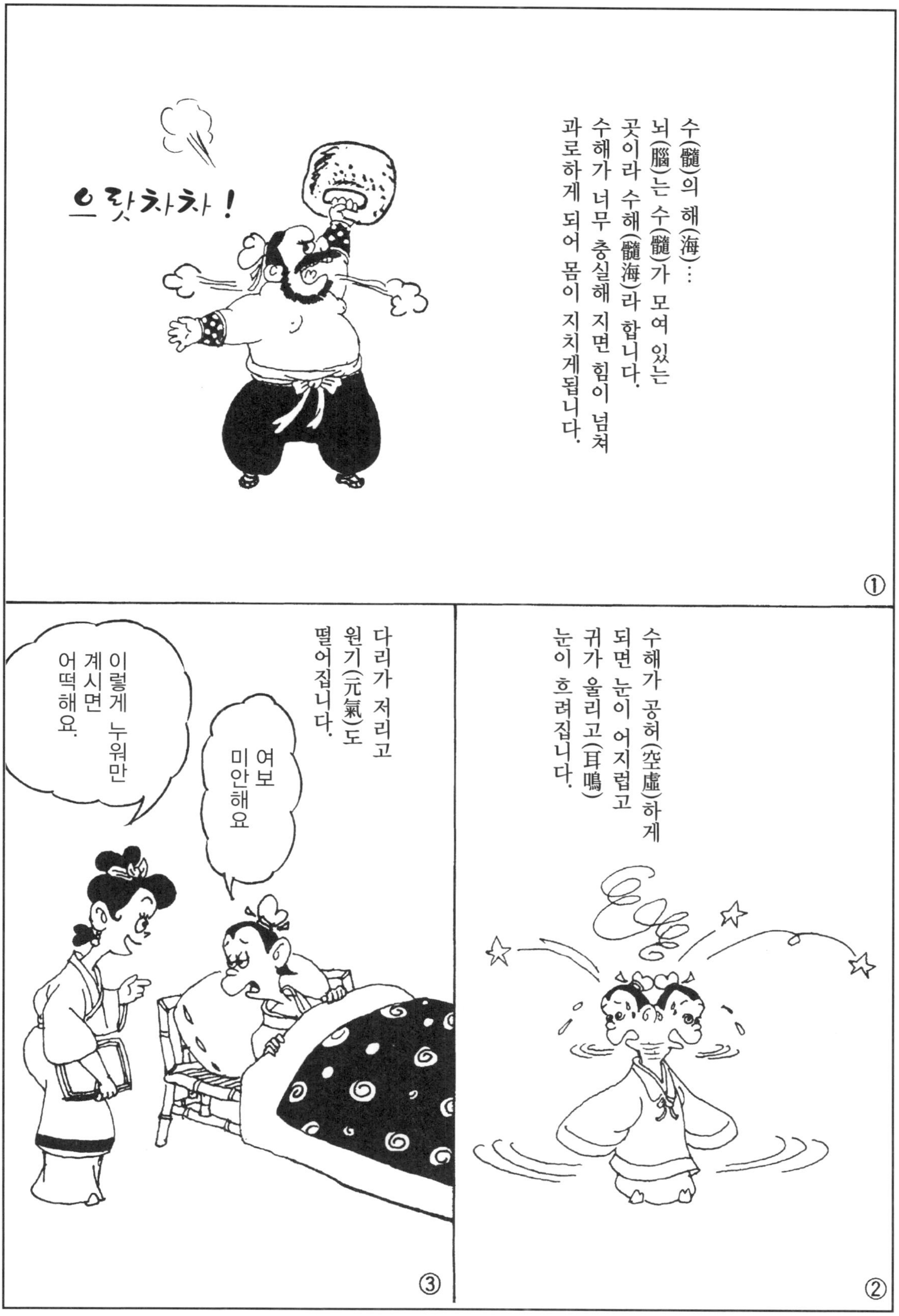
수(髓)의 해(海)…
뇌(腦)는 수(髓)가 모여 있는
곳이라 수해(髓海)라 합니다.
수해가 너무 충실해 지면 힘이 넘쳐
과로하게 되어 몸이 지치게됩니다.
으랏차차!
수해가 공허(空虛)하게
되면 눈이 어지럽고
귀가 울리고(耳鳴)
눈이 흐려집니다.
다리가 저리고
원기(元氣)도
떨어집니다.
여보 미안해요
이렇게 누워만 계시면 어떡해요.

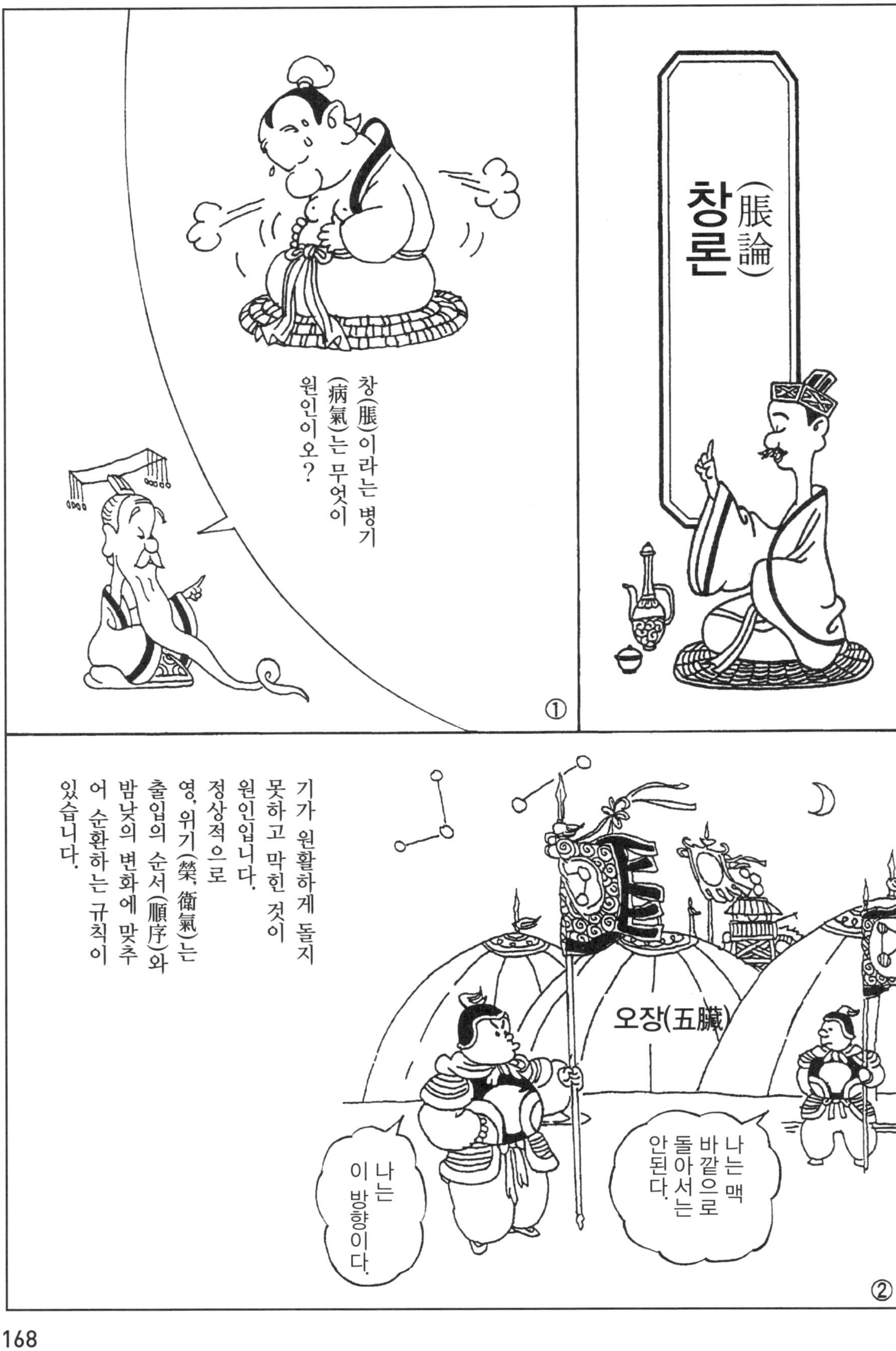
창론(脹論)
창(脹)이라는 병기(病氣)는 무엇이 원인이오?
기가 원활하게 돌지 못하고 막힌 것이 원인입니다. 정상적으로 영, 위기(榮, 衛氣)는 출입의 순서(順序)와 밤낮의 변화에 맞추어 순환하는 규칙이 있습니다.
오장(五臟)
나는 맥 바깥으로 돌아서는 안된다.
나는 이 방향이다.
①
②

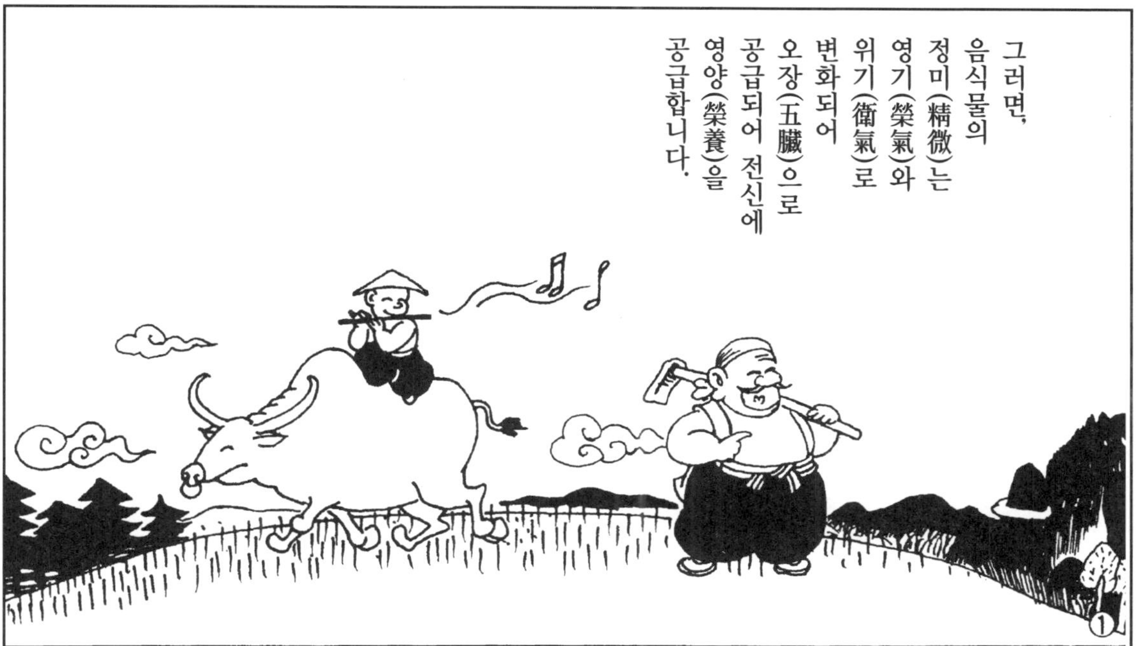
그러면,
음식물의
정미(精微)는
영기(榮氣)와
위기(衛氣)로
변화되어
오장(五臟)으로
공급되어 전신에
영양(榮養)을
공급합니다.

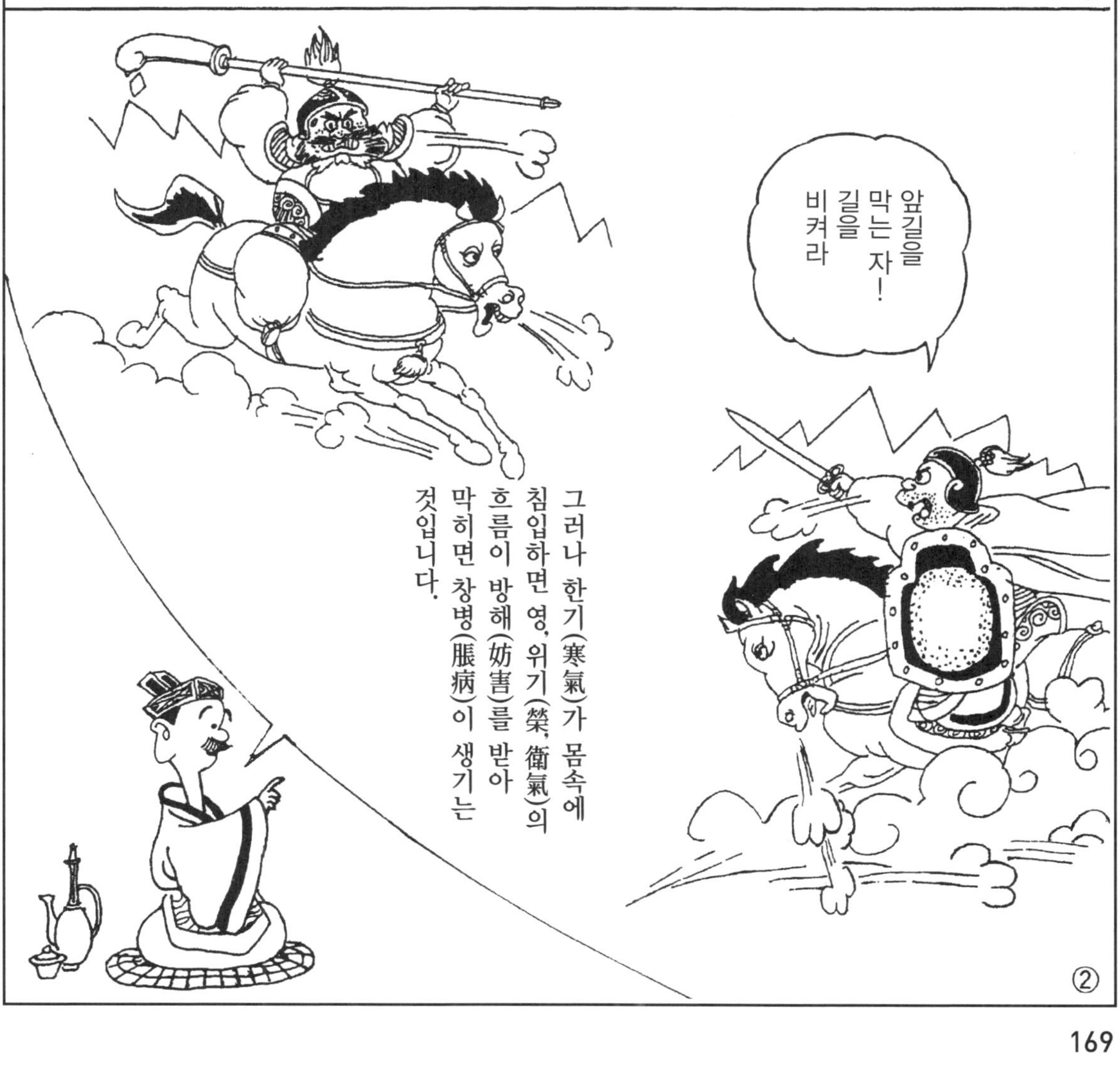
앞길을 막는 자! 길을 비켜라
그러나 한기(寒氣)가 몸속에
침입하면 영, 위기(榮, 衛氣)의
흐름이 방해(妨害)를 받아
막히면 창병(脹病)이 생기는
것입니다.

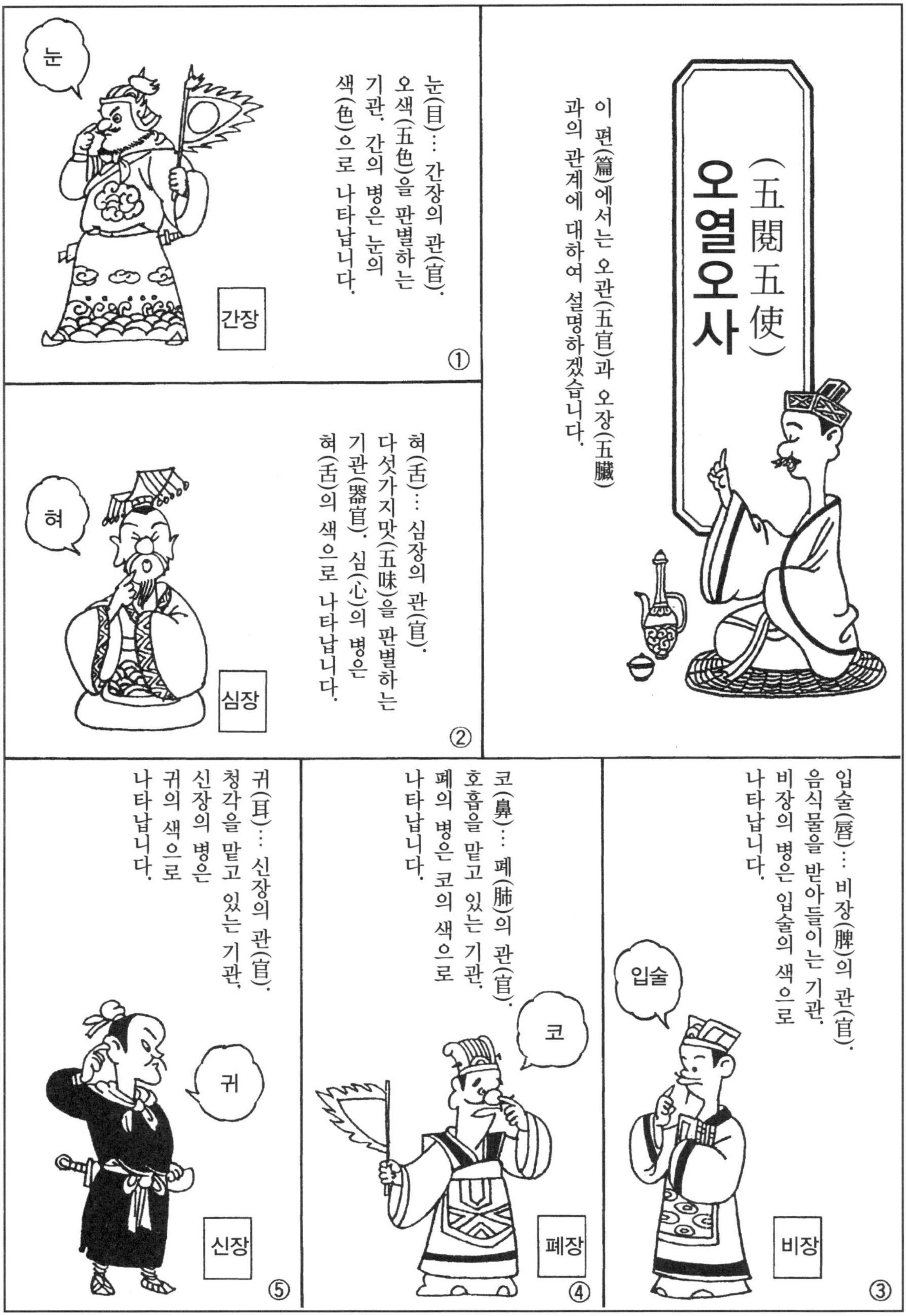
오열오사 (五閱五使)
이 편(篇)에서는 오관(五官)과 오장(五臟)과의 관계에 대하여 설명하겠습니다.
눈(目)… 간장의 관(官). 오색(五色)을 판별하는 기관. 간의 병은 눈의 색(色)으로 나타납니다.
눈
간장
①
혀(舌)… 심장의 관(官). 다섯가지맛(五味)을 판별하는 기관(器官). 심(心)의 병은 혀(舌)의 색으로 나타납니다.
혀
심장
②
입술(脣)… 비장(脾)의 관(官). 음식물을 받아들이는 기관. 비장의 병은 입술의 색으로 나타납니다.
입술
비장
③
코(鼻)… 폐(肺)의 관(官). 호흡을 맡고 있는 기관. 폐의 병은 코의 색으로 나타납니다.
코
폐장
④
귀(耳)… 신장의 관(官). 청각을 맡고 있는 기관, 신장의 병은 귀의 색으로 나타납니다.
귀
신장
⑤

논용(論勇)

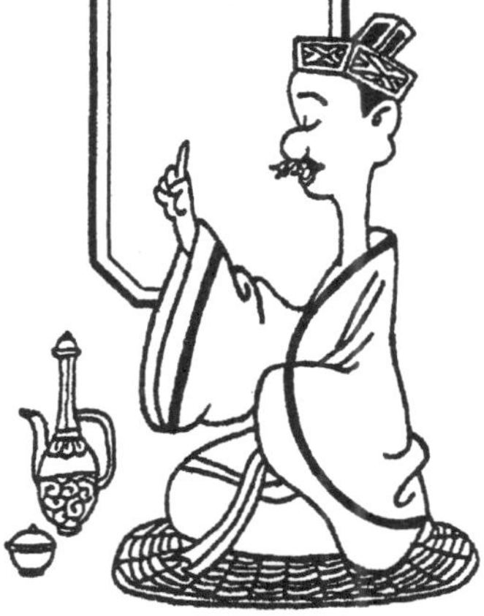

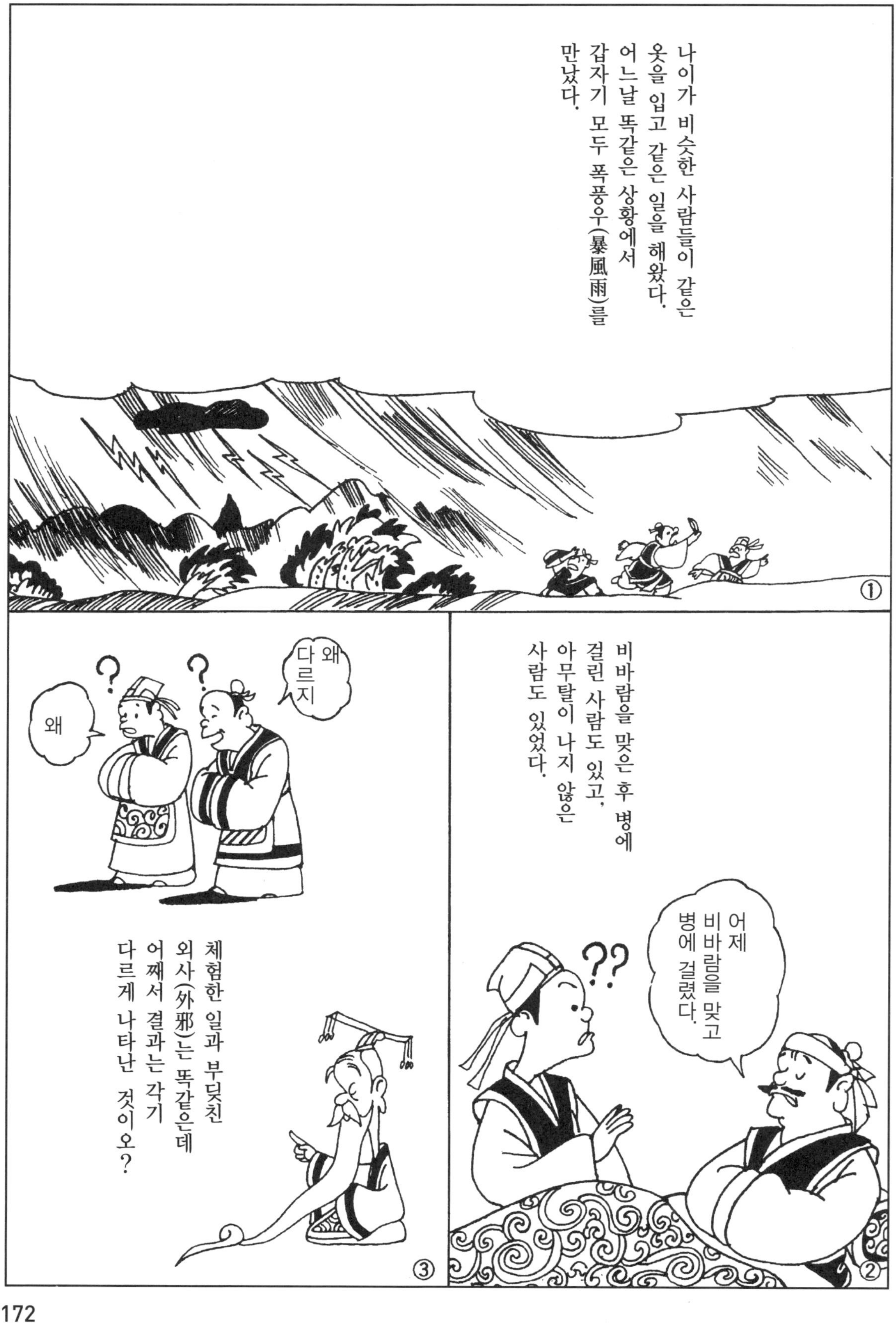
나이가 비슷한 사람들이 같은 옷을 입고 같은 일을 해왔다. 어느날 똑같은 상황에서 갑자기 모두 폭풍우(暴風雨)를 만났다.
비바람을 맞은 후 병에 걸린 사람도 있고, 아무탈이 나지 않은 사람도 있었다.
어제 비바람을 맞고 병에 걸렸다.
왜 다르지
왜
체험한 일과 부딪친 외사(外邪)는 똑같은데 어째서 결과는 각기 다르게 나타난 것이오?

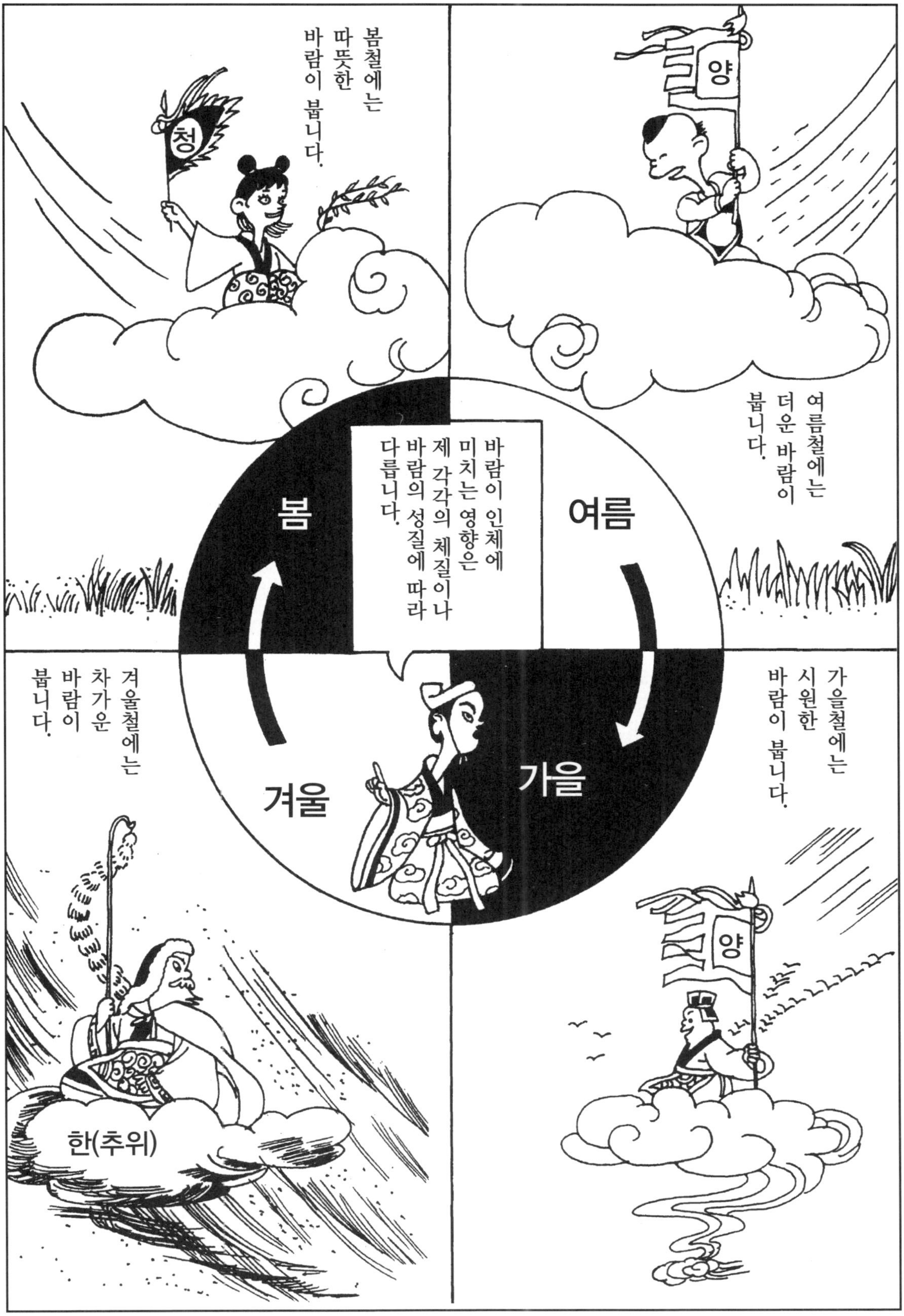
봄철에는 따뜻한 바람이 붑니다.
청
양
여름철에는 더운 바람이 붑니다.
바람이 인체에 미치는 영향은 제 각각의 체질이나 바람의 성질에 따라 다릅니다.
봄
여름
가을
겨울
가을철에는 시원한 바람이 붑니다.
양
겨울철에는 차가운 바람이 붑니다.
한(추위)

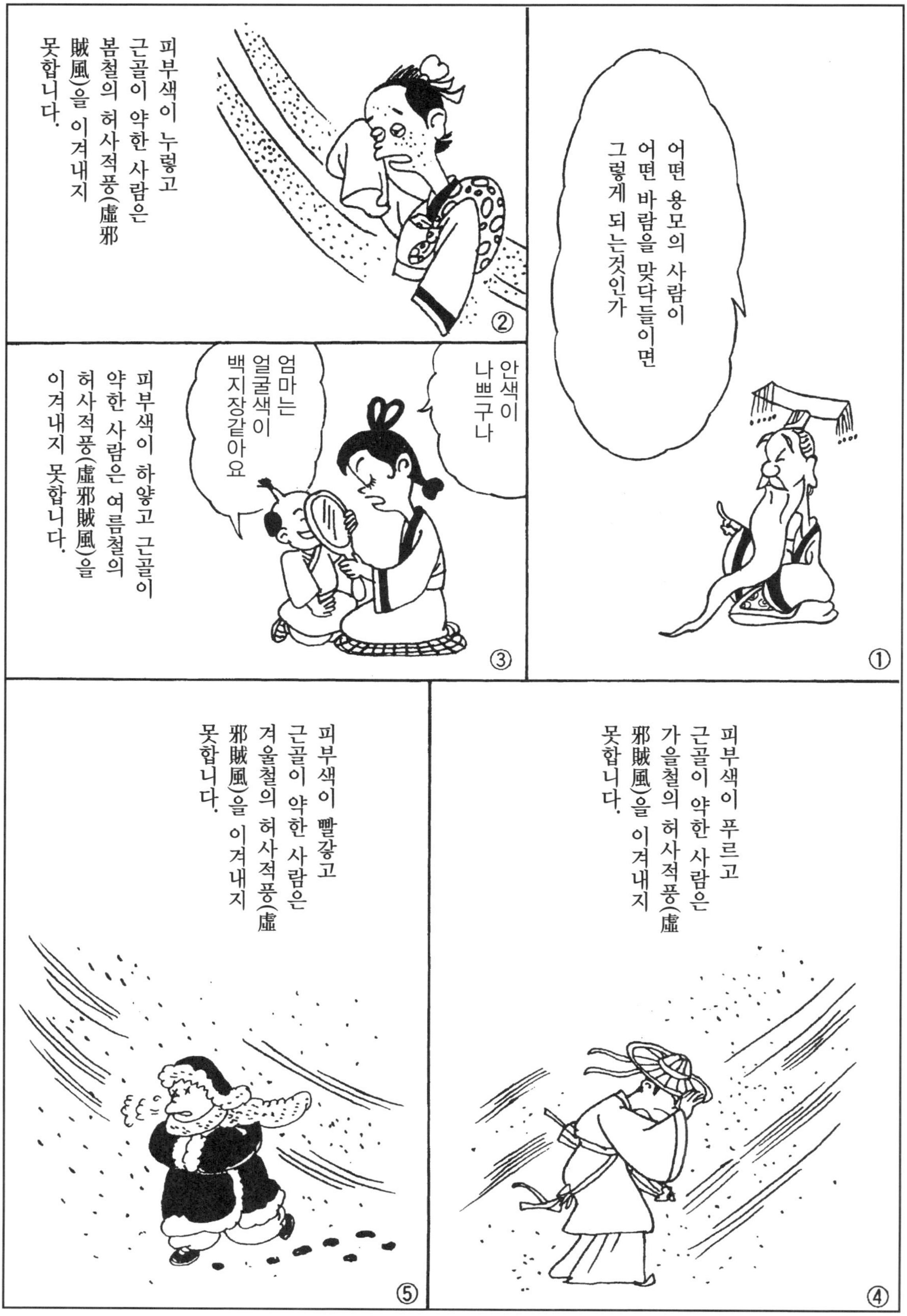
어떤 용모의 사람이
어떤 바람을 맞닥들이면
그렇게 되는것인가
피부색이 누렇고
근골이 약한 사람은
봄철의 허사적풍(虛邪
賊風)을 이겨내지
못합니다.
안색이
나쁘구나
엄마는
얼굴색이
백지장같아요
피부색이 하얗고 근골이
약한 사람은 여름철의
허사적풍(虛邪賊風)을
이겨내지 못합니다.
피부색이 푸르고
근골이 약한 사람은
가을철의 허사적풍(虛
邪賊風)을 이겨내지
못합니다.
피부색이 빨갛고
근골이 약한 사람은
겨울철의 허사적풍(虛
邪賊風)을 이겨내지
못합니다.

 주) : 허사적풍(虛邪賊風) – 계절의 변화에 따라 우리몸과 주변환경이 허해진 틈을 타서 침입하여 병에 걸리게 하는 풍사

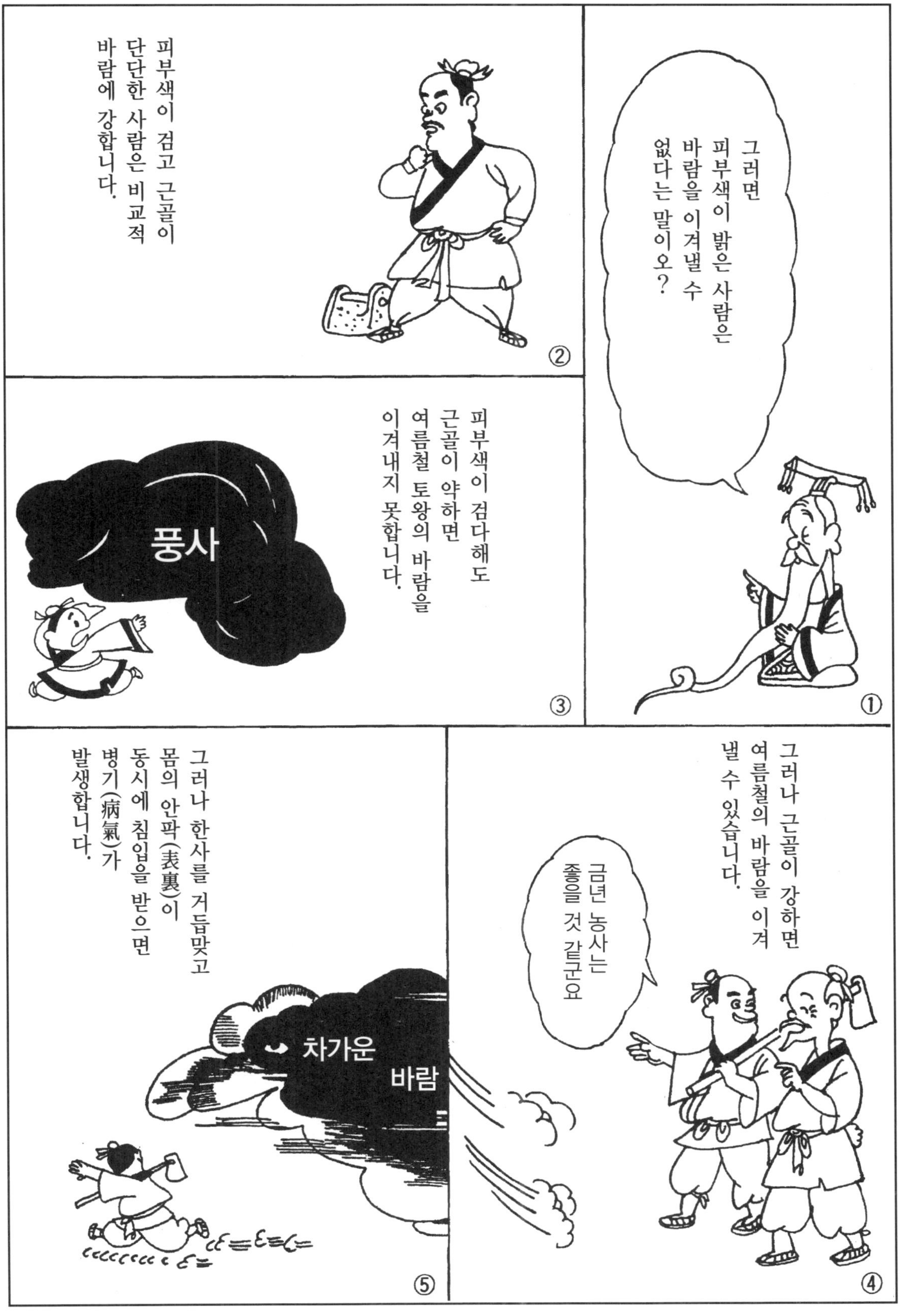
그러면
피부색이 밝은 사람은
바람을 이겨낼 수
없다는 말이오?
①
피부색이 검고 근골이
단단한 사람은 비교적
바람에 강합니다.
②
피부색이 검다해도
근골이 약하면
여름철 토왕의 바람을
이겨내지 못합니다.
풍사
③
그러나 근골이 강하면
여름철의 바람을 이겨
낼 수 있습니다.
금년 농사는
좋을 것 같군요
④
그러나 한사를 거듭맞고
몸의 안팎(表裏)이
동시에 침입을 받으면
병기(病氣)가
발생합니다.
차가운
바람
⑤

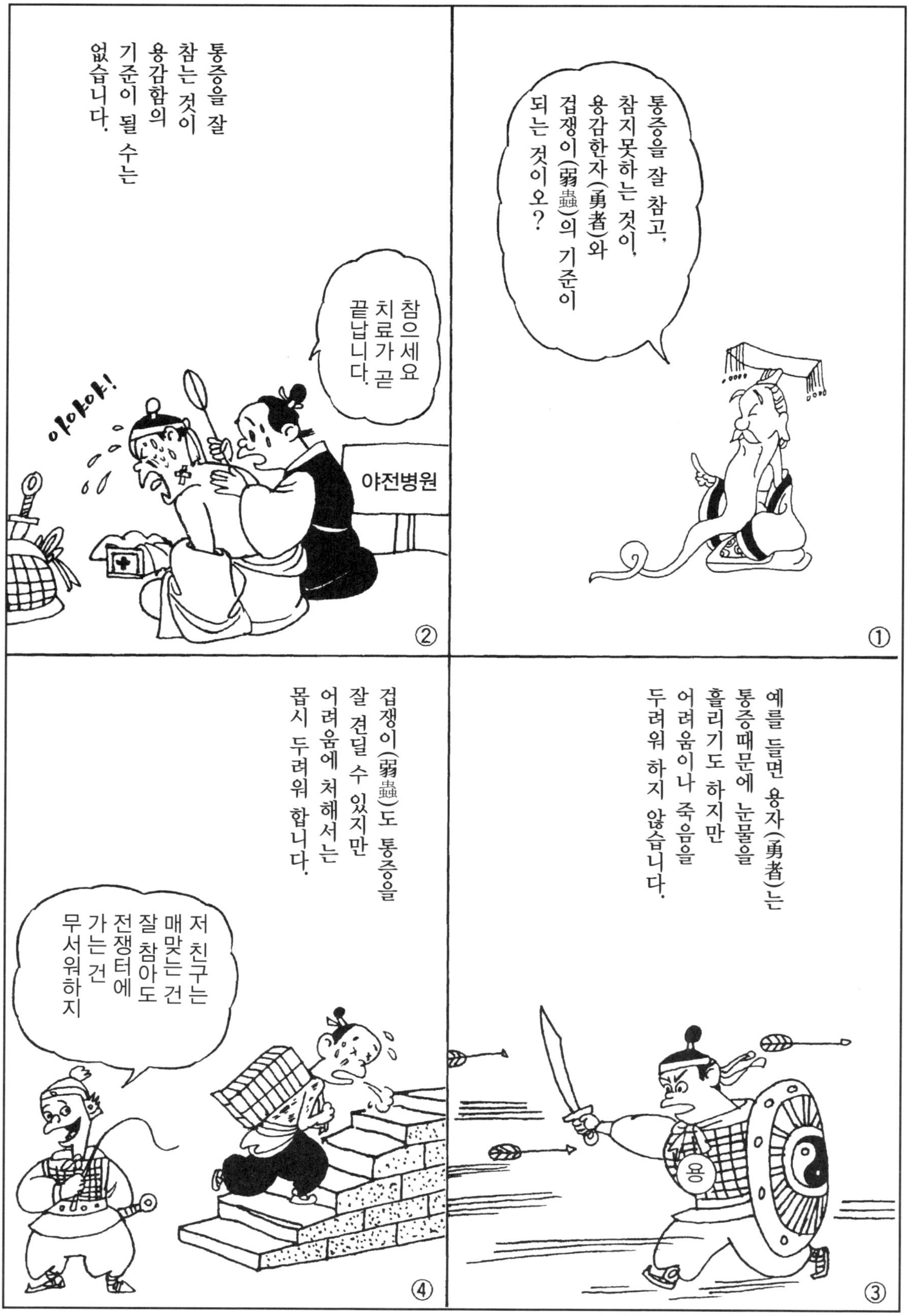
통증을 잘 참고,
참지못하는 것이,
용감한자(勇者)와
겁쟁이(弱蟲)의 기준이
되는 것이오?
①
통증을 잘
참는 것이
용감함의
기준이 될 수는
없습니다.
참으세요
치료가 곧
끝납니다.
아야야!
야전병원
②
예를 들면 용자(勇者)는
통증때문에 눈물을
흘리기도 하지만
어려움이나 죽음을
두려워 하지 않습니다.
용
③
겁쟁이(弱蟲)도 통증을
잘 견딜 수 있지만
어려움에 처해서는
몹시 두려워 합니다.
저 친구는
매맞는 건
잘 참아도
전쟁터에
가는 건
무서워하지
④

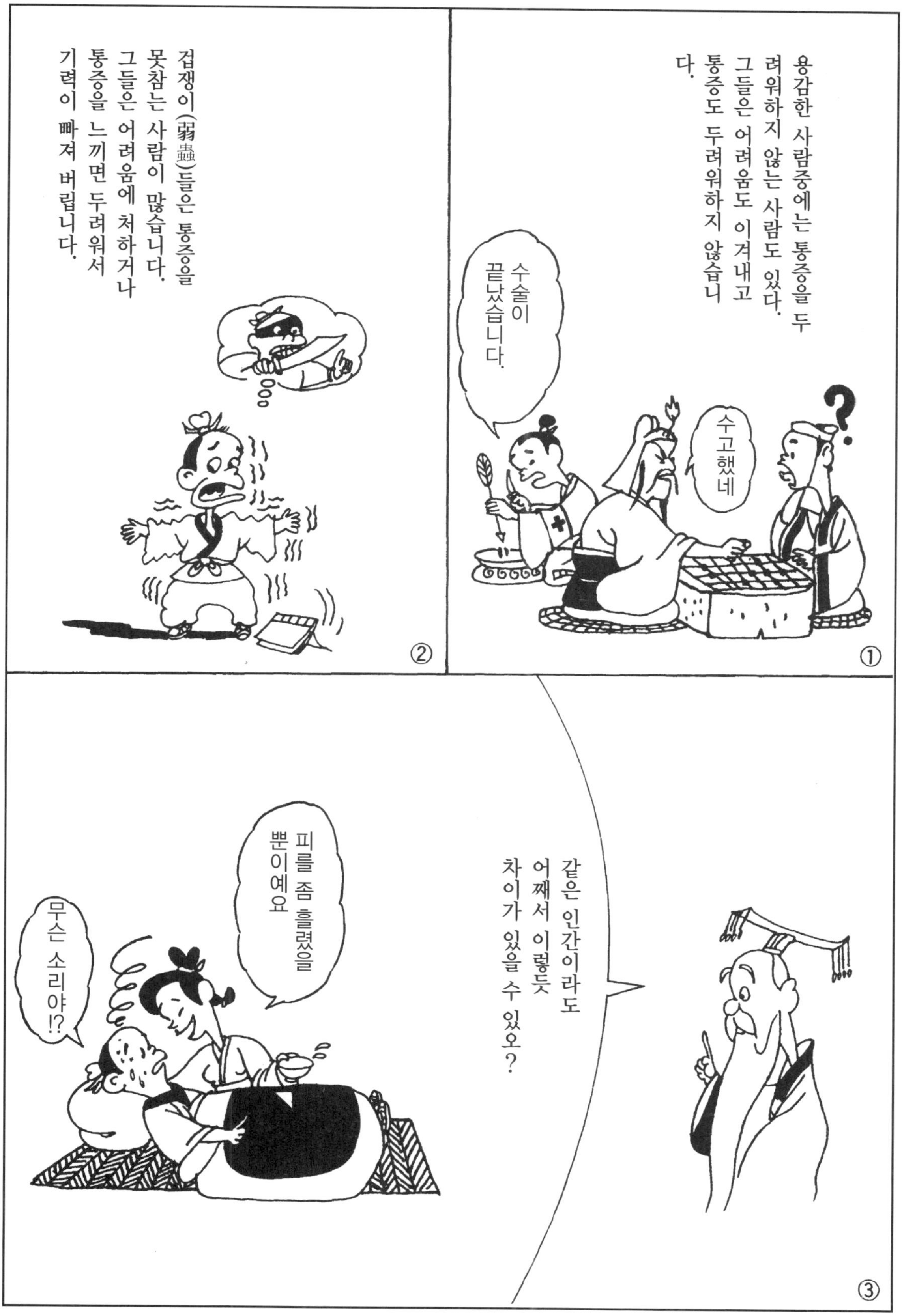
용감한 사람중에는 통증을 두려워하지 않는 사람도 있다. 그들은 어려움도 이겨내고 통증도 두려워하지 않습니다.
수술이 끝났습니다.
수고했네
①
겁쟁이(弱蟲)들은 통증을 못참는 사람이 많습니다. 그들은 어려움에 처하거나 통증을 느끼면 두려워서 기력이 빠져 버립니다.
②
같은 인간이라도 어째서 이렇듯 차이가 있을 수 있오?
피를 좀 흘렸을 뿐이예요
무슨 소리야!?
③

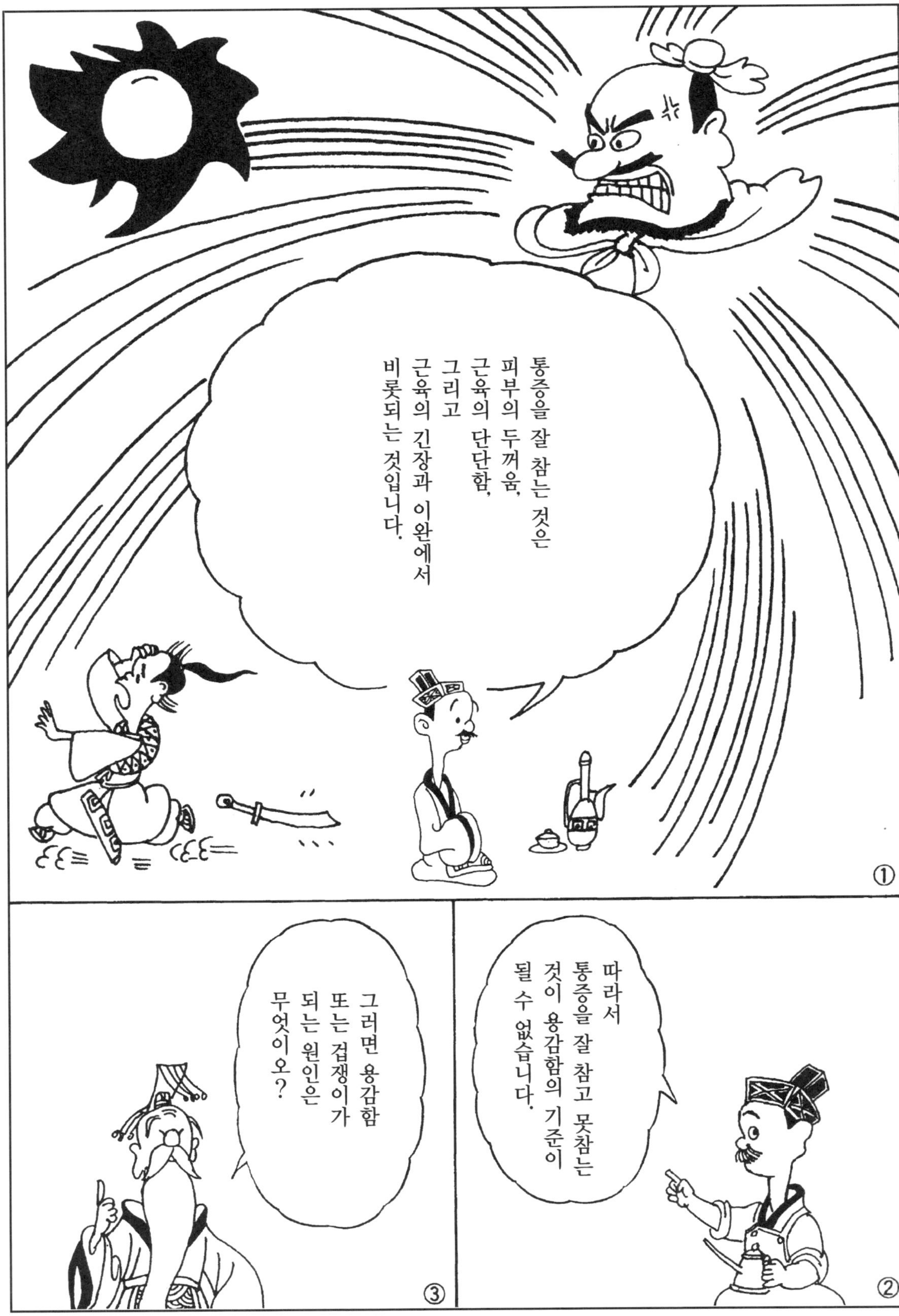
통증을 잘 참는 것은
피부의 두꺼움,
근육의 단단함,
그리고
근육의 긴장과 이완에서
비롯되는 것입니다.
따라서
통증을 잘 참고 못참는
것이 용감함의 기준이
될 수 없습니다.
그러면 용감함
또는 겁쟁이가
되는 원인은
무엇이오?

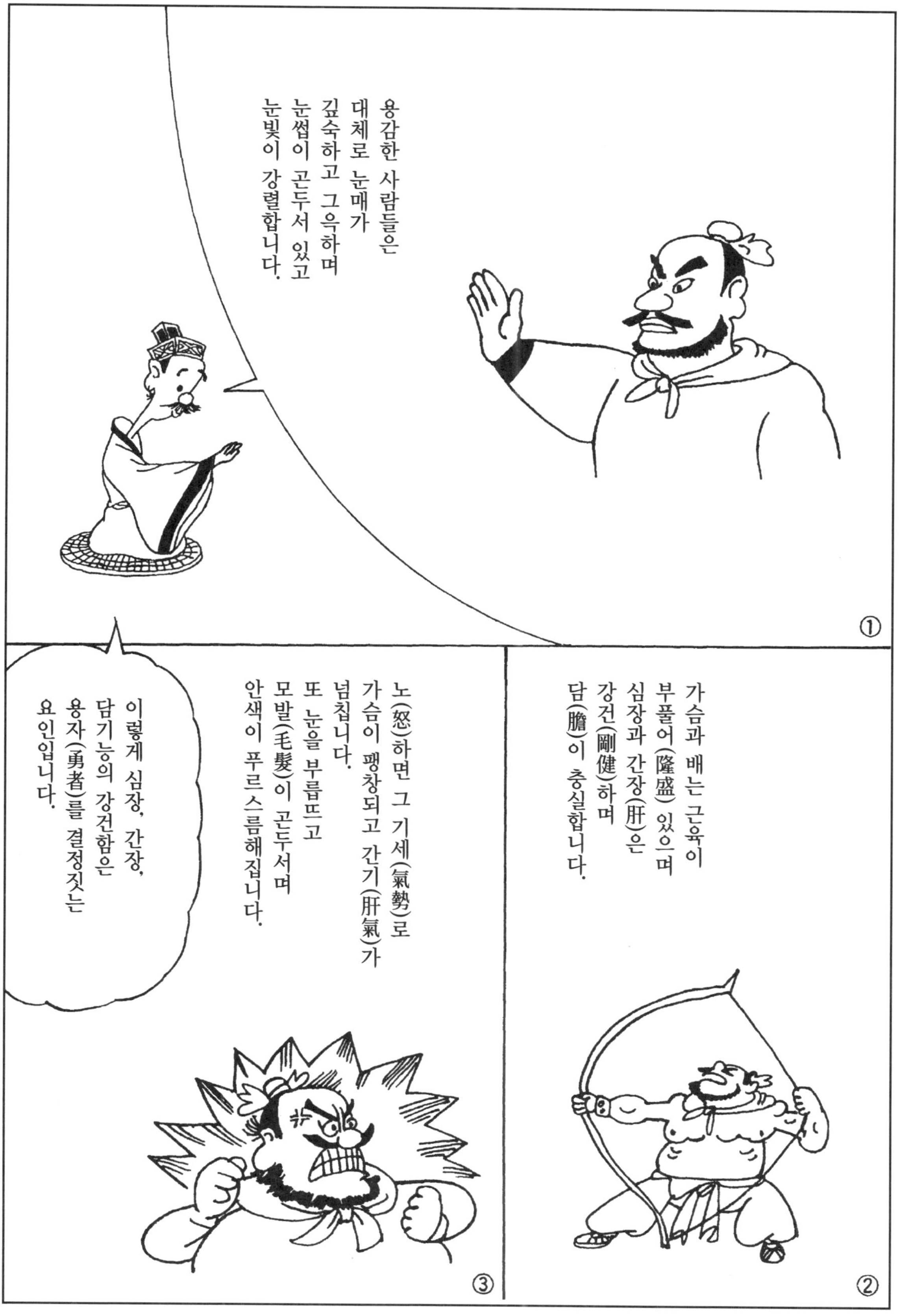
용감한 사람들은
대체로 눈매가
깊숙하고 그윽하며
눈썹이 곤두서 있고
눈빛이 강렬합니다.
①
가슴과 배는 근육이
부풀어(隆盛) 있으며
심장과 간장(肝)은
강건(剛健)하며
담(膽)이 충실합니다.
②
노(怒)하면 그 기세(氣勢)로
가슴이 팽창되고 간기(肝氣)가
넘칩니다.
또 눈을 부릅뜨고
모발(毛髮)이 곤두서며
안색이 푸르스름해집니다.
이렇게 심장, 간장,
담기능의 강건함은
용자(勇者)를 결정짓는
요인입니다.
③

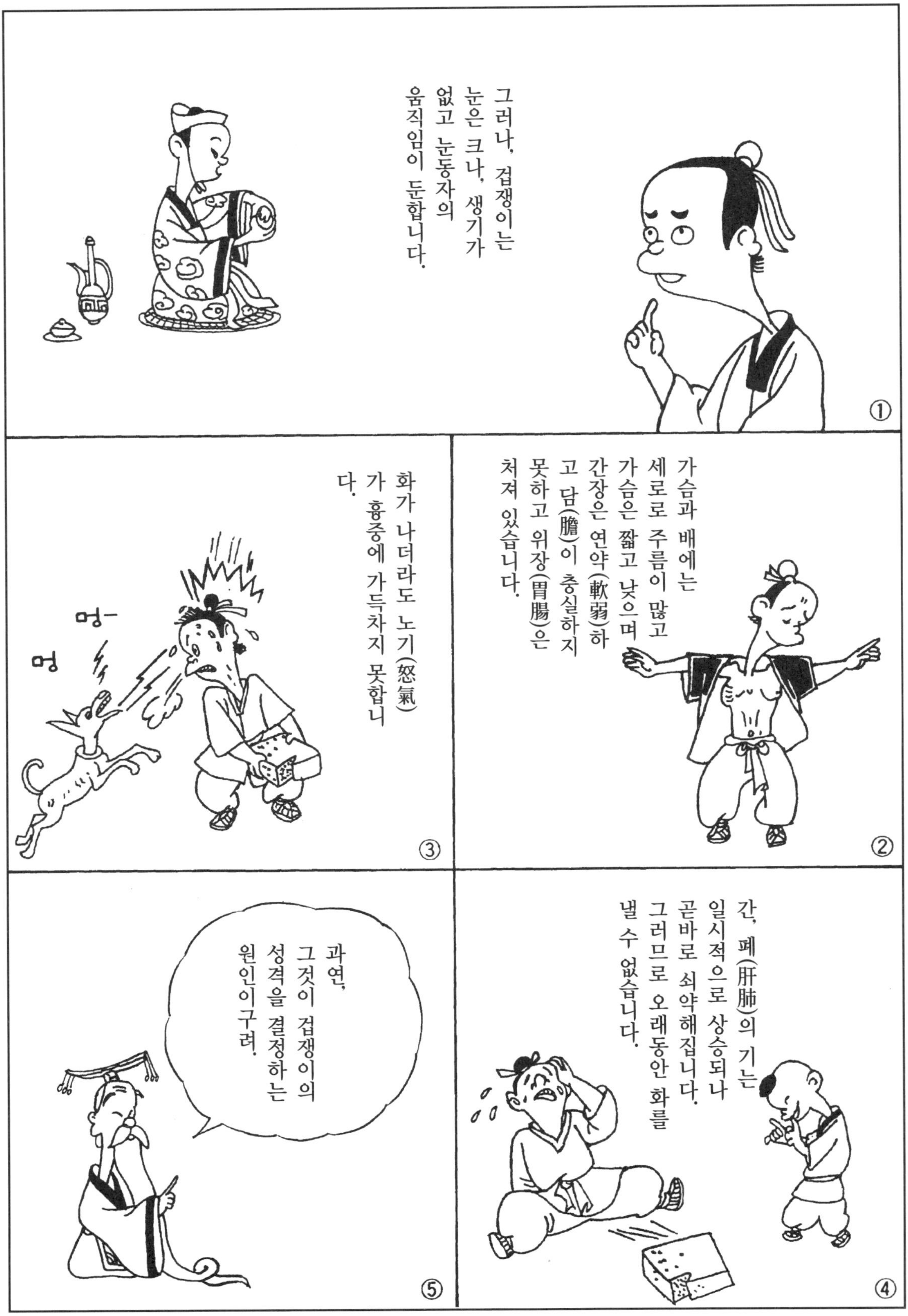
그러나, 겁쟁이는
눈은 크나, 생기가
없고 눈동자의
움직임이 둔합니다.
가슴과 배에는
세로로 주름이 많고
가슴은 짧고 낮으며
간장은 연약(軟弱)하
고 담(膽)이 충실하지
못하고 위장(胃腸)은
처져 있습니다.
화가 나더라도 노기(怒氣)
가 흉중에 가득차지 못합니
다.
멍-
멍
간, 폐(肝肺)의 기는
일시적으로 상승되나
곧바로 쇠약해집니다.
그러므로 오래동안 화를
낼 수 없습니다.
과연,
그것이 겁쟁이의
성격을 결정하는
원인이구려.

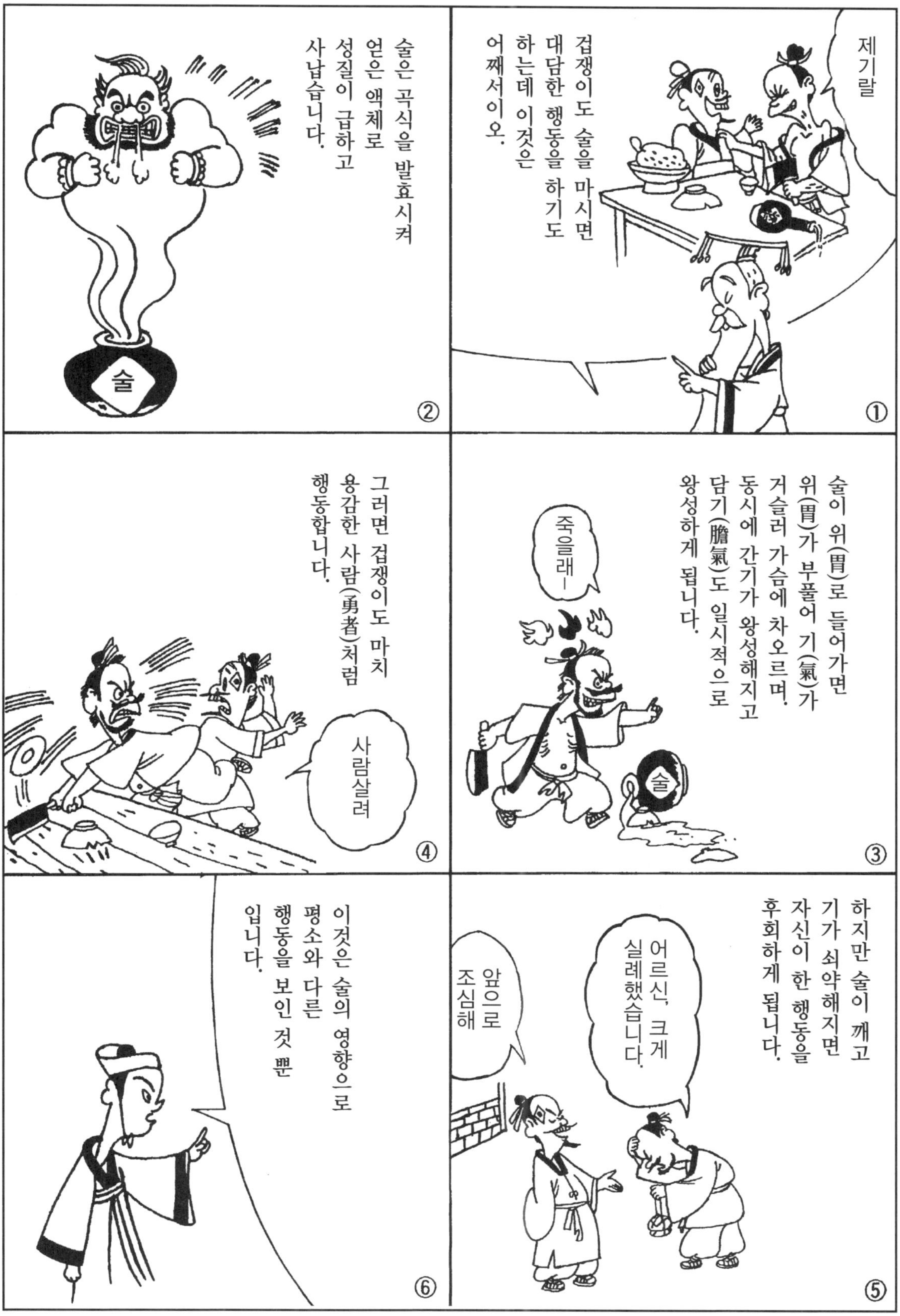
제기랄
겁쟁이도 술을 마시면 대담한 행동을 하기도 하는데 이것은 어째서이오.
술은 곡식을 발효시켜 얻은 액체로 성질이 급하고 사납습니다.
술
①
②
술이 위(胃)로 들어가면 위(胃)가 부풀어 기(氣)가 거슬러 가슴에 차오르며, 동시에 간기가 왕성해지고 담기(膽氣)도 일시적으로 왕성하게 됩니다.
죽을래-
술
③
그러면 겁쟁이도 마치 용감한 사람(勇者)처럼 행동합니다.
사람살려
④
하지만 술이 깨고 기가 쇠약해지면 자신이 한 행동을 후회하게 됩니다.
어르신, 크게 실례했습니다.
앞으로 조심해
⑤
이것은 술의 영향으로 평소와 다른 행동을 보인 것 뿐입니다.
⑥

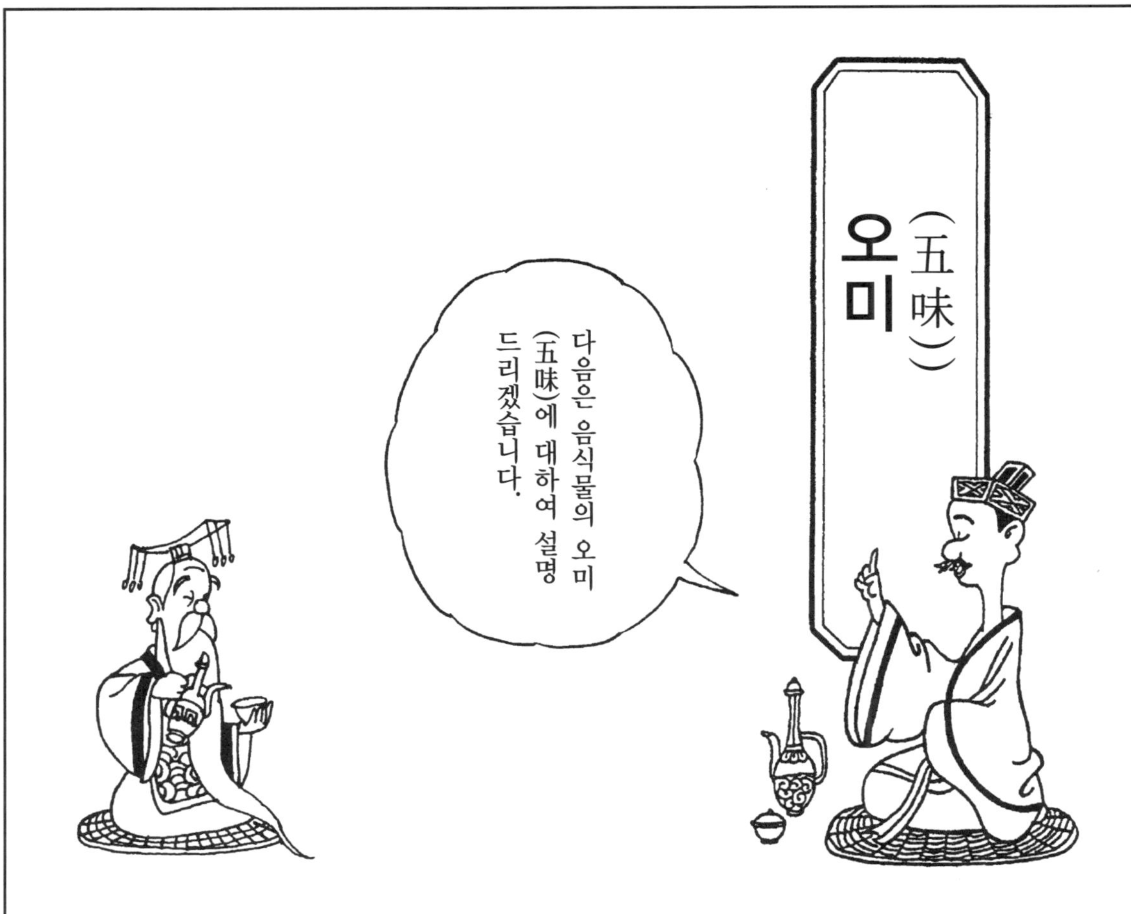
오미(五味)
다음은 음식물의 오미(五味)에 대하여 설명드리겠습니다.

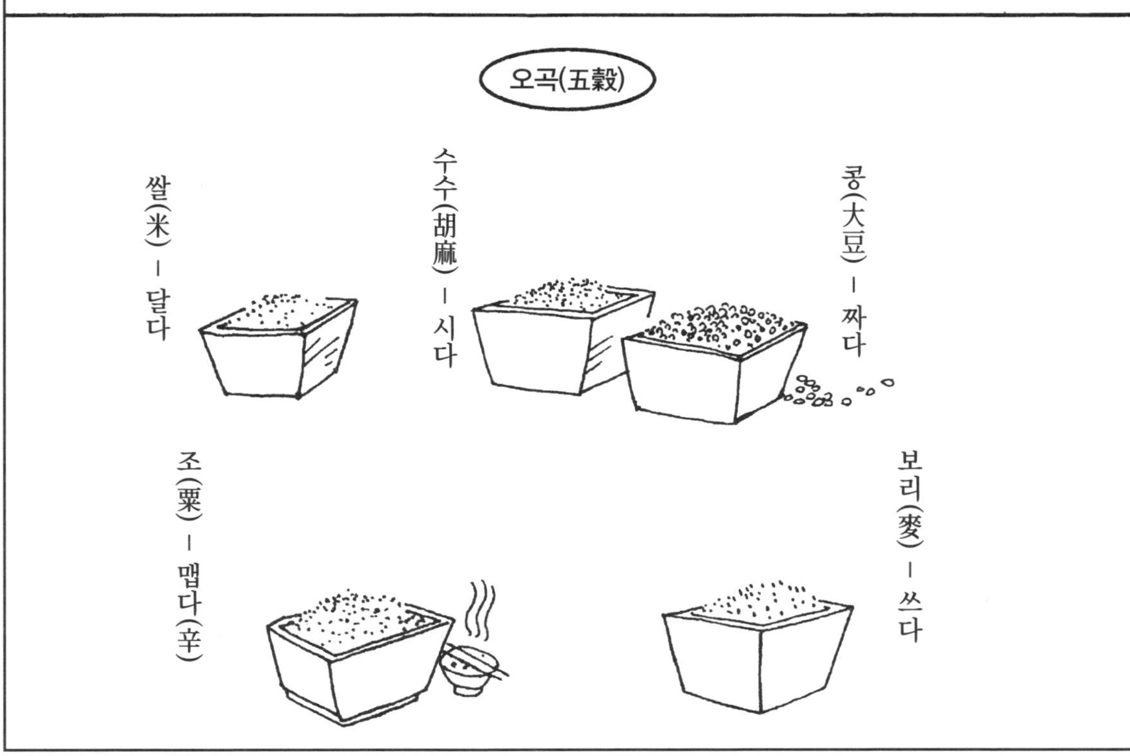
오곡(五穀)
콩(大豆) - 짜다
수수(胡麻) - 시다
쌀(米) - 달다
보리(麥) - 쓰다
조(粟) - 맵다(辛)

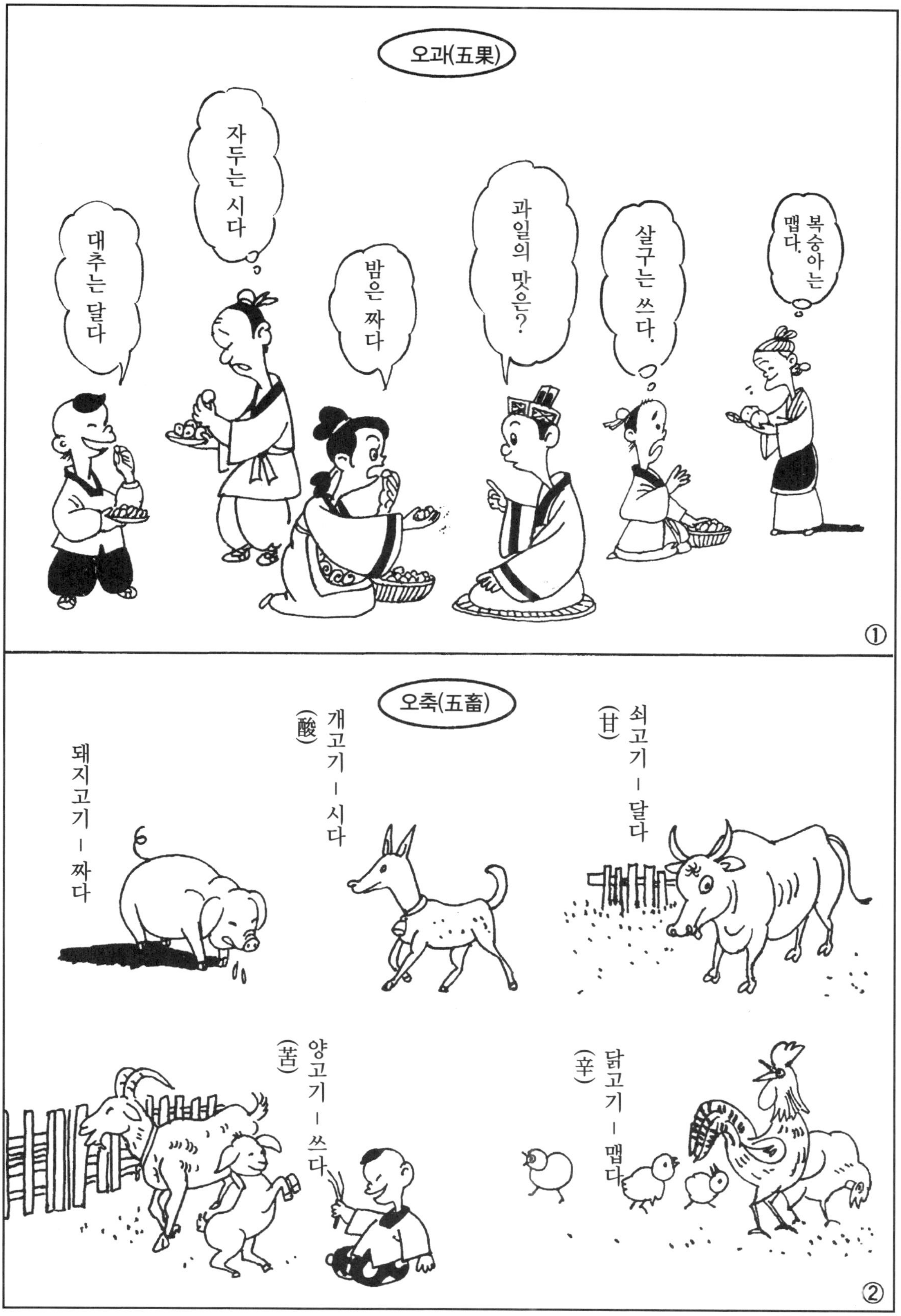
오과(五果)
과일의 맛은?
대추는 달다
자두는 시다
밤은 짜다
살구는 쓰다.
복숭아는 맵다.
①
오축(五畜)
쇠고기 - 달다 (甘)
개고기 - 시다 (酸)
돼지고기 - 짜다
양고기 - 쓰다 (苦)
닭고기 - 맵다 (辛)
②

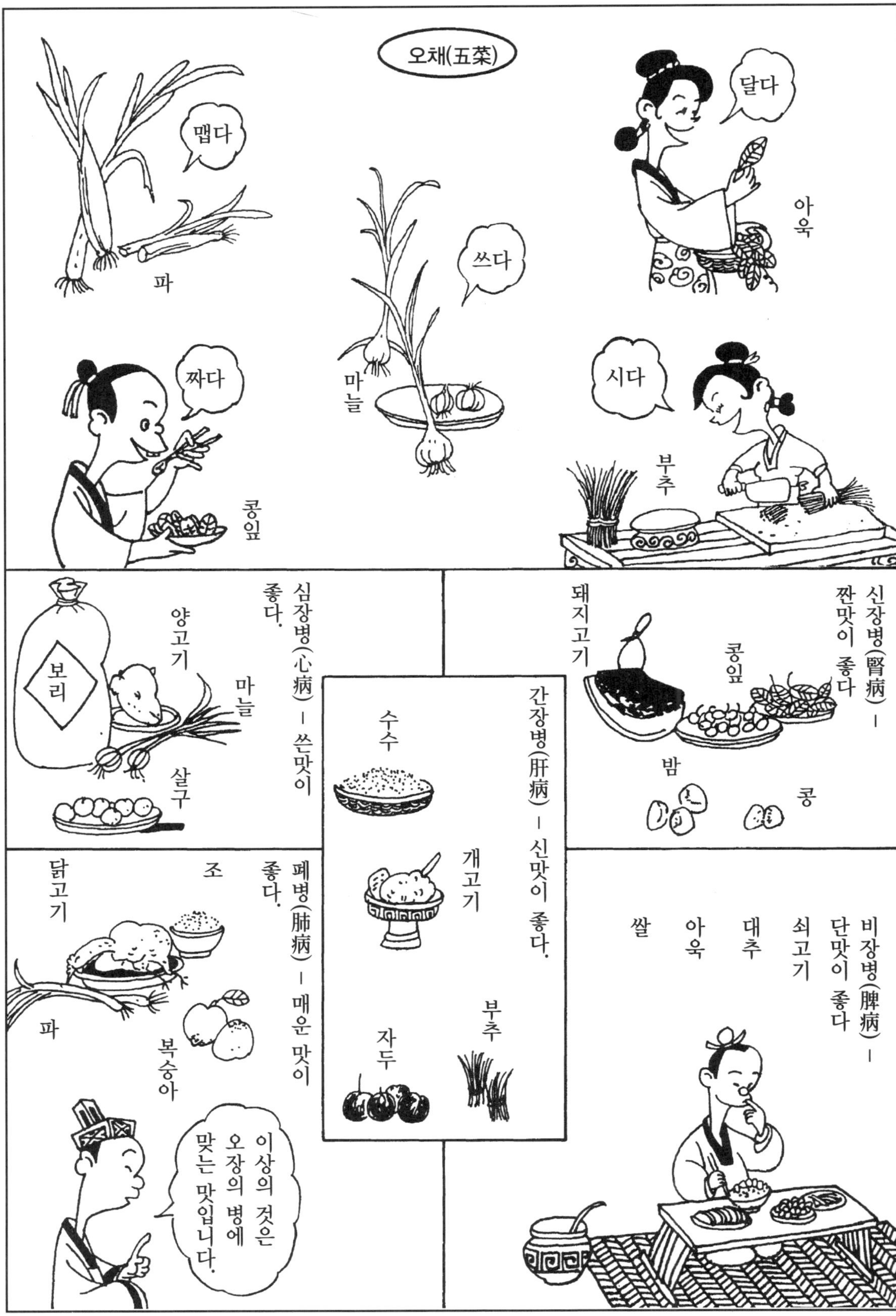
오채(五菜)
맵다
파
쓰다
마늘
달다
아욱
짜다
콩잎
시다
부추
신장병(腎病) – 짠맛이 좋다
돼지고기
콩잎
밤
콩
간장병(肝病) – 신맛이 좋다.
수수
개고기
부추
자두
심장병(心病) – 쓴맛이 좋다.
양고기
마늘
보리
살구
비장병(脾病) – 단맛이 좋다
쇠고기
대추
아욱
쌀
폐병(肺病) – 매운 맛이 좋다.
조
닭고기
파
복숭아
이상의 것은 오장의 병에 맞는 맛입니다.

 주) 신,비,심,폐는 현대의학의 장기와는 다르다.또한 함(鹹)은 소금맛이 아니다

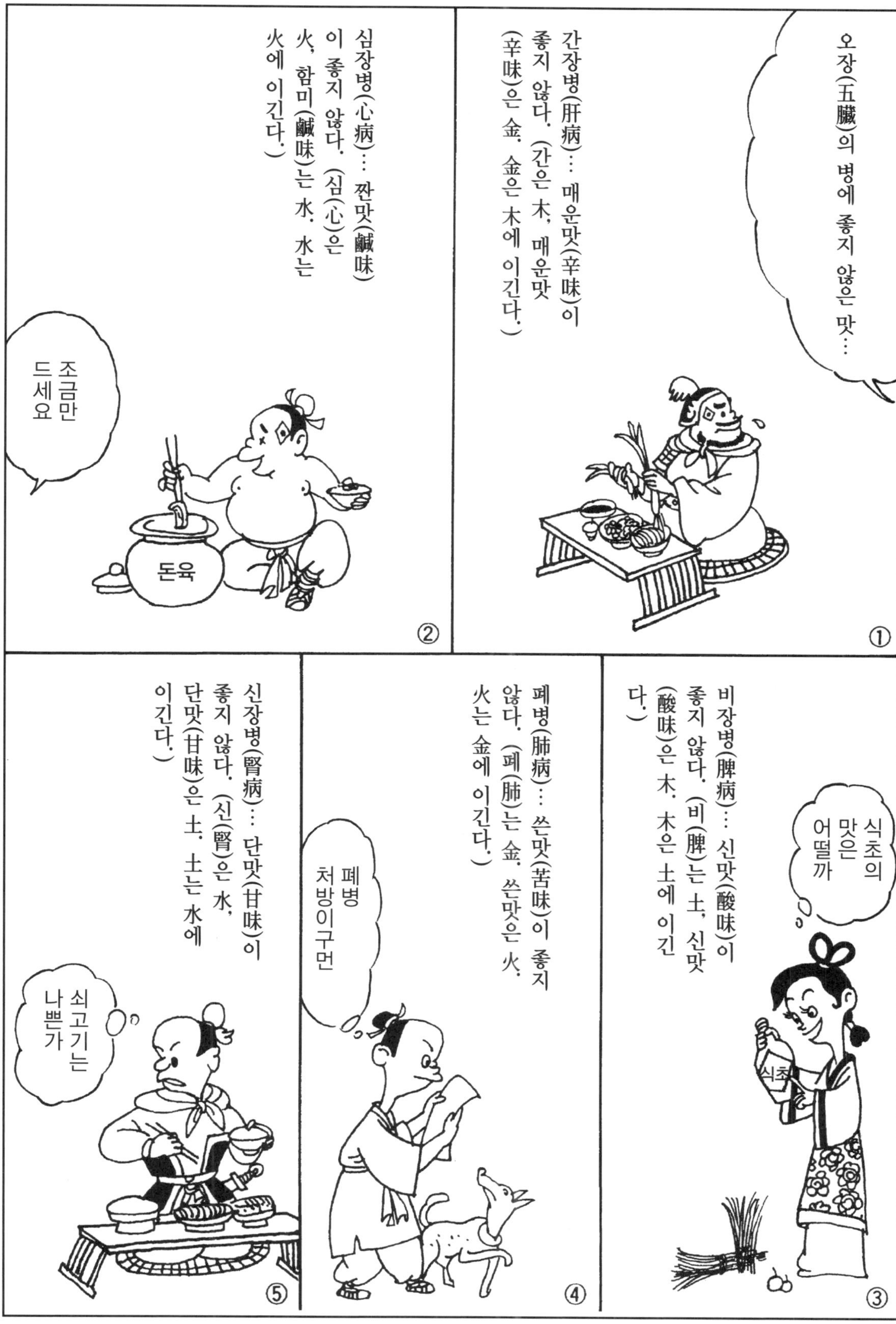
오장(五臟)의 병에 좋지 않은 맛…
간장병(肝病)… 매운맛(辛味)이 좋지 않다. (간은 木, 매운맛(辛味)은 金. 金은 木에 이긴다.)
①
심장병(心病)… 짠맛(鹹味)이 좋지 않다. (심(心)은 火, 함미(鹹味)는 水. 水는 火에 이긴다.)
조금만 드세요
돈육
②
비장병(脾病)… 신맛(酸味)이 좋지 않다. (비(脾)는 土, 신맛(酸味)은 木. 木은 土에 이긴다.)
식초의 맛은 어떨까
식초
③
폐병(肺病)… 쓴맛(苦味)이 좋지 않다. (폐(肺)는 金, 쓴맛은 火. 火는 金에 이긴다.)
폐병 처방이구먼
④
신장병(腎病)… 단맛(甘味)이 좋지 않다. (신(腎)은 水, 단맛(甘味)은 土. 土는 水에 이긴다.)
쇠고기는 나쁜가
⑤

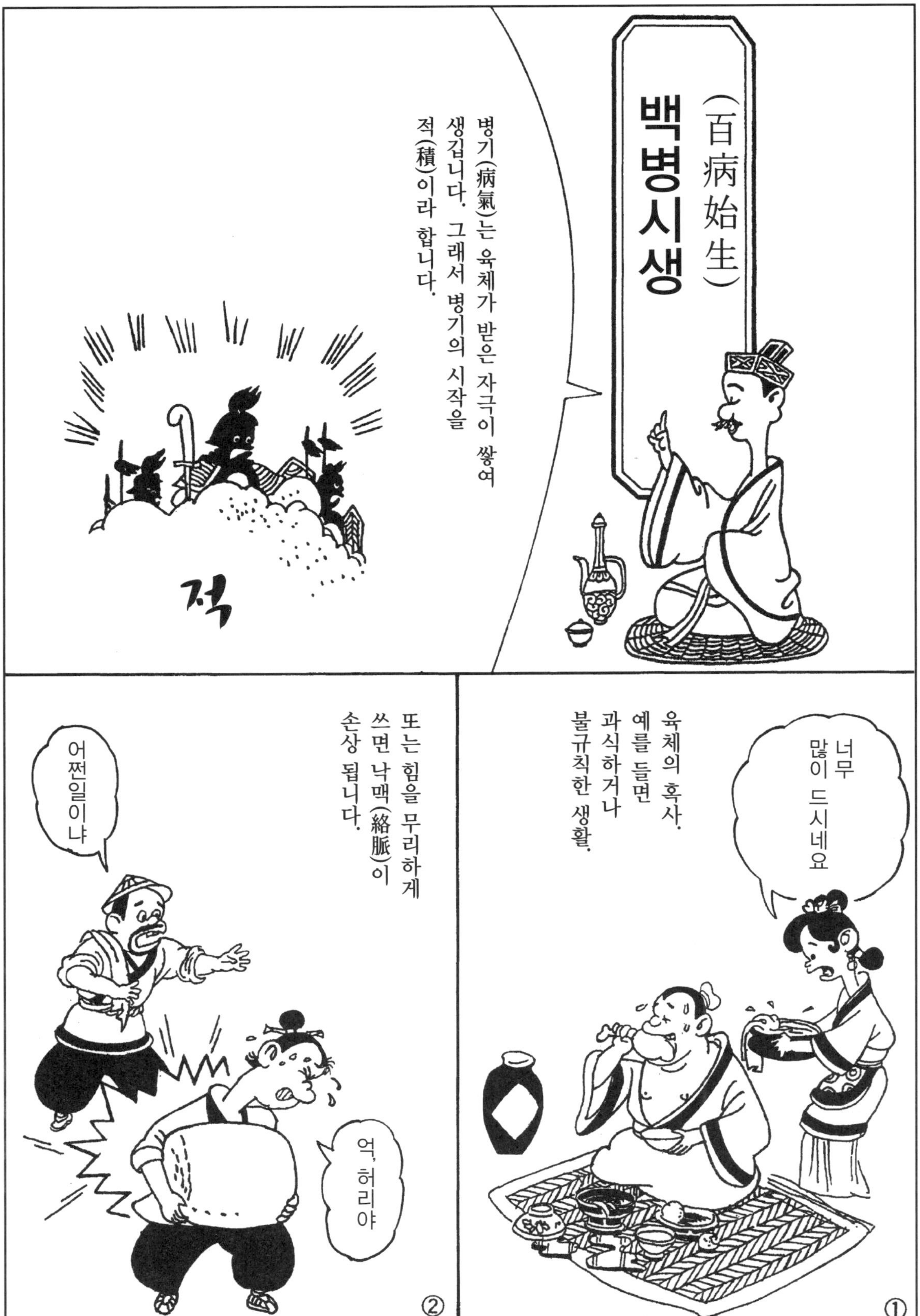
(百病始生)
백병시생
병기(病氣)는 육체가 받은 자극이 쌓여 생깁니다. 그래서 병기의 시작을 적(積)이라 합니다.
적
육체의 혹사. 예를 들면 과식하거나 불규칙한 생활.
너무 많이 드시네요
①
또는 힘을 무리하게 쓰면 낙맥(絡脈)이 손상 됩니다.
어쩐일이냐
억, 허리야
②

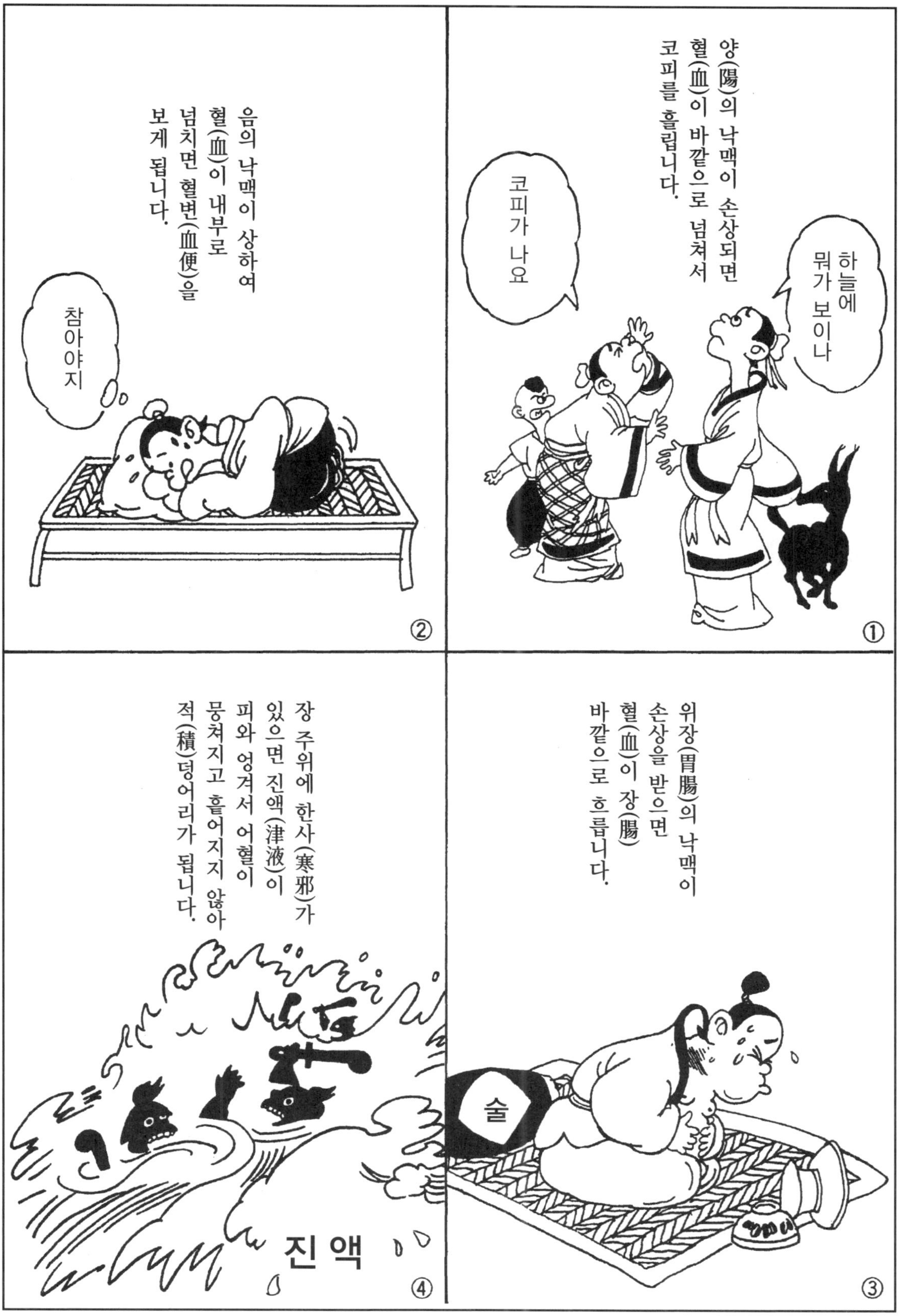
양(陽)의 낙맥이 손상되면
혈(血)이 바깥으로 넘쳐서
코피를 흘립니다.
하늘에 뭐가 보이나
코피가 나요
①
음의 낙맥이 상하여
혈(血)이 내부로
넘치면 혈변(血便)을
보게 됩니다.
참아야지
②
위장(胃腸)의 낙맥이
손상을 받으면
혈(血)이 장(腸)
바깥으로 흐릅니다.
술
③
장 주위에 한사(寒邪)가
있으면 진액(津液)이
피와 엉겨서 어혈이
뭉쳐지고 흩어지지 않아
적(積)덩어리가 됩니다.
진액
④

주) 적(積)- 흉복부에 적괴(積塊)가 단단하게 맺혀 통증이 일정한 곳에 있는 질환

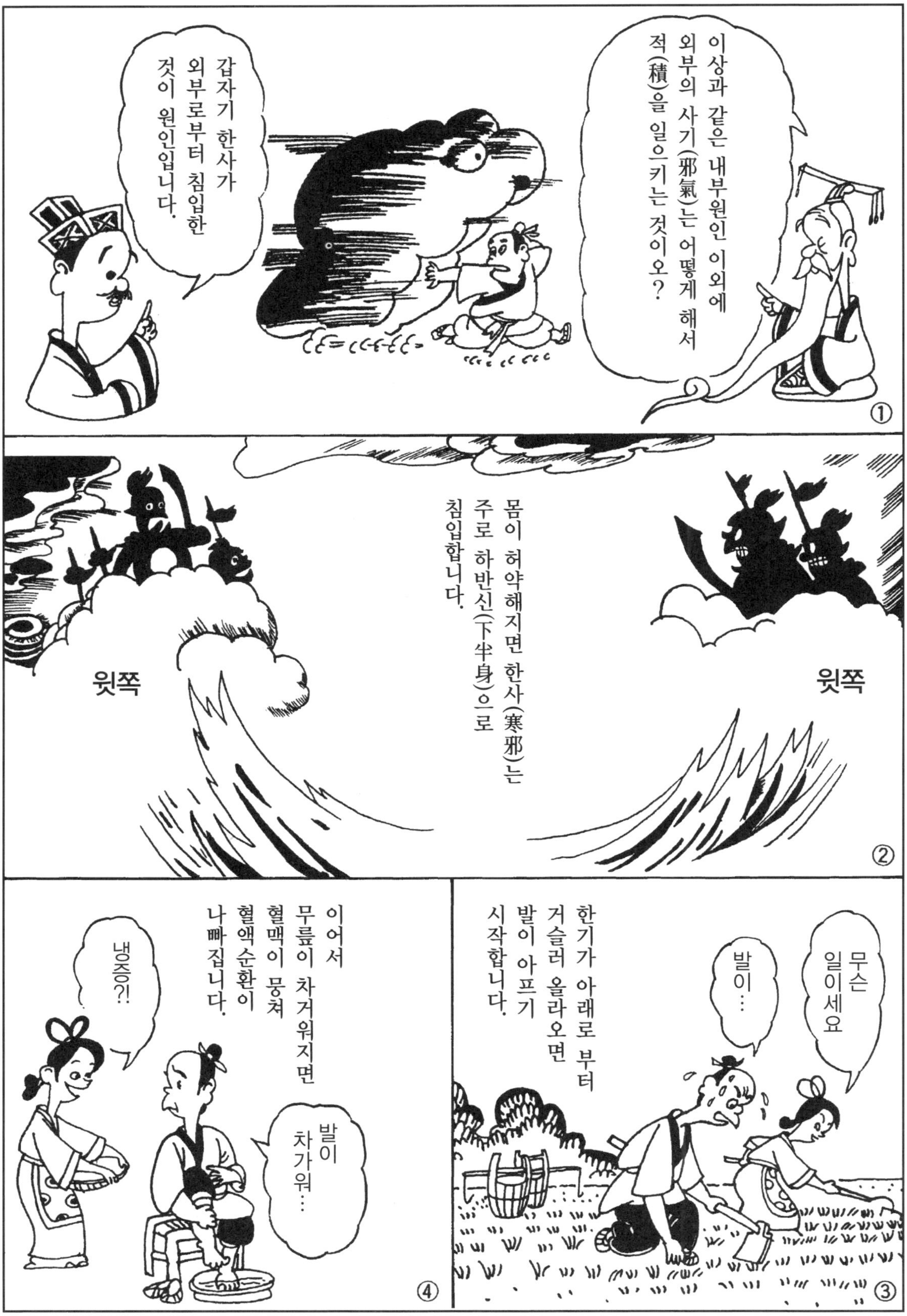
이상과 같은 내부원인 이외에
외부의 사기(邪氣)는 어떻게 해서
적(積)을 일으키는 것이오?
갑자기 한사가
외부로부터 침입한
것이 원인입니다.
몸이 허약해지면 한사(寒邪)는
주로 하반신(下半身)으로
침입합니다.
윗쪽
윗쪽
무슨
일이세요
발이…
한기가 아래로 부터
거슬러 올라오면
발이 아프기
시작합니다.
이어서
무릎이 차거워지면
혈맥이 뭉쳐
혈액순환이
나빠집니다.
냉증?!
발이
차가워…

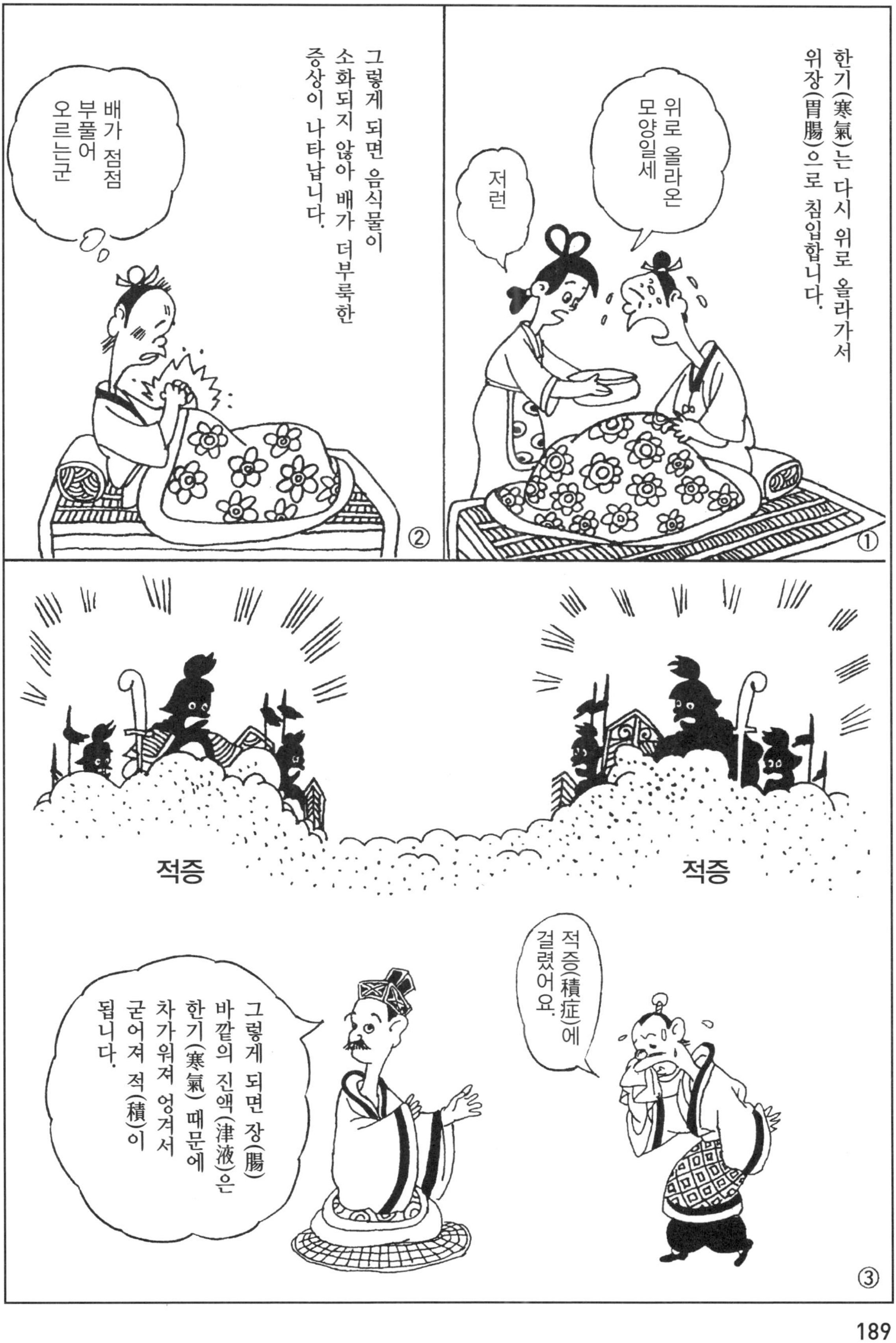
한기(寒氣)는 다시 위로 올라가서
위장(胃腸)으로 침입합니다.
위로 올라온
모양일세
저런
①
그렇게 되면 음식물이
소화되지 않아 배가 더부룩한
증상이 나타납니다.
배가 점점
부풀어
오르는군
②
적증
적증
적증(積症)에
걸렸어요.
그렇게 되면 장(腸)
바깥의 진액(津液)은
한기(寒氣) 때문에
차가워져 엉겨서
굳어져 적(積)이
됩니다.
③

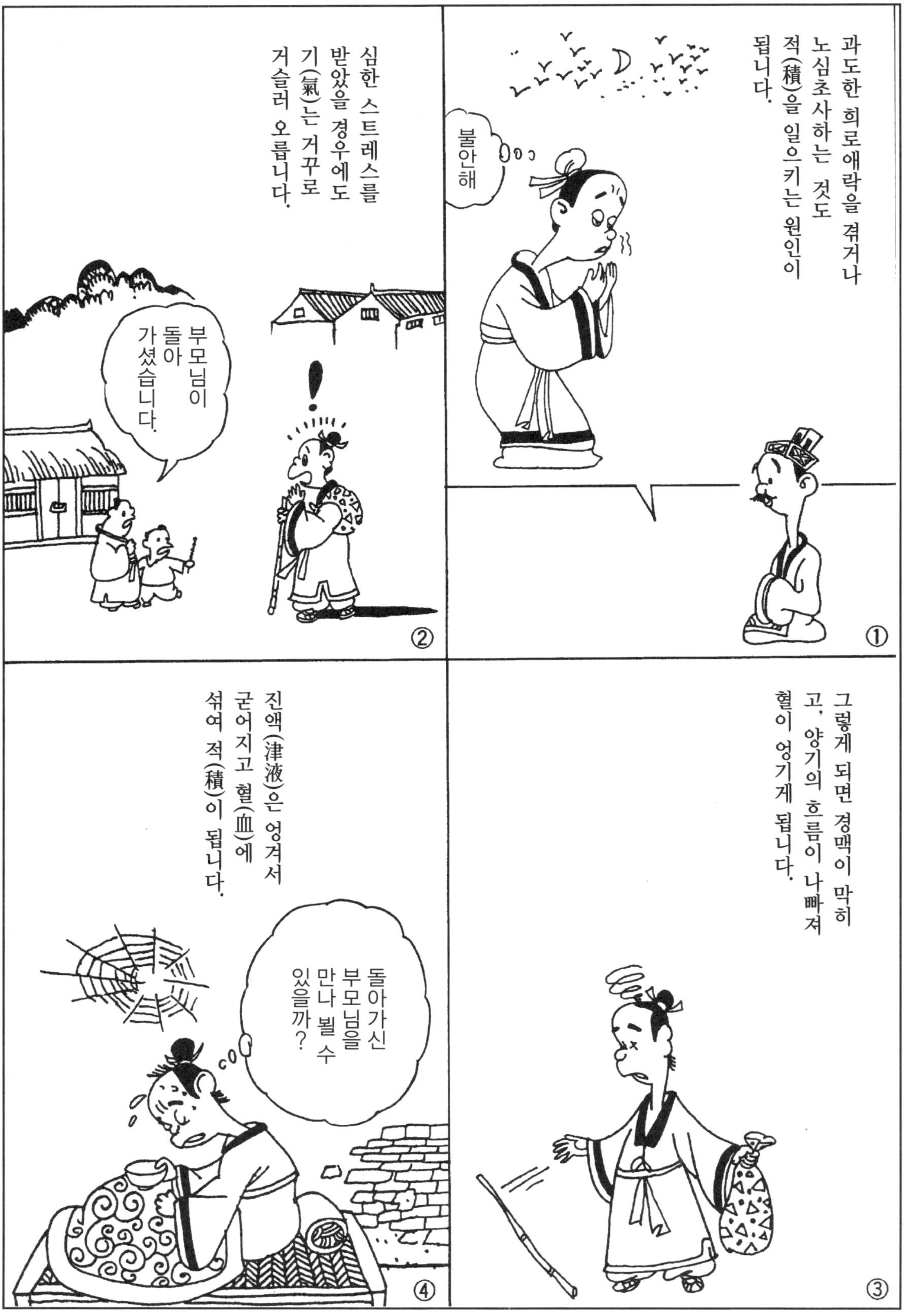
과도한 희로애락을 겪거나
노심초사하는 것도
적(積)을 일으키는 원인이
됩니다.
불안해
①
심한 스트레스를
받았을 경우에도
기(氣)는 거꾸로
거슬러 오릅니다.
부모님이
돌아
가셨습니다.
②
그렇게 되면 경맥이 막히
고, 양기의 흐름이 나빠져
혈이 엉기게 됩니다.
③
진액(津液)은 엉겨서
굳어지고 혈(血)에
섞여 적(積)이 됩니다.
돌아가신
부모님을
만나 뵐 수
있을까?
④

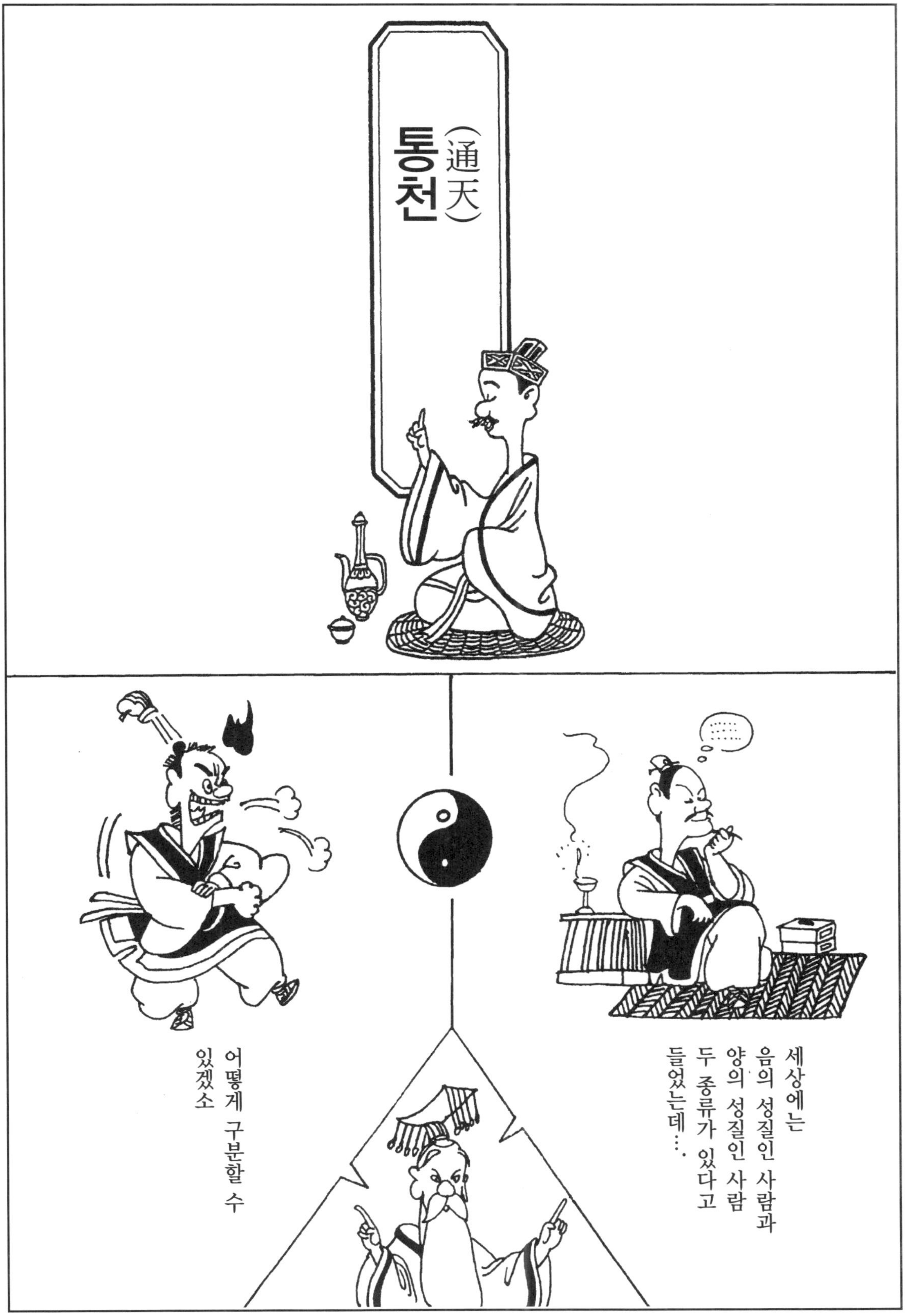
통천(通天)
세상에는 음의 성질인 사람과 양의 성질인 사람 두 종류가 있다고 들었는데……
어떻게 구분할 수 있겠소

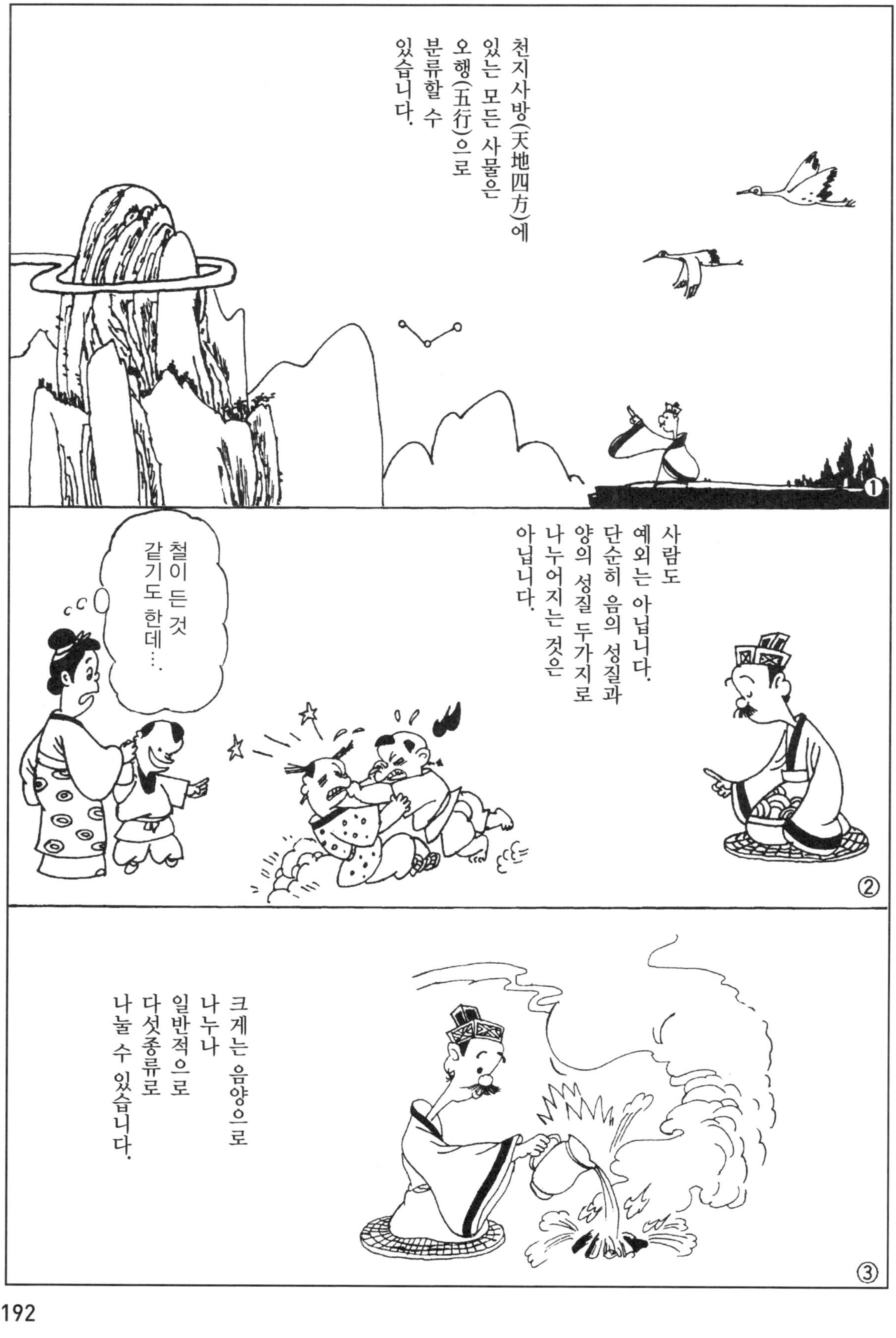
천지사방(天地四方)에 있는 모든 사물은 오행(五行)으로 분류할 수 있습니다.
사람도 예외는 아닙니다. 단순히 음의 성질과 양의 성질 두 가지로 나누어지는 것은 아닙니다.
철이 든 것 같기도 한데….
크게는 음양으로 나누나 일반적으로 다섯 종류로 나눌 수 있습니다.

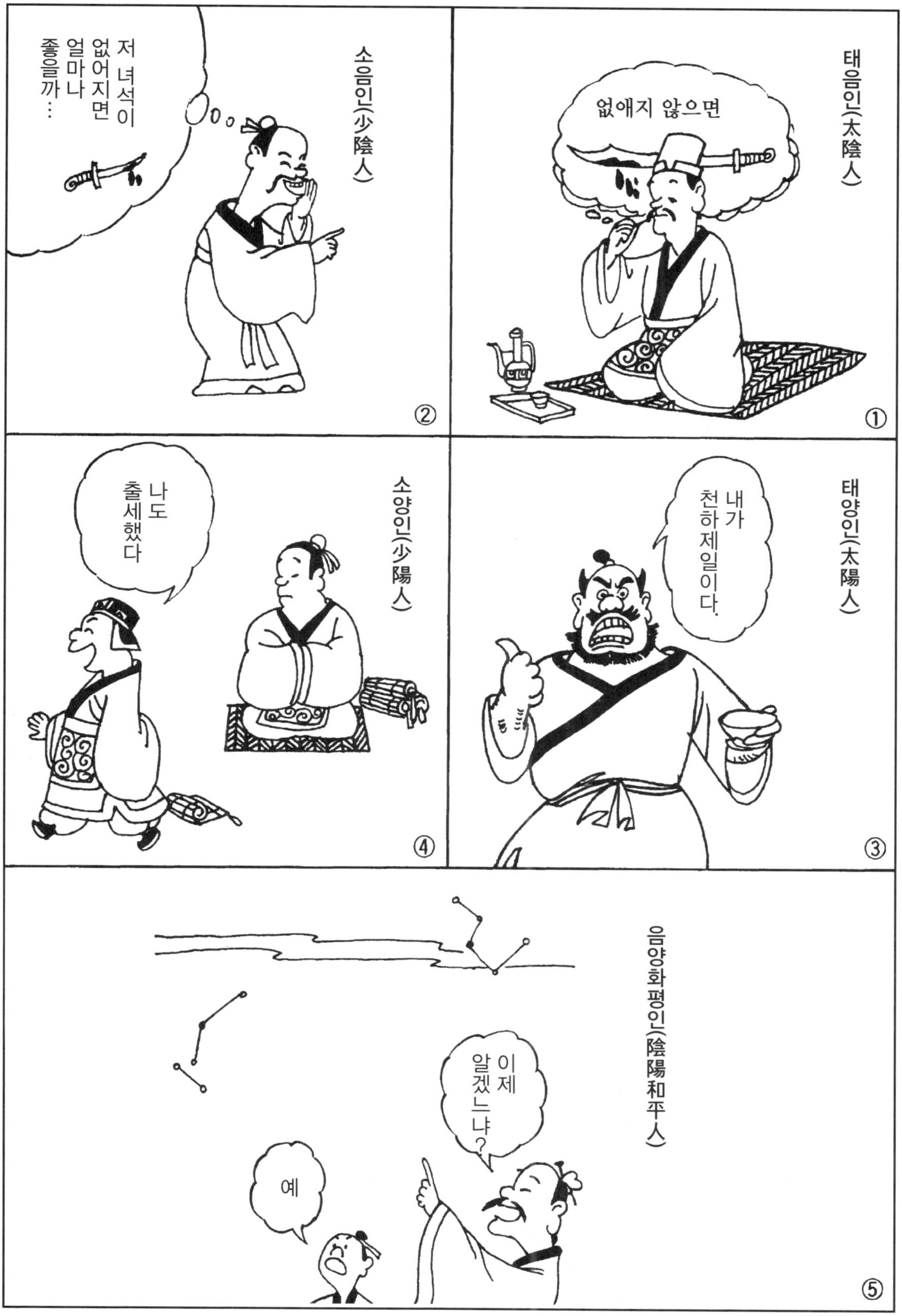
태음인(太陰人)
없애지 않으면
①
소음인(少陰人)
저 녀석이 없어지면 얼마나 좋을까…
②
태양인(太陽人)
내가 천하제일이다.
③
소양인(少陽人)
나도 출세했다
④
음양화평인(陰陽和平人)
이제 알겠느냐?
예
⑤

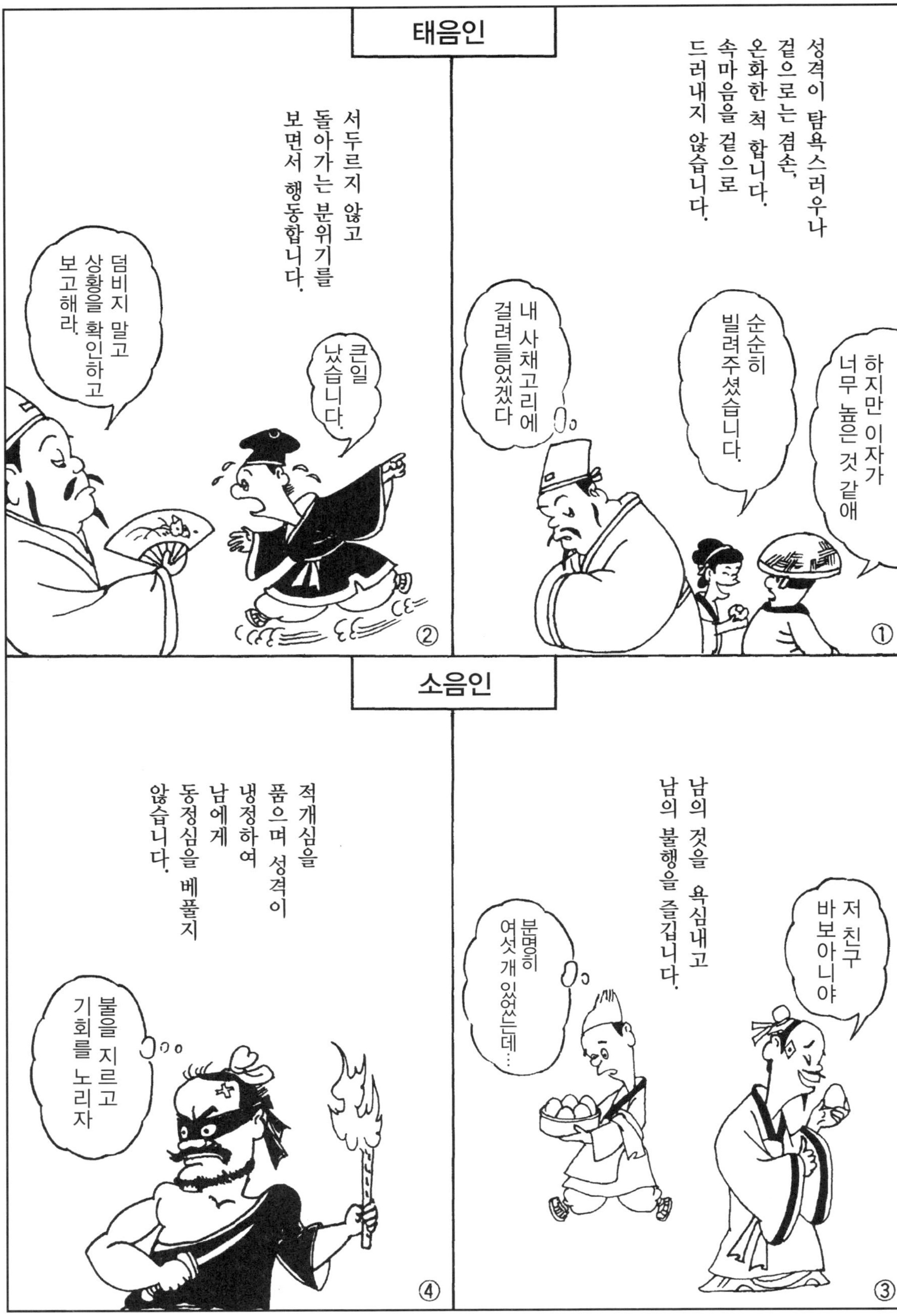
태음인
성격이 탐욕스러우나 겉으로는 겸손, 온화한 척 합니다. 속마음을 겉으로 드러내지 않습니다.
하지만 너무 높은 이자가 것 같애
순순히 빌려주셨습니다.
내 사채고리에 걸려들었겠다
①
서두르지 않고 돌아가는 분위기를 보면서 행동합니다.
큰일 났습니다.
덤비지 말고 상황을 확인하고 보고해라.
②
소음인
남의 것을 욕심내고 남의 불행을 즐깁니다.
저 친구 바보아니야
분명히 여섯개 있었는데…
③
적개심을 품으며 성격이 냉정하여 남에게 동정심을 베풀지 않습니다.
불을 지르고 기회를 노리자
④

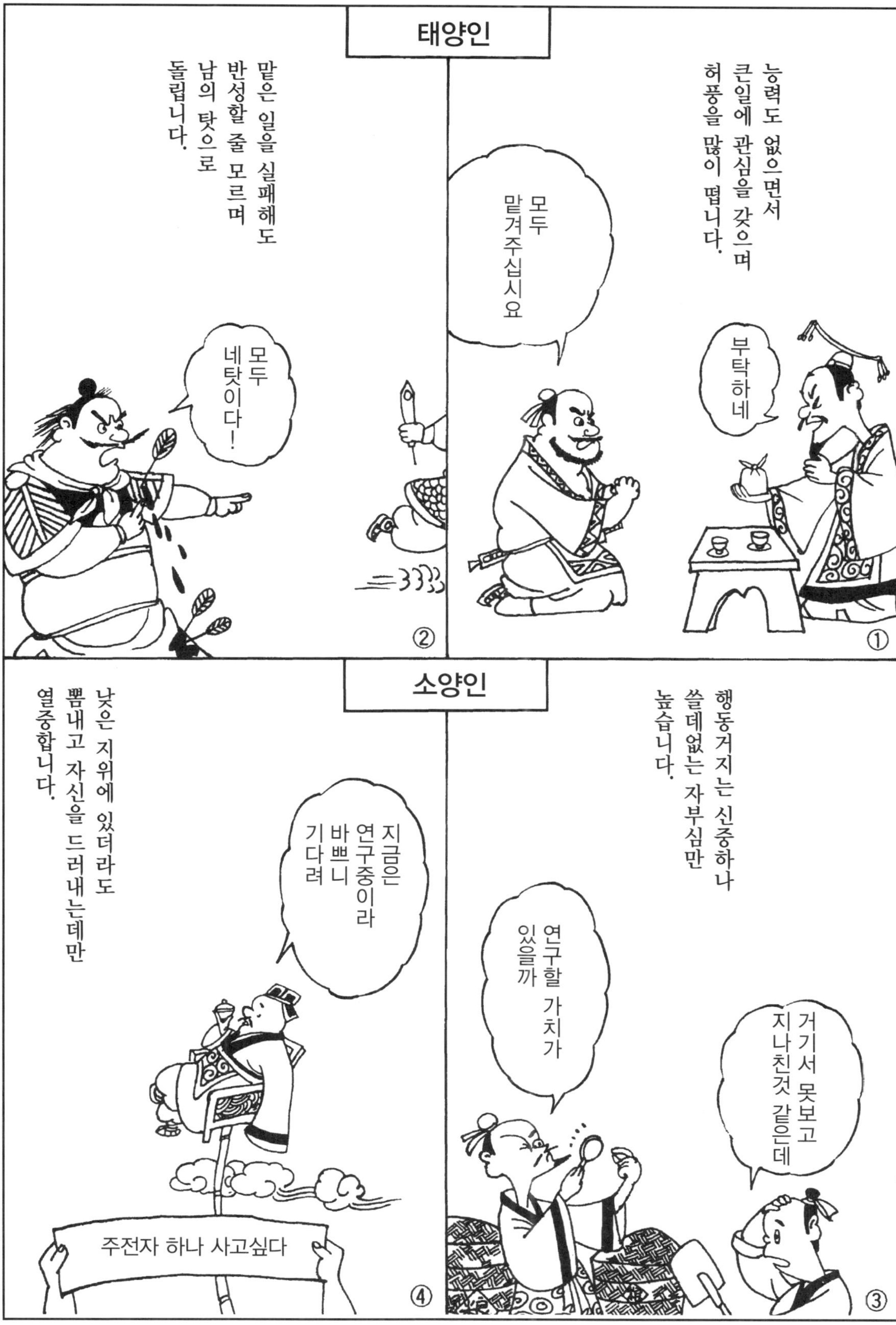
태양인
능력도 없으면서
큰일에 관심을 갖으며
허풍을 많이 떱니다.
부탁하네
모두 맡겨주십시요
①
맡은 일을 실패해도
반성할 줄 모르며
남의 탓으로
돌립니다.
모두 네탓이다!
②
소양인
행동거지는 신중하나
쓸데없는 자부심만
높습니다.
거기서 못보고 지나친것 같은데
연구할 가치가 있을까
③
낮은 지위에 있더라도
뽐내고 자신을 드러내는데만
열중합니다.
지금은 연구중이라 바쁘니 기다려
주전자 하나 사고싶다
④

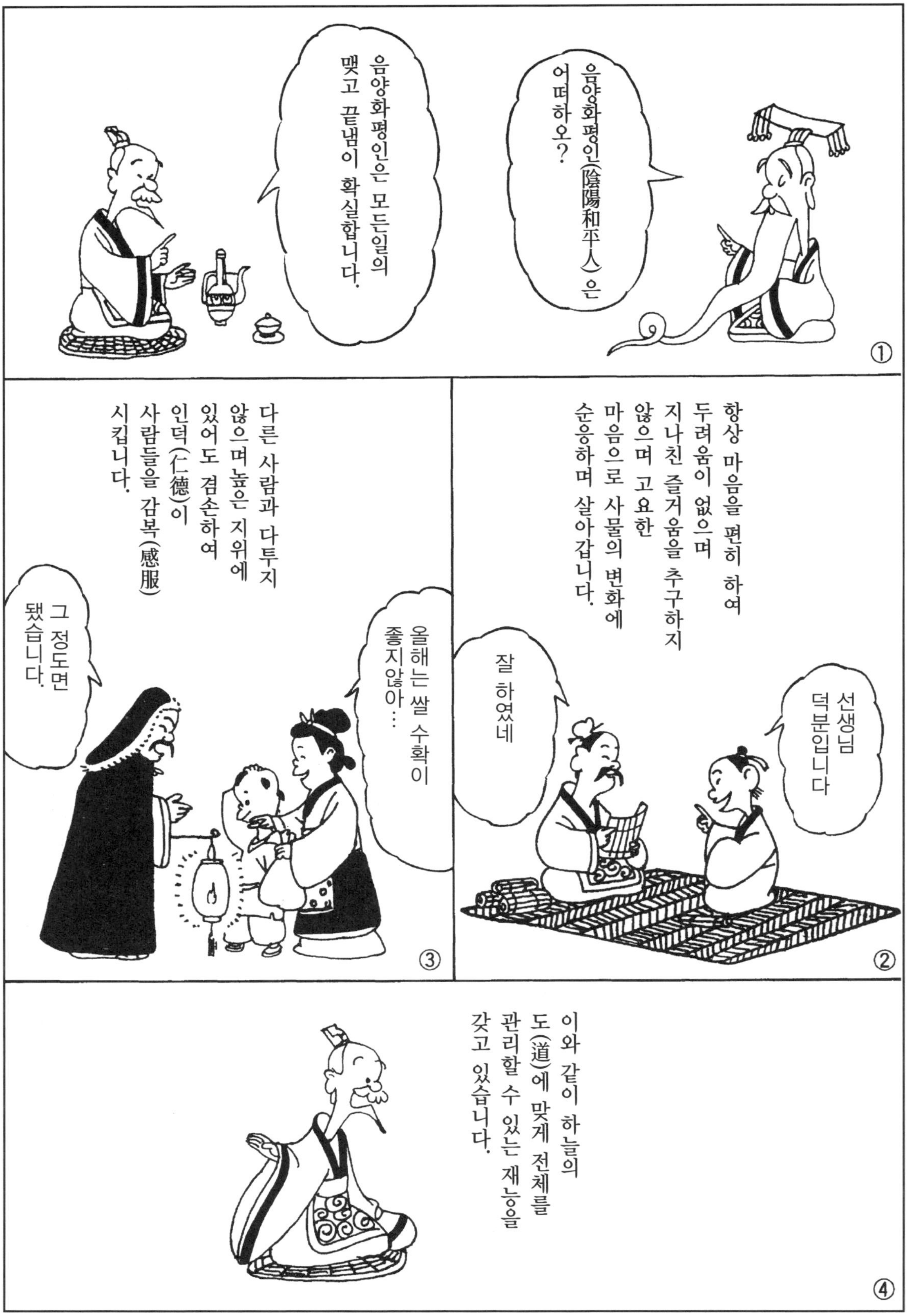
음양화평인(陰陽和平人)은 어떠하오?
음양화평인은 모든일의 맺고 끝냄이 확실합니다.
①
항상 마음을 편히 하여 두려움이 없으며 지나친 즐거움을 추구하지 않으며 고요한 마음으로 사물의 변화에 순응하며 살아갑니다.
선생님 덕분입니다
잘 하였네
②
다른 사람과 다투지 않으며 높은 지위에 있어도 겸손하여 인덕(仁德)이 사람들을 감복(感服)시킵니다.
올해는 쌀 수확이 좋지않아…
그 정도면 됐습니다.
③
이와 같이 하늘의 도(道)에 맞게 전체를 관리할 수 있는 재능을 갖고 있습니다.
④

대혹(大惑)

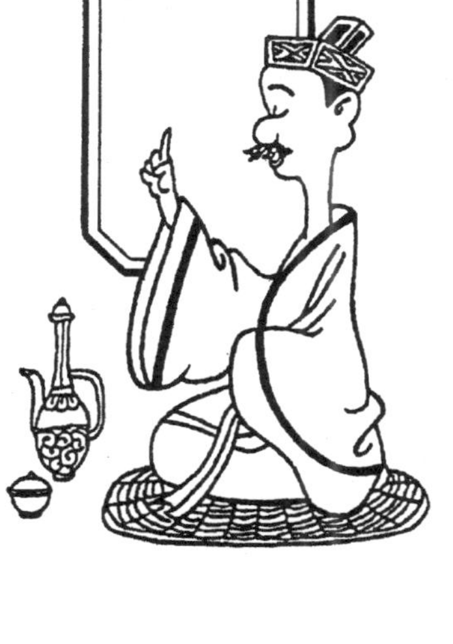

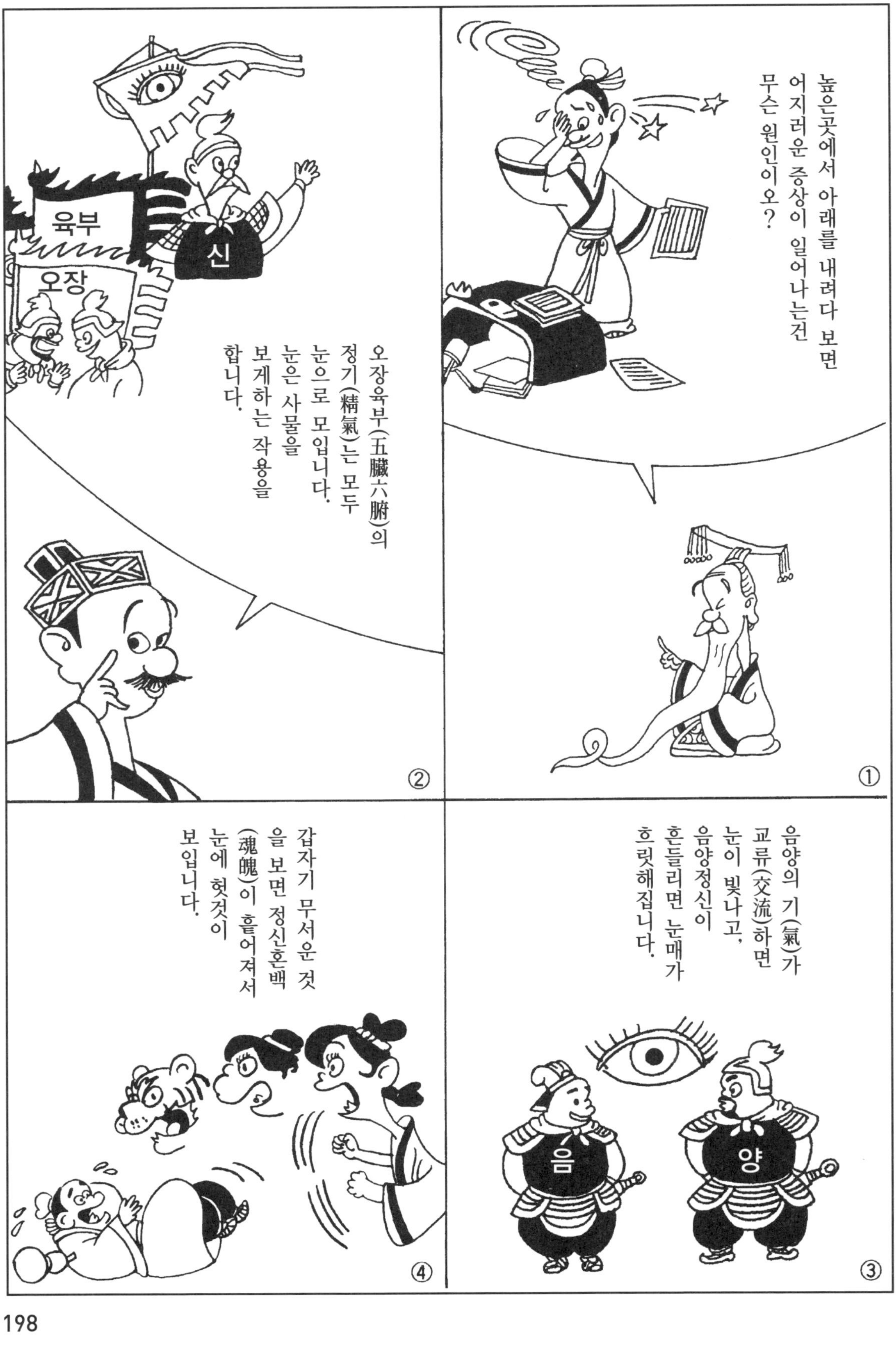
높은곳에서 아래를 내려다 보면
어지러운 증상이 일어나는건
무슨 원인이오?
육부
신
오장
오장육부(五臟六腑)의
정기(精氣)는 모두
눈으로 모입니다.
눈은 사물을
보게하는 작용을
합니다.
음양의 기(氣)가
교류(交流)하면
눈이 빛나고,
음양정신이
흔들리면 눈매가
흐릿해집니다.
음
양
갑자기 무서운 것
을 보면 정신혼백
(魂魄)이 흩어져서
눈에 헛것이
보입니다.

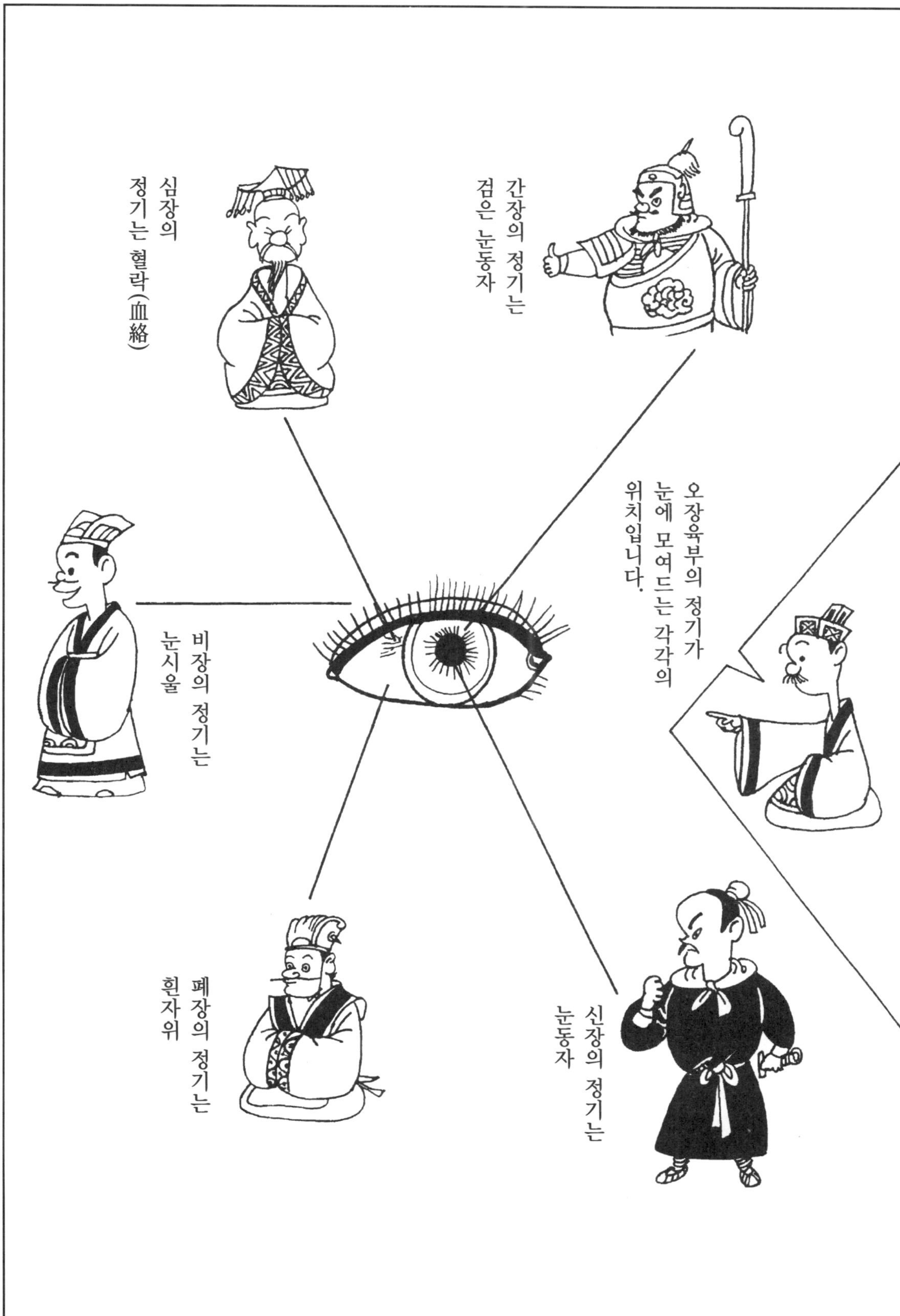

주) 혈락(血絡) : 눈에서의 혈락은 눈동자위에 있는 실핏줄을 말한다.

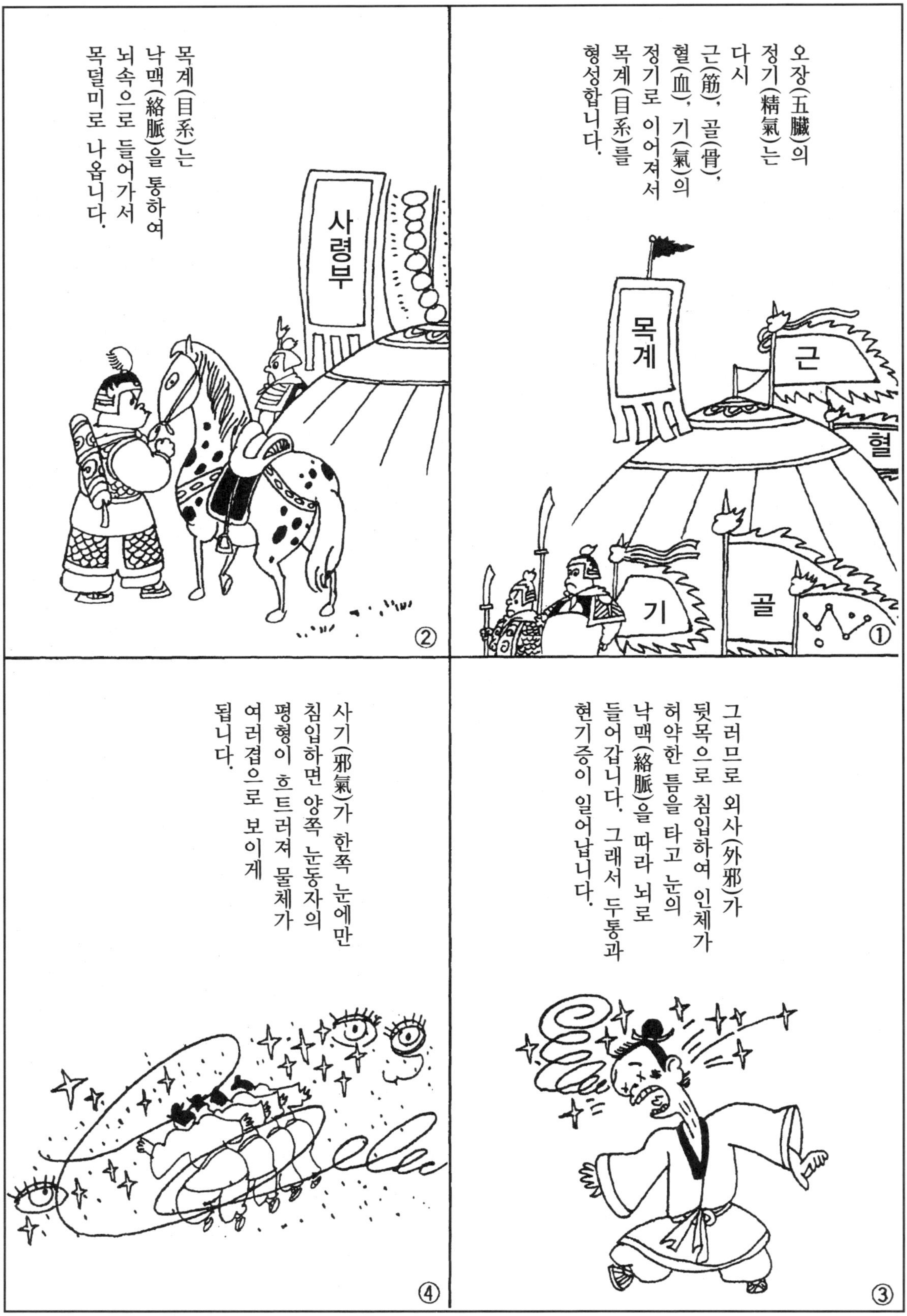
오장(五臟)의
정기(精氣)는
다시
근(筋), 골(骨),
혈(血), 기(氣)의
정기로 이어져서
목계(目系)를
형성합니다.
목계
근
혈
기
골
①
목계(目系)는
낙맥(絡脈)을 통하여
뇌속으로 들어가서
목덜미로 나옵니다.
사령부
②
그러므로 외사(外邪)가
뒷목으로 침입하여 인체가
허약한 틈을 타고 눈의
낙맥(絡脈)을 따라 뇌로
들어갑니다. 그래서 두통과
현기증이 일어납니다.
③
사기(邪氣)가 한쪽 눈에만
침입하면 양쪽 눈동자의
평형이 흐트러져 물체가
여러겹으로 보이게
됩니다.
④

 주) 목계(目系) – 안구를 둘러싼 맥락,눈꺼풀 등을 포함한 부위

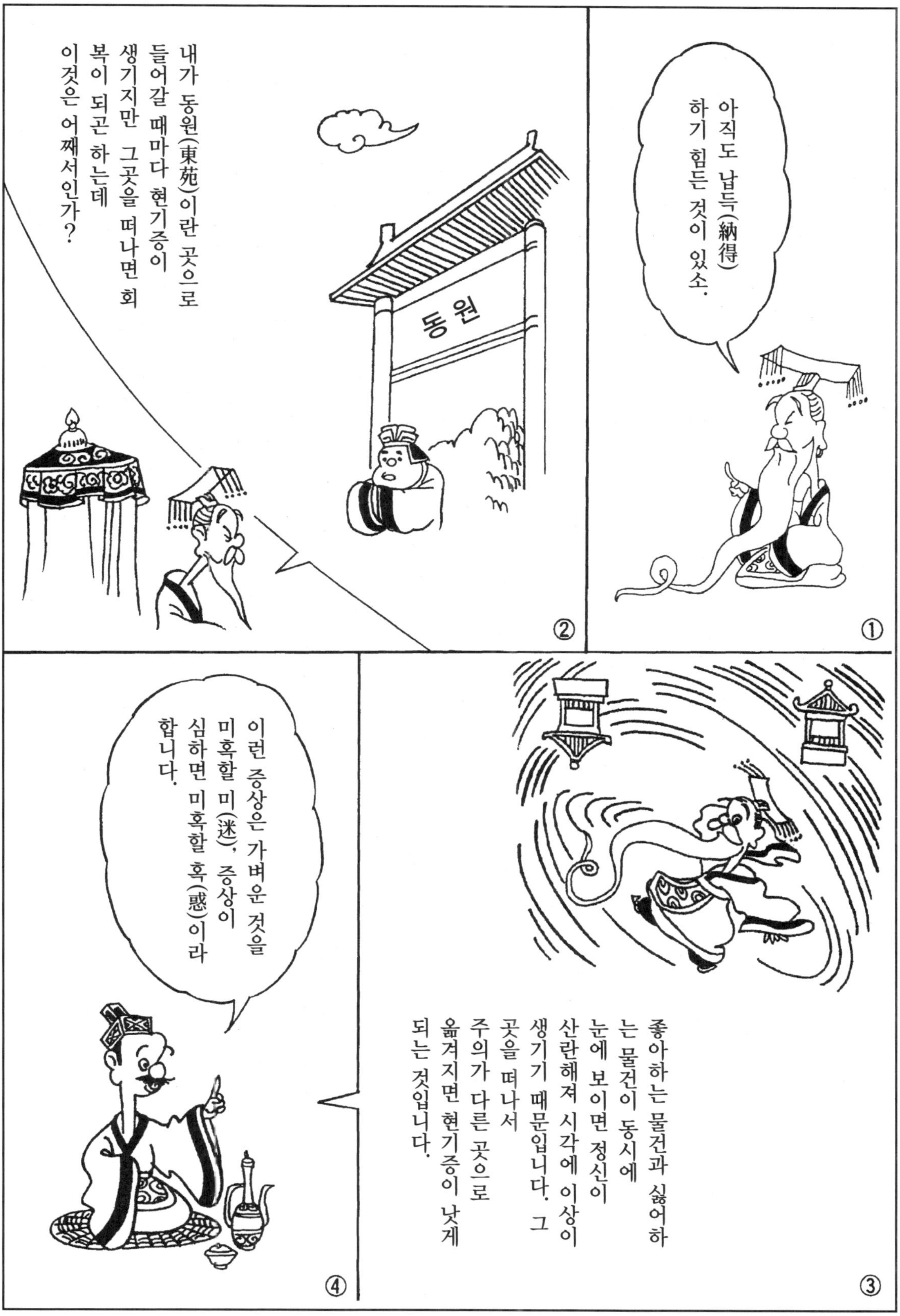
아직도 납득(納得)
하기 힘든 것이 있소.
동원
내가 동원(東苑)이란 곳으로
들어갈 때마다 현기증이
생기지만 그곳을 떠나면 회
복이 되곤 하는데
이것은 어째서인가?
좋아하는 물건과 싫어하
는 물건이 동시에
눈에 보이면 정신이
산란해져 시각에 이상이
생기기 때문입니다. 그
곳을 떠나서
주의가 다른 곳으로
옮겨지면 현기증이 낫게
되는 것입니다.
이런 증상은 가벼운 것을
미혹할 미(迷), 증상이
심하면 미혹할 혹(惑)이라
합니다.

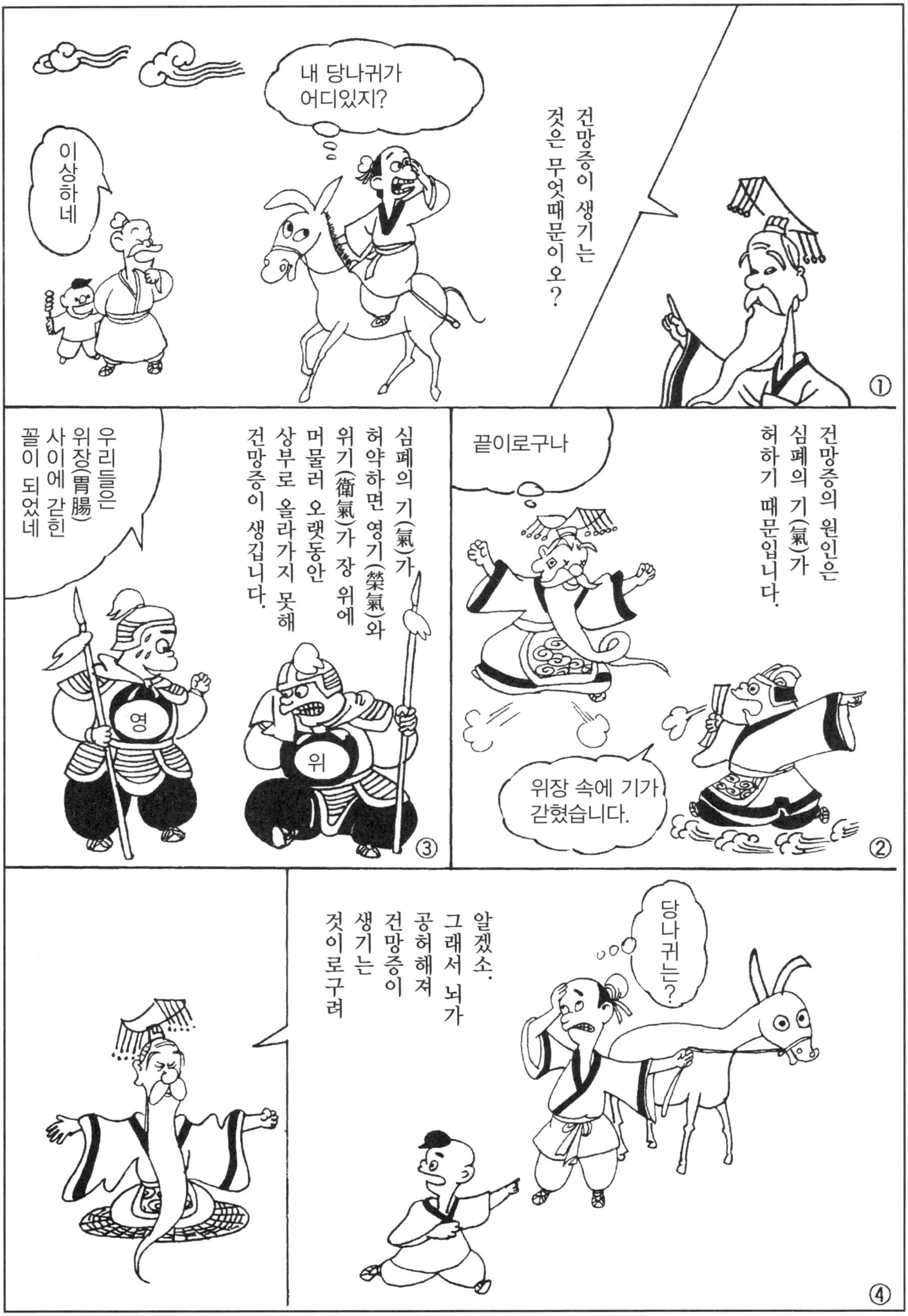
건망증이 생기는 것은 무엇때문이오?
내 당나귀가 어디있지?
이상하네
건망증의 원인은 심폐의 기(氣)가 허하기 때문입니다.
끝이로구나
위장 속에 기가 갇혔습니다.
심폐의 기(氣)가 허약하면 영기(榮氣)와 위기(衛氣)가 장 위에 머물러 오랫동안 상부로 올라가지 못해 건망증이 생깁니다.
우리들은 위장(胃腸) 사이에 갇힌 꼴이 되었네
영
위
알겠소. 그래서 뇌가 공허해져 건망증이 생기는 것이로구려
당나귀는?

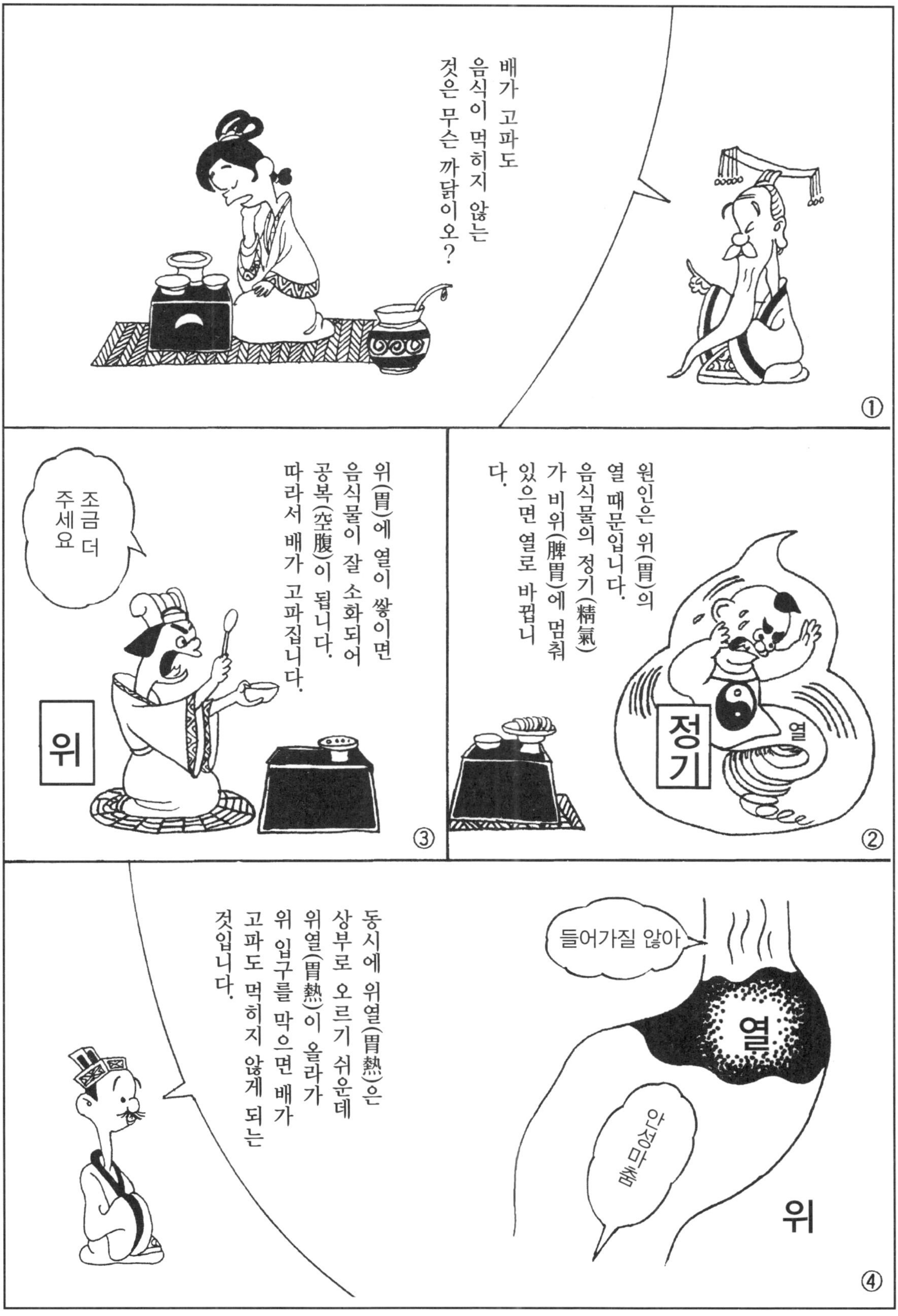
배가 고파도
음식이 먹히지 않는
것은 무슨 까닭이오?
①
원인은 위(胃)의
열 때문입니다.
음식물의 정기(精氣)
가 비위(脾胃)에 멈춰
있으면 열로 바뀝니
다.
정기
열
②
위(胃)에 열이 쌓이면
음식물이 잘 소화되어
공복(空腹)이 됩니다.
따라서 배가 고파집니다.
조금 더
주세요
위
③
동시에 위열(胃熱)은
상부로 오르기 쉬운데
위열(胃熱)이 올라가
위 입구를 막으면 배가
고파도 먹히지 않게 되는
것입니다.
들어가질 않아
열
안성마춤
위
④

부록

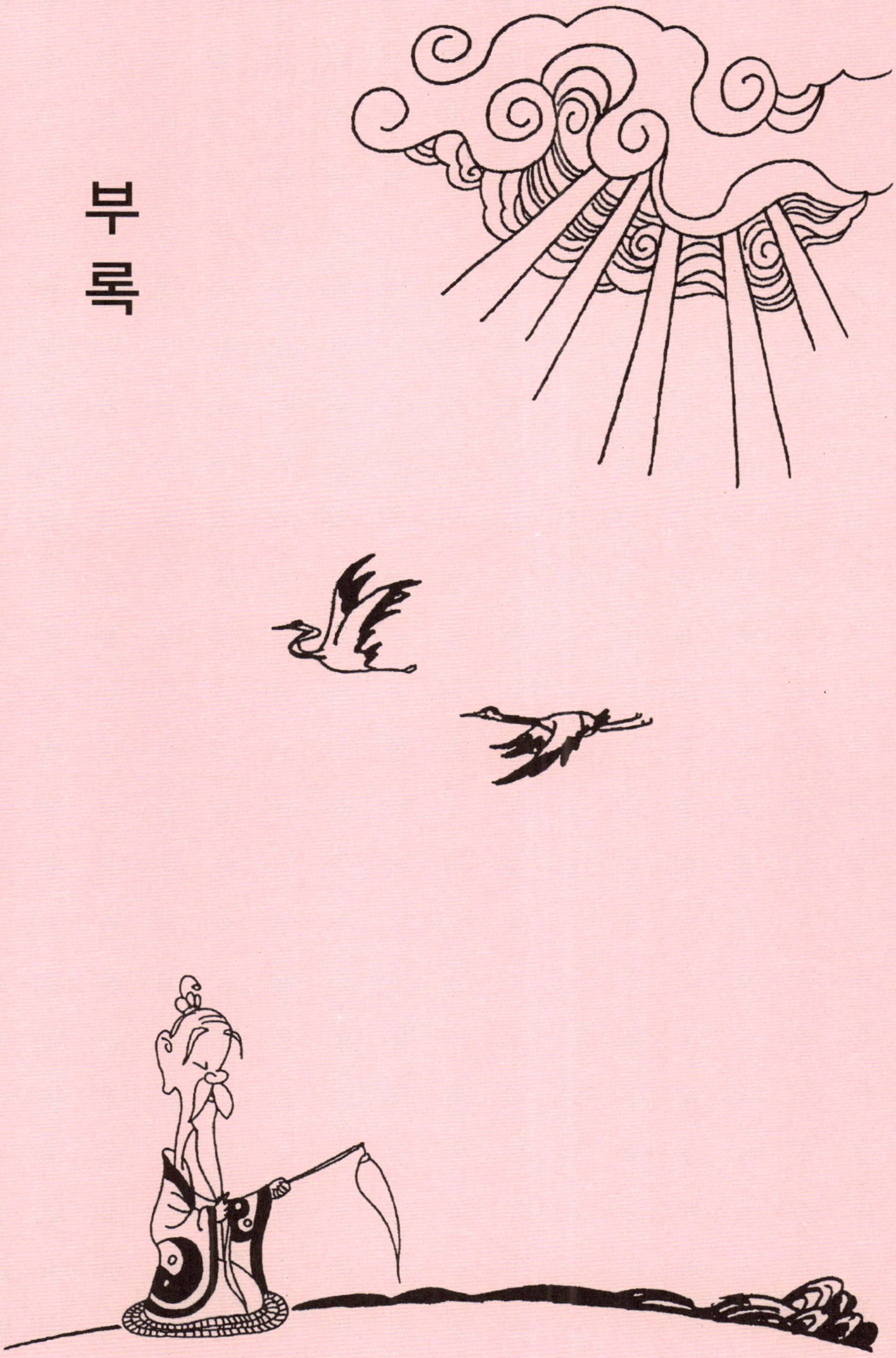

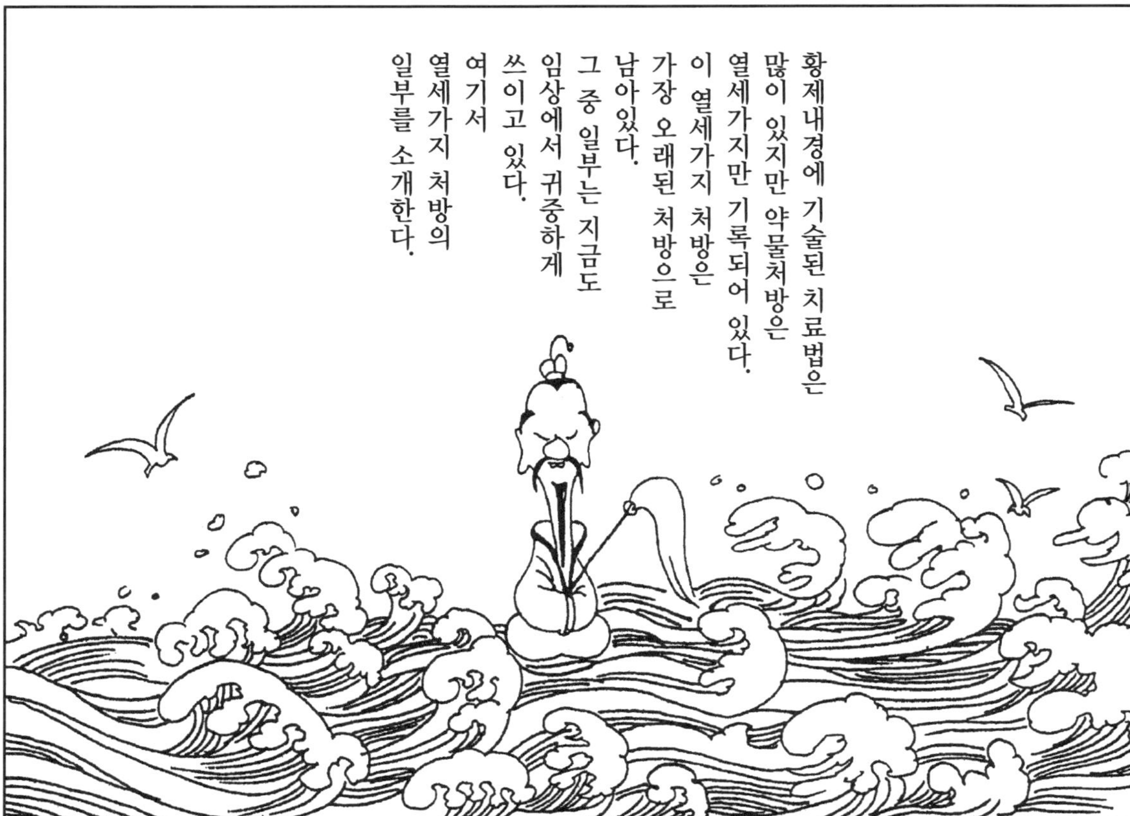
황제내경에 기술된 치료법은 많이 있지만 약물처방은 열세가지만 기록되어 있다. 이 열세가지 처방은 가장 오래된 처방으로 남아있다. 그 중 일부는 지금도 임상에서 귀중하게 쓰이고 있다. 여기서 열세가지 처방의 일부를 소개한다.

【 탕액요례(湯液醪醴) 】

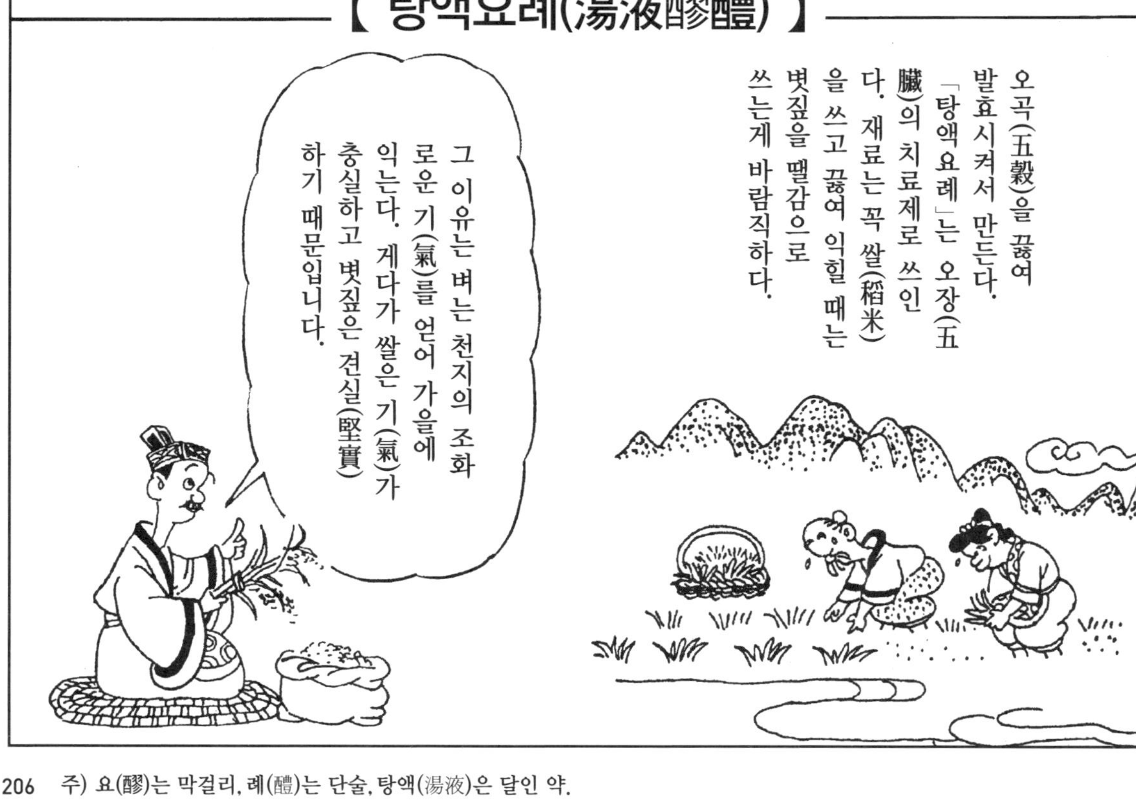
오곡(五穀)을 끓여 발효시켜서 만든다. 「탕액요례」는 오장(五臟)의 치료제로 쓰인다. 재료는 꼭 쌀(稻米)을 쓰고 끓여 익힐 때는 볏짚을 땔감으로 쓰는게 바람직하다.
그 이유는 벼는 천지의 조화로운 기(氣)를 얻어 가을에 익는다. 게다가 쌀은 기(氣)가 충실하고 볏짚은 견실(堅實)하기 때문입니다.

 주) 요(醪)는 막걸리, 례(醴)는 단술, 탕액(湯液)은 달인 약.

【 생철락음(生鐵洛飮) 】

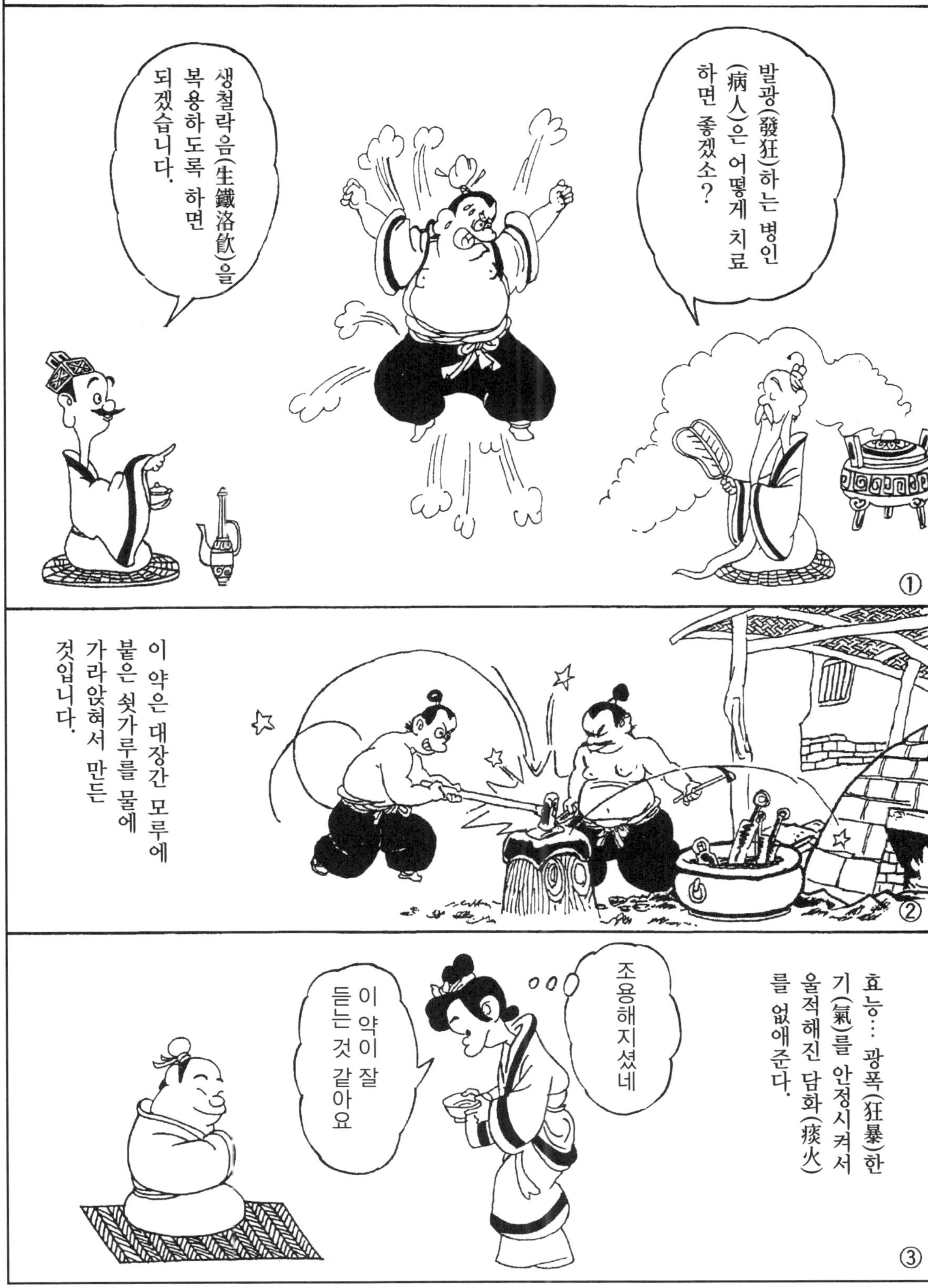
발광(發狂)하는 병인(病人)은 어떻게 치료하면 좋겠소?
생철락음(生鐵洛飮)을 복용하도록 하면 되겠습니다.
①
이 약은 대장간 모루에 붙은 쇳가루를 물에 가라앉혀서 만든 것입니다.
②
효능… 광폭(狂暴)한 기(氣)를 안정시켜서 울적해진 담화(痰火)를 없애준다.
조용해지셨네
이 약이 잘 듣는 것 같아요
③

주) 락(洛): 황하의 지류이름

【 좌각발주(左角髮酒) 】

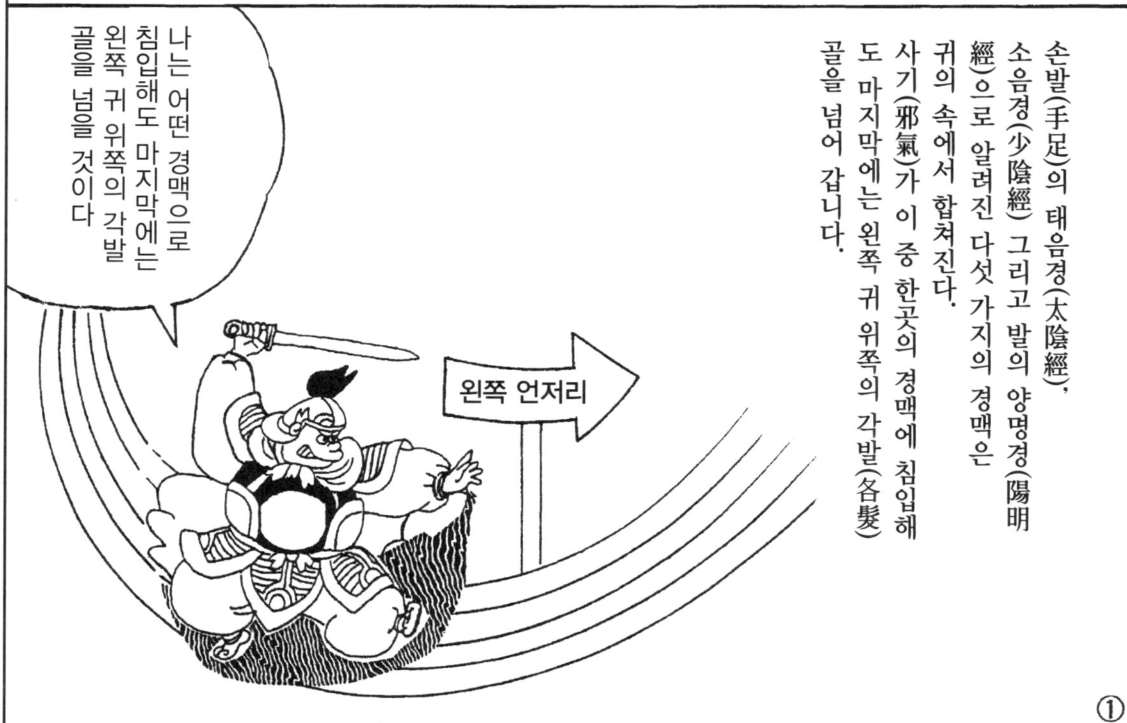
손발(手足)의 태음경(太陰經),
소음경(少陰經) 그리고 발의 양명경(陽明經)으로 알려진 다섯 가지의 경맥은
귀의 속에서 합쳐진다.
사기(邪氣)가 이 중 한곳의 경맥에 침입해도 마지막에는 왼쪽 귀 위쪽의 각발(各髮) 골을 넘어 갑니다.
나는 어떤 경맥으로 침입해도 마지막에는 왼쪽 귀 위쪽의 각발 골을 넘을 것이다
왼쪽 언저리
①

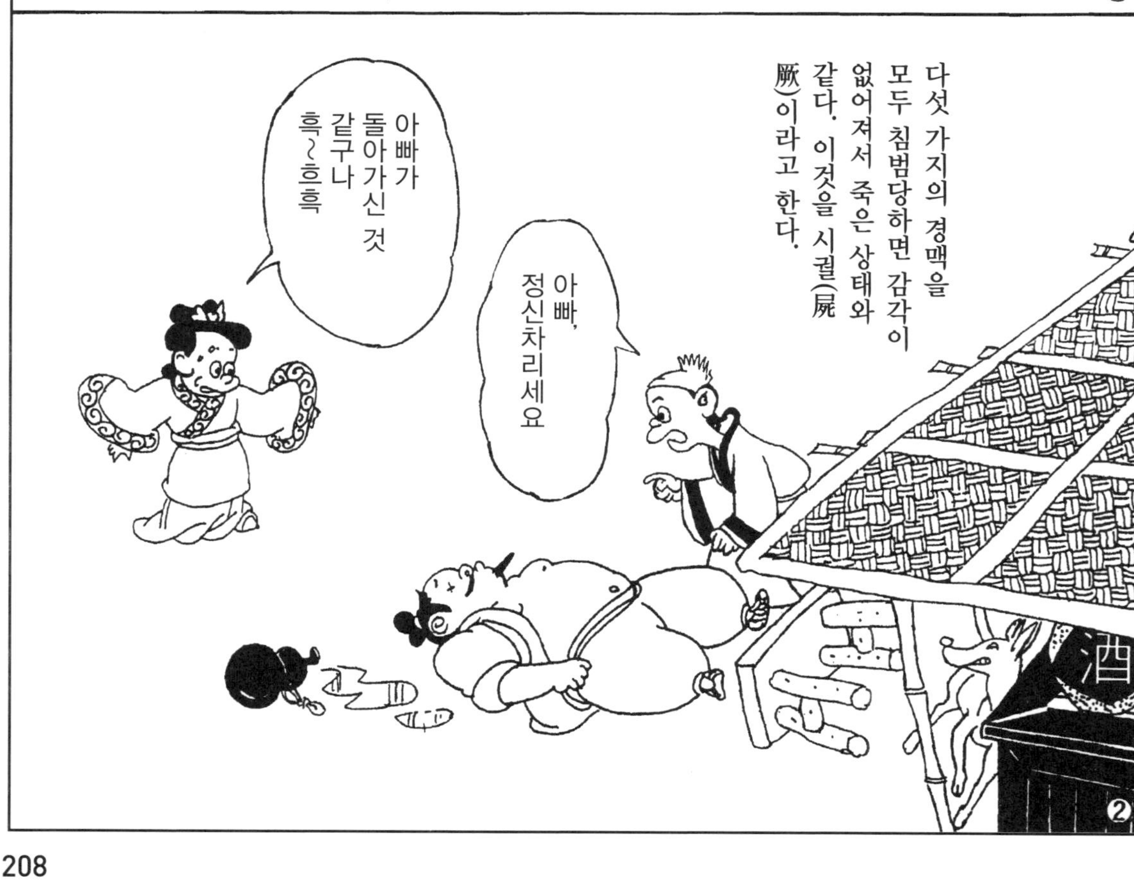
다섯 가지의 경맥을 모두 침범당하면 감각이 없어져서 죽은 상태와 같다. 이것을 시궐(尸厥)이라고 한다.
아빠, 정신차리세요
아빠가 돌아가신 것 같구나 흑~흑흑
酒
②

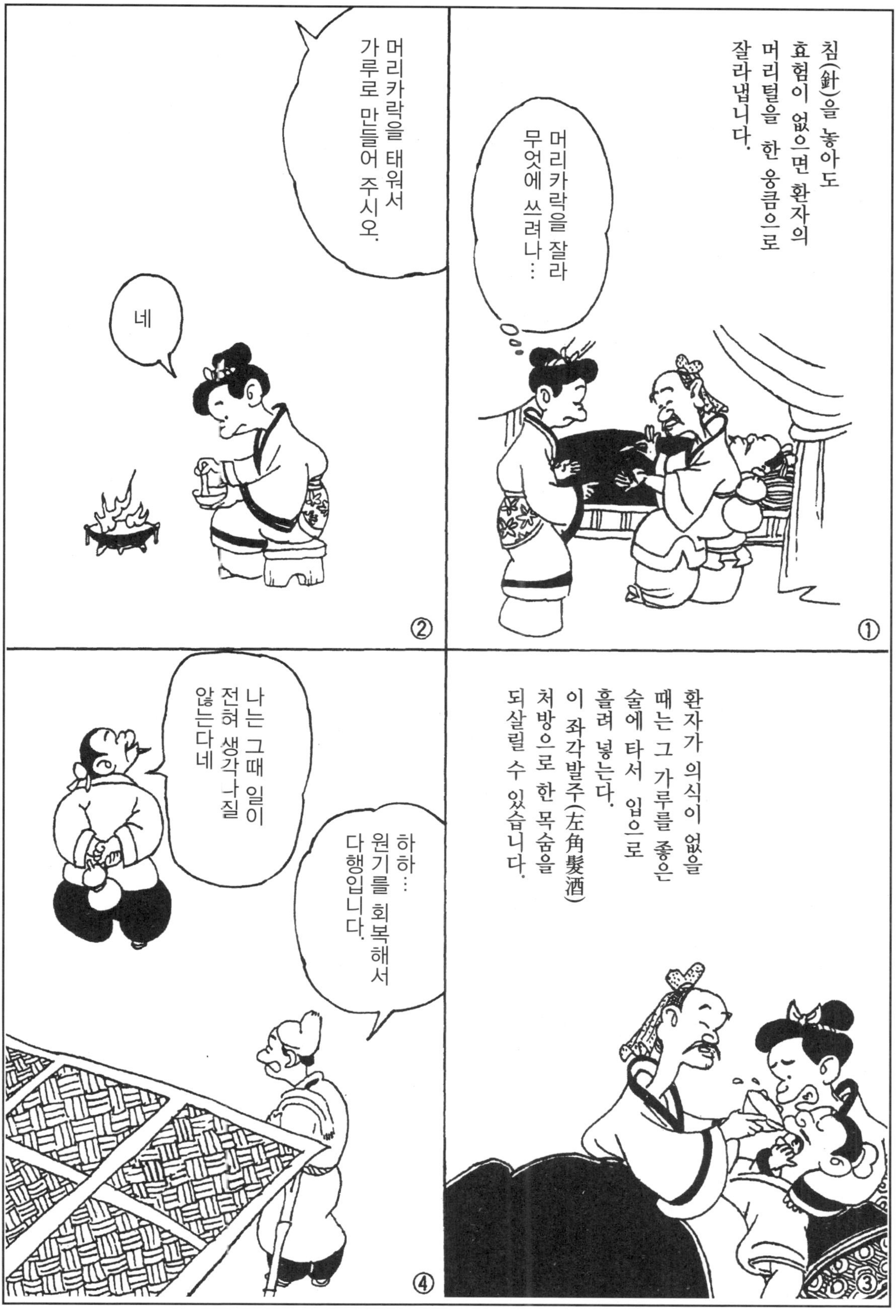
침(針)을 놓아도 효험이 없으면 환자의 머리털을 한 웅큼으로 잘라냅니다.
머리카락을 잘라 무엇에 쓰려나…
머리카락을 태워서 가루로 만들어 주시오.
네
환자가 의식이 없을 때는 그 가루를 좋은 술에 타서 입으로 흘려 넣는다. 이 좌각발주(左角髮酒) 처방으로 한 목숨을 되살릴 수 있습니다.
하하… 원기를 회복해서 다행입니다.
나는 그때 일이 전혀 생각나질 않는다네

【 택사음(澤瀉飮) 】

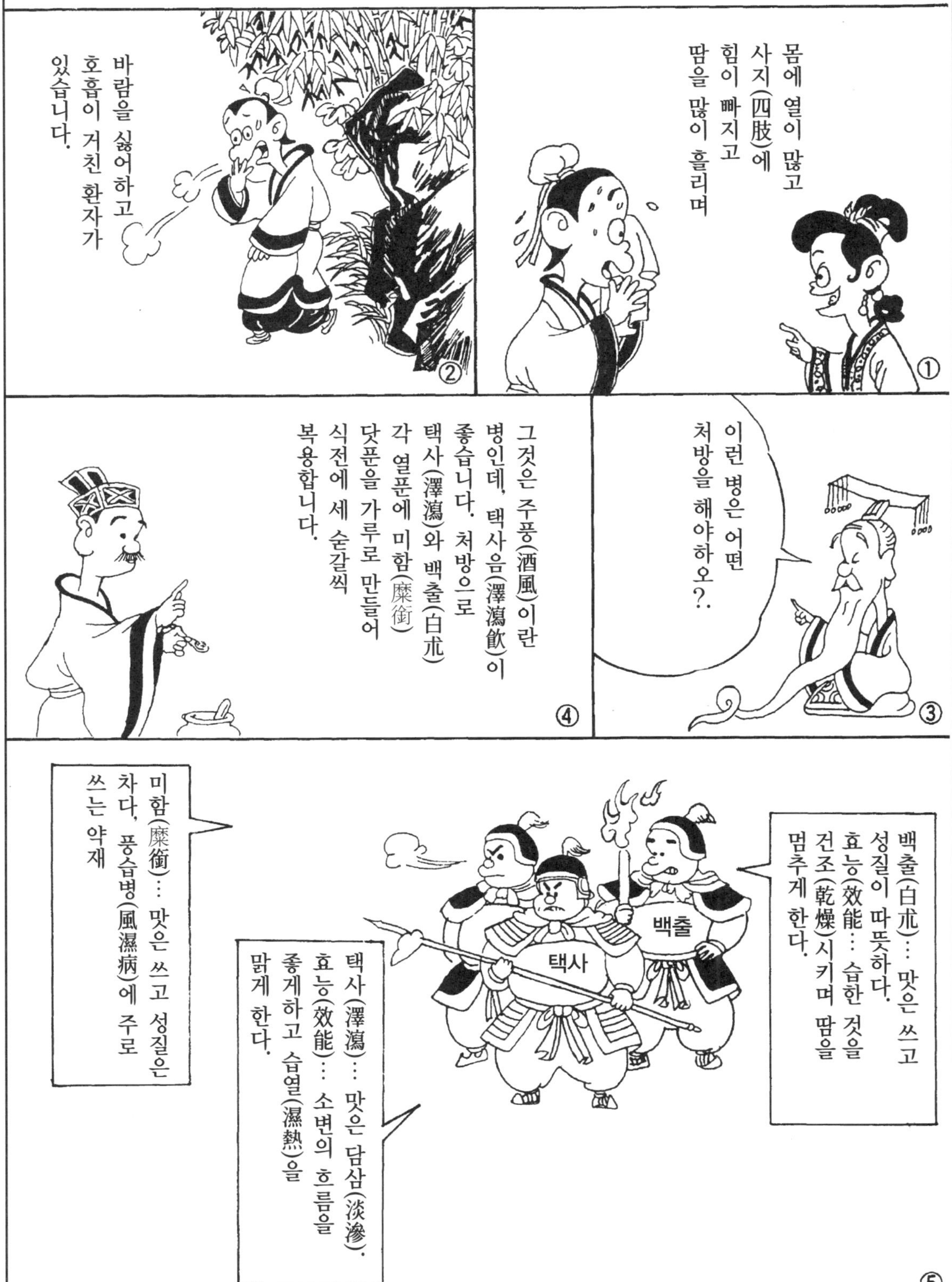
몸에 열이 많고
사지(四肢)에
힘이 빠지고
땀을 많이 흘리며
①
바람을 싫어하고
호흡이 거친 환자가
있습니다.
②
이런 병은 어떤
처방을 해야하오?.
③
그것은 주풍(酒風)이란
병인데, 택사음(澤瀉飮)이
좋습니다. 처방으로
택사(澤瀉)와 백출(白朮)
각 열푼에 미함(麋銜)
닷푼을 가루로 만들어
식전에 세 숟갈씩
복용합니다.
④
백출(白朮)… 맛은 쓰고
성질이 따뜻하다.
효능(效能)… 습한 것을
건조(乾燥)시키며 땀을
멈추게 한다.
백출
택사
택사(澤瀉)… 맛은 담삼(淡滲)·
효능(效能)… 소변의 흐름을
좋게하고 습열(濕熱)을
맑게 한다.
미함(麋銜)… 맛은 쓰고 성질은
차다, 풍습병(風濕病)에 주로
쓰는 약재
⑤

【 계시례(鷄矢醴) 】

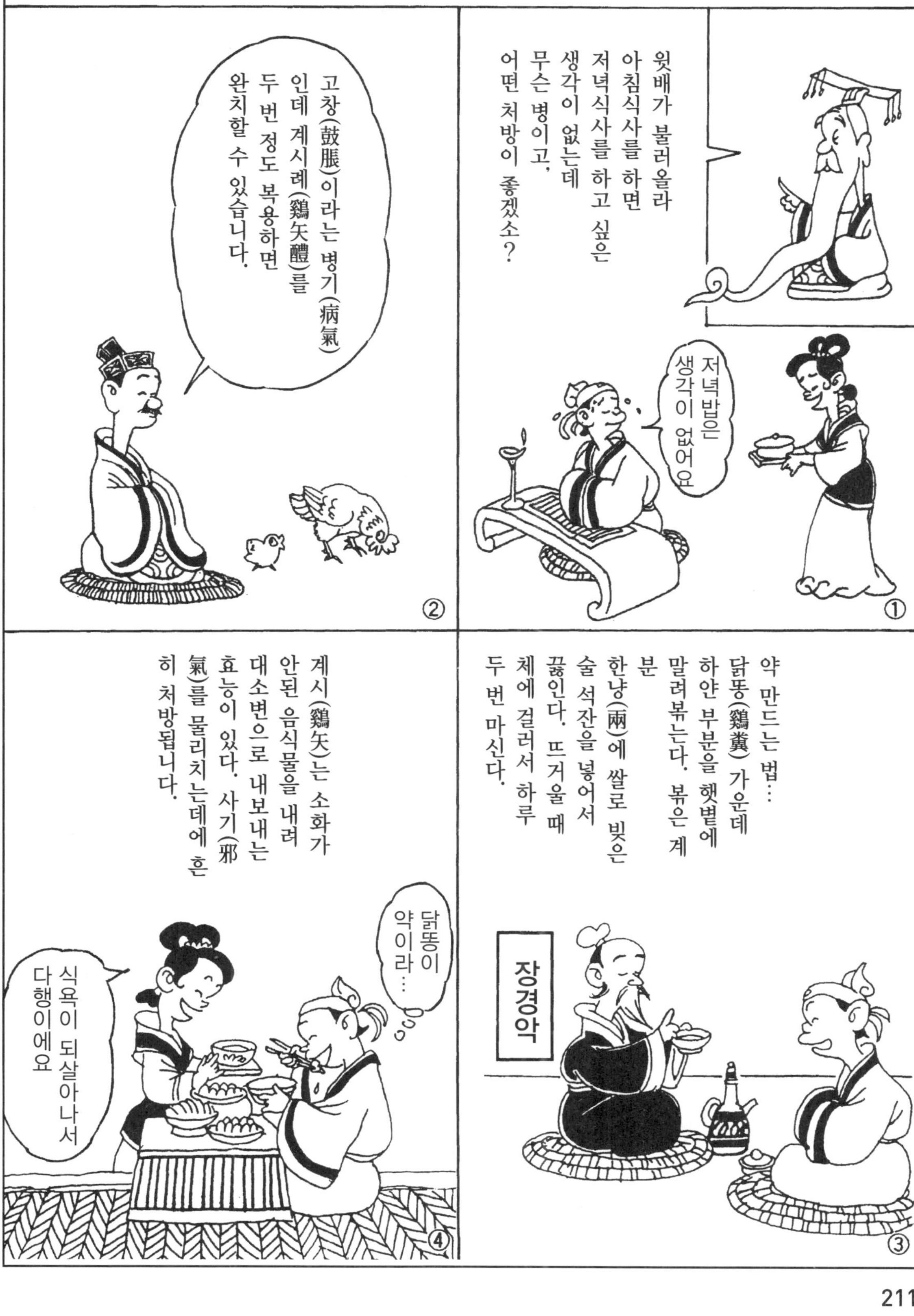
윗배가 불러올라
아침식사를 하면
저녁식사를 하고 싶은
생각이 없는데
무슨 병이고,
어떤 처방이 좋겠소?
저녁밥은 생각이 없어요
고창(鼓脹)이라는 병기(病氣)
인데 계시례(鷄矢醴)를
두 번 정도 복용하면
완치할 수 있습니다.
약 만드는 법…
닭똥(鷄糞) 가운데
하얀 부분을 햇볕에
말려볶는다. 볶은 계
분
한냥(兩)에 쌀로 빚은
술 석잔을 넣어서
끓인다. 뜨거울 때
체에 걸러서 하루
두 번 마신다.
장경악
계시(鷄矢)는 소화가
안된 음식물을 내려
대소변으로 내보내는
효능이 있다. 사기(邪
氣)를 물리치는데에 흔
히 처방됩니다.
닭똥이 약이라…
식욕이 되살아나서 다행이에요

【 오적골여여환(烏賊骨藘茹丸) 】

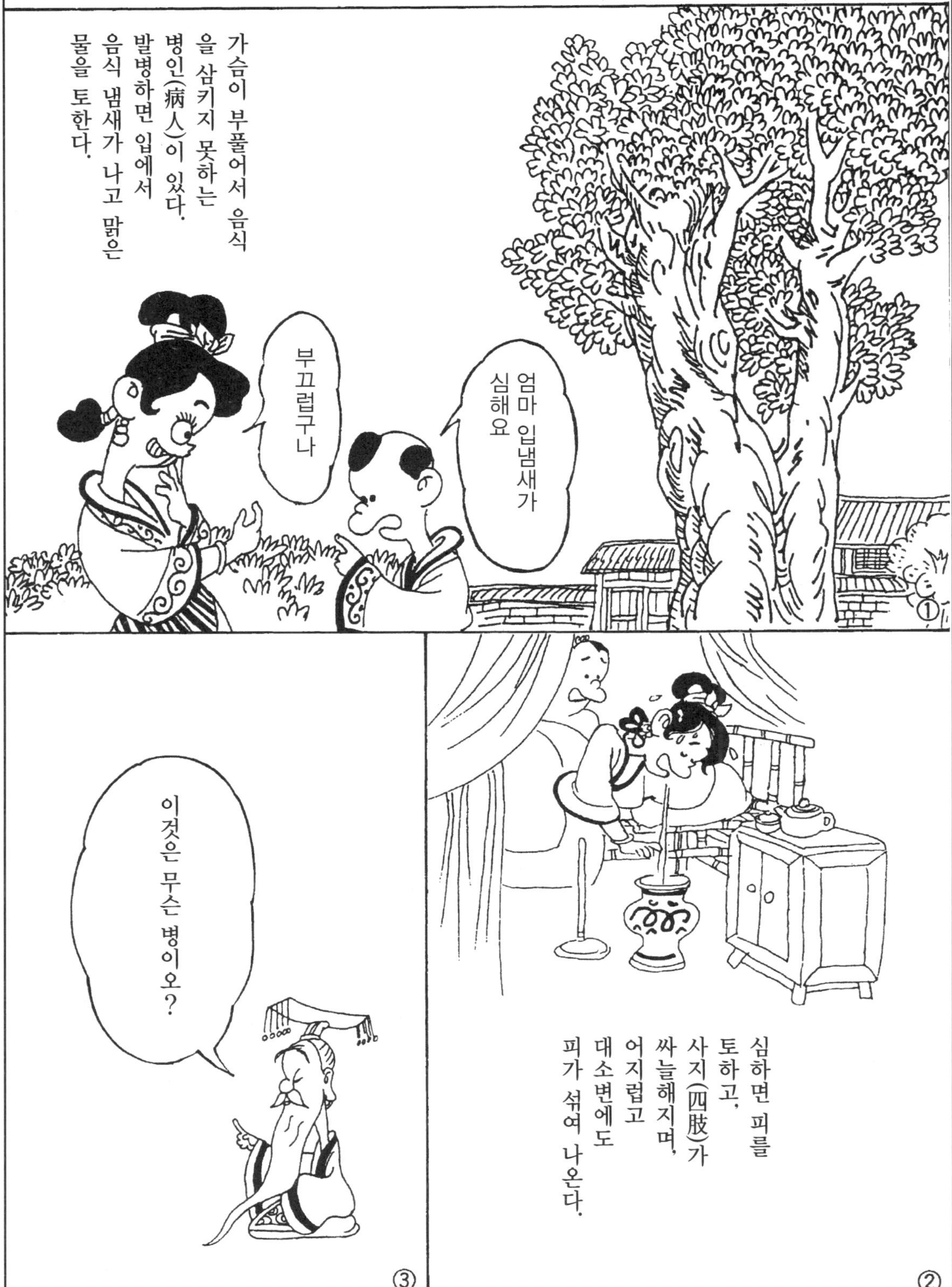
가슴이 부풀어서 음식을 삼키지 못하는 병인(病人)이 있다. 발병하면 입에서 음식 냄새가 나고 맑은 물을 토한다.
엄마 입냄새가 심해요
부끄럽구나
①
심하면 피를 토하고, 사지(四肢)가 싸늘해지며, 어지럽고 대소변에도 피가 섞여 나온다.
②
이것은 무슨 병이오?
③

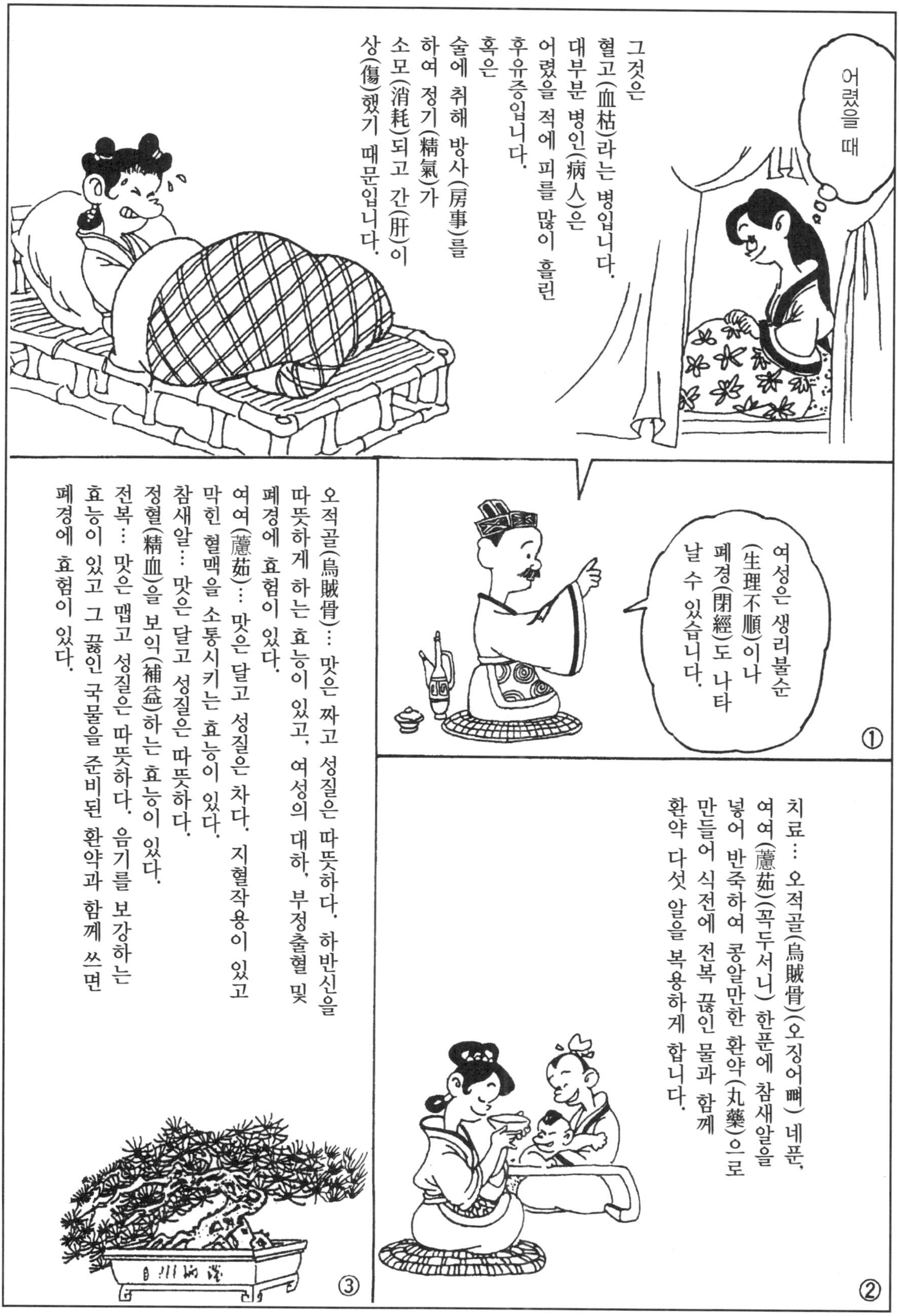
어렸을 때
그것은
혈고(血枯)라는 병입니다.
대부분 병인(病人)은
어렸을 적에 피를 많이 흘린
후유증입니다.
혹은
술에 취해 방사(房事)를
하여 정기(精氣)가
소모(消耗)되고 간(肝)이
상(傷)했기 때문입니다.
여성은 생리불순
(生理不順)이나
폐경(閉經)도 나타
날 수 있습니다.
①
치료… 오적골(烏賊骨)(오징어뼈) 네푼,
여여(藘茹)(꼭두서니) 한푼에 참새알을
넣어 반죽하여 콩알만한 환약(丸藥)으로
만들어 식전에 전복 끓인 물과 함께
환약 다섯 알을 복용하게 합니다.
②
오적골(烏賊骨)… 맛은 짜고 성질은 따뜻하다. 하반신을
따뜻하게 하는 효능이 있고, 여성의 대하, 부정출혈 및
폐경에 효험이 있다.
여여(藘茹)… 맛은 달고 성질은 차다. 지혈작용이 있고
막힌 혈맥을 소통시키는 효능이 있다.
참새알… 맛은 달고 성질은 따뜻하다.
정혈(精血)을 보익(補益)하는 효능이 있다.
전복… 맛은 맵고 성질은 따뜻하다. 음기를 보강하는
효능이 있고 그 끓인 국물을 준비된 환약과 함께 쓰면
폐경에 효험이 있다.
③

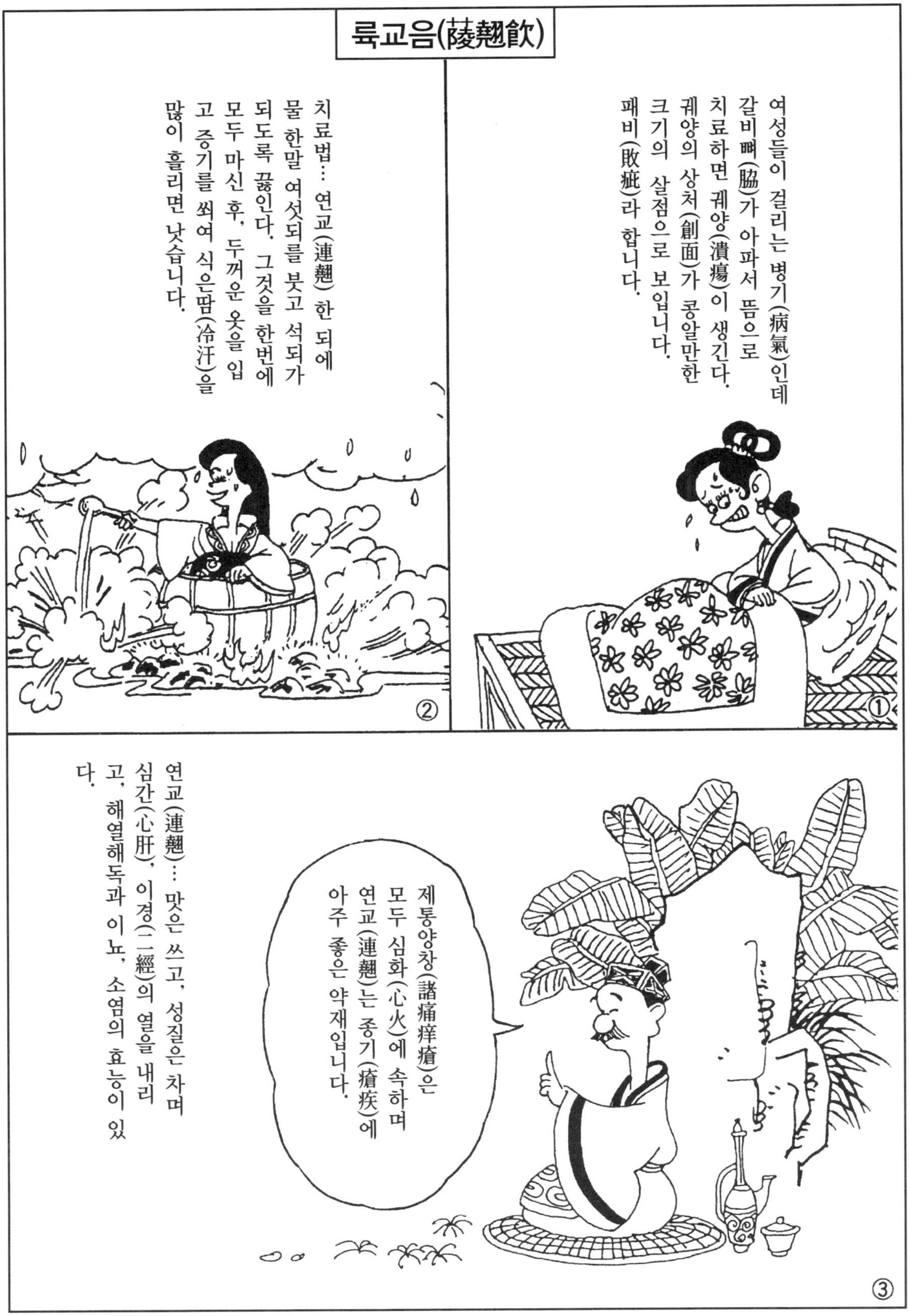
륙교음(陵翹飮)
여성들이 걸리는 병기(病氣)인데 갈비뼈(脇)가 아파서 뜸으로 치료하면 궤양(潰瘍)이 생긴다. 궤양의 상처(創面)가 콩알만한 크기의 살점으로 보입니다. 패비(敗疵)라 합니다.
①
치료법… 연교(連翹) 한 되에 물 한말 여섯되를 붓고 석되가 되도록 끓인다. 그것을 한번에 모두 마신후, 두꺼운 옷을 입고 증기를 쐬여 식은땀(冷汗)을 많이 흘리면 낫습니다.
②
제통양창(諸痛痒瘡)은 모두 심화(心火)에 속하며 연교(連翹)는 종기(瘡疾)에 아주 좋은 약재입니다.
연교(連翹)… 맛은 쓰고, 성질은 차며 심간(心肝), 이경(二經)의 열을 내리고, 해열해독과 이뇨, 소염의 효능이 있다.
③

 주) 양창(痒瘡)은 부스럼

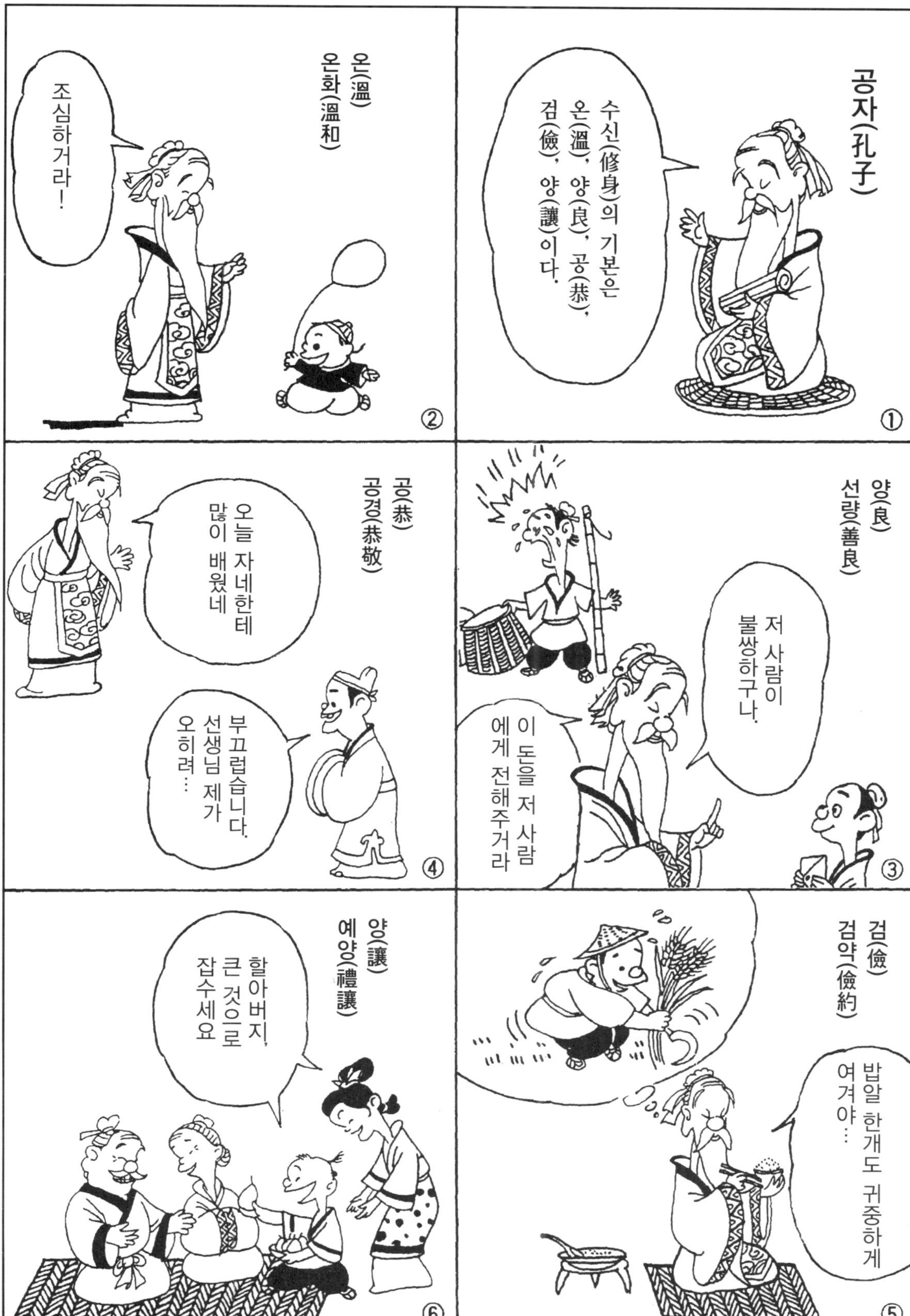
공자(孔子)
수신(修身)의 기본은 온(溫), 양(良), 공(恭), 검(儉), 양(讓)이다.
①
온(溫)
온화(溫和)
조심하거라!
②
양(良)
선량(善良)
저 사람이 불쌍하구나.
이 돈을 저 사람에게 전해주거라
③
공(恭)
공경(恭敬)
오늘 자네한테 많이 배웠네
부끄럽습니다. 선생님 제가 오히려…
④
검(儉)
검약(儉約)
밥알 한개도 귀중하게 여겨야…
⑤
양(讓)
예양(禮讓)
할아버지, 큰 것으로 잡수세요
⑥

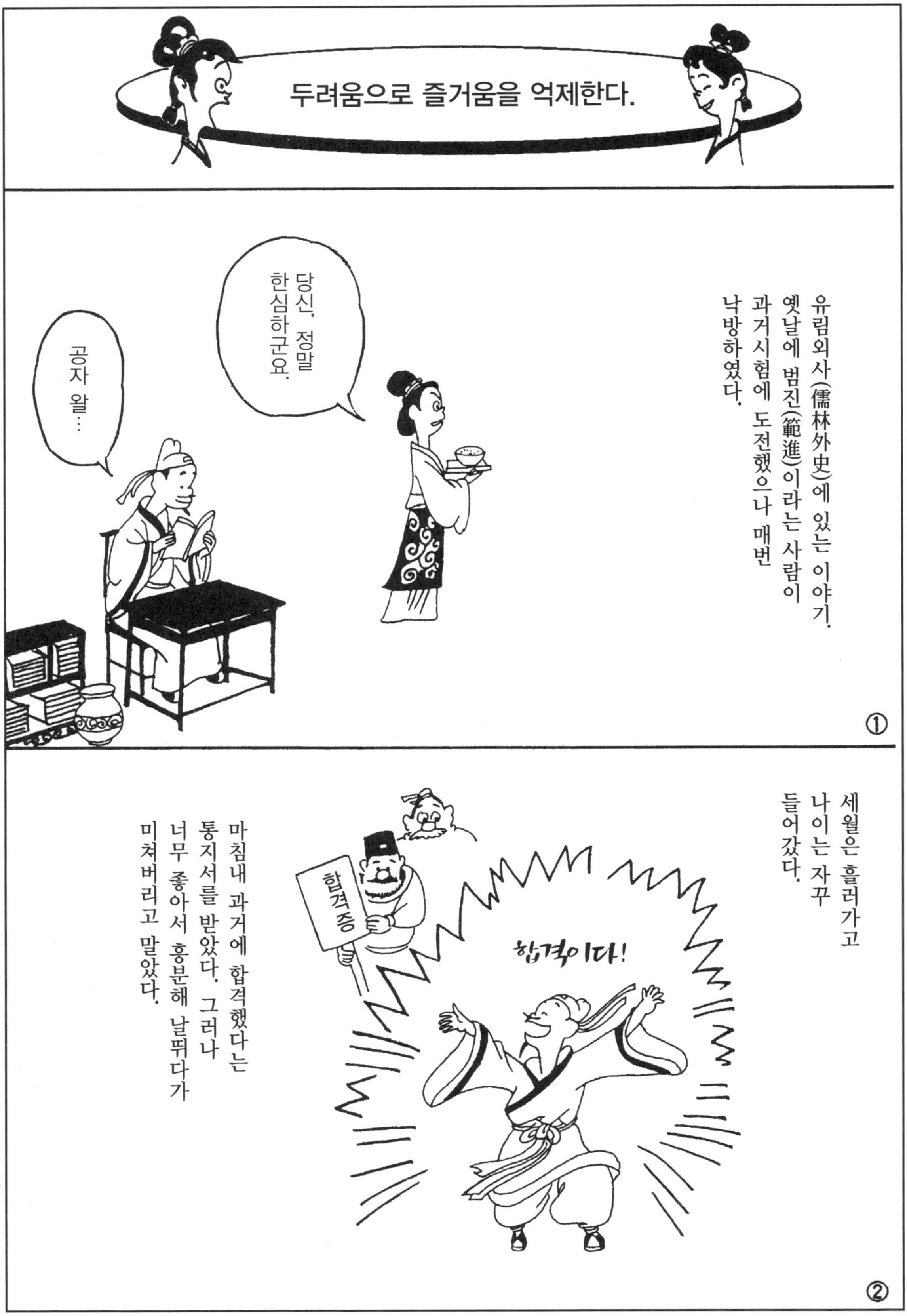
두려움으로 즐거움을 억제한다.
유림외사(儒林外史)에 있는 이야기. 옛날에 범진(範進)이라는 사람이 과거시험에 도전했으나 매번 낙방하였다.
당신, 정말 한심하군요.
공자 왈…
①
세월은 흘러가고 나이는 자꾸 들어갔다.
합격증
합격이다!
마침내 과거에 합격했다는 통지서를 받았다. 그러나 너무 좋아서 흥분해 날뛰다가 미쳐버리고 말았다.
②

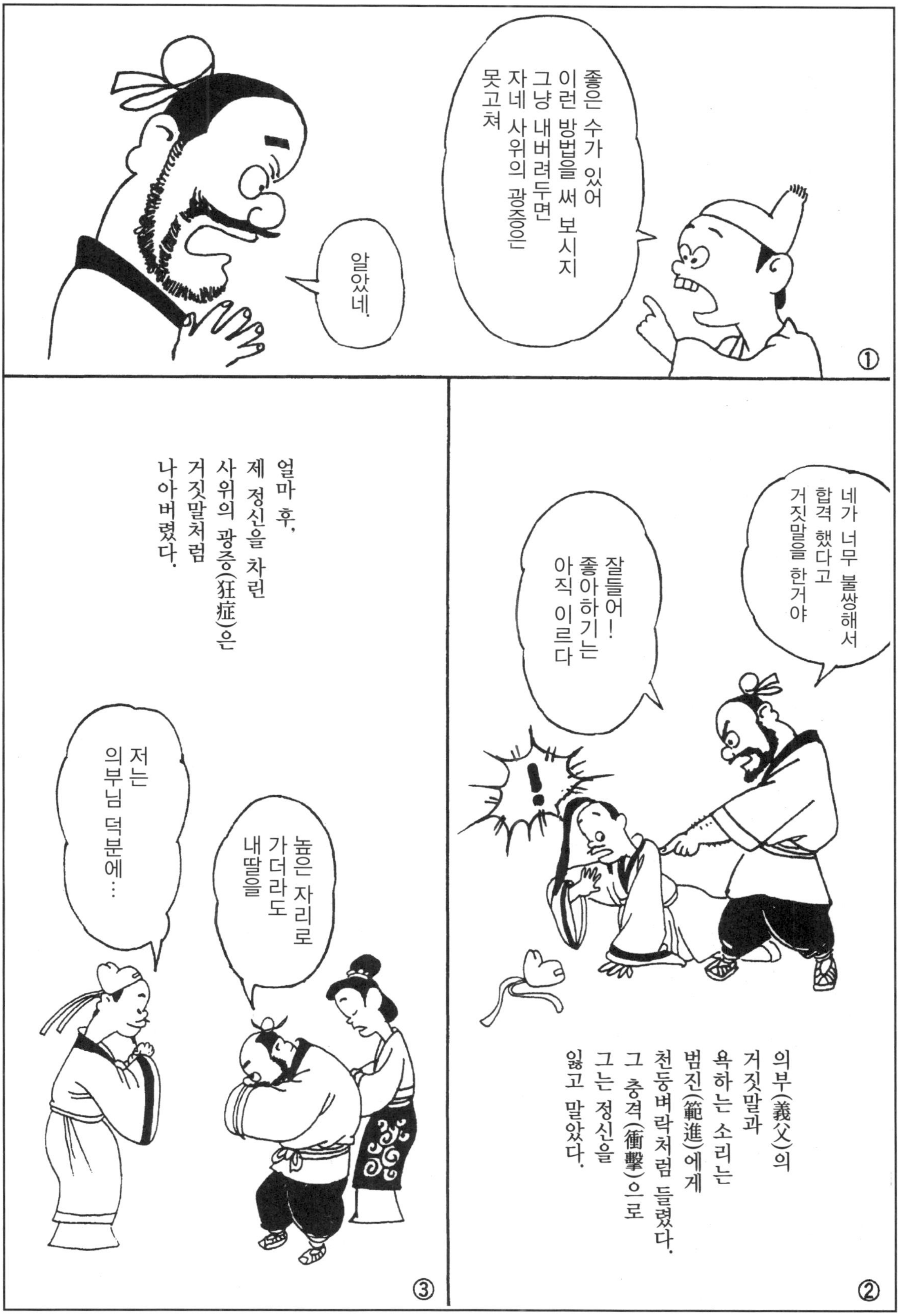
좋은 수가 있어
이런 방법을 써 보시지
그냥 내버려두면
자네 사위의 광증은
못고쳐
알았네!
네가 너무 불쌍해서
합격 했다고
거짓말을 한거야
잘들어!
좋아하기는
아직 이르다
의부(義父)의
거짓말과
욕하는 소리는
범진(範進)에게
천둥벼락처럼 들렸다.
그 충격(衝擊)으로
그는 정신을
잃고 말았다.
얼마 후,
제 정신을 차린
사위의 광증(狂症)은
거짓말처럼
나아버렸다.
높은 자리로
가더라도
내딸을
저는
의부님 덕분에…

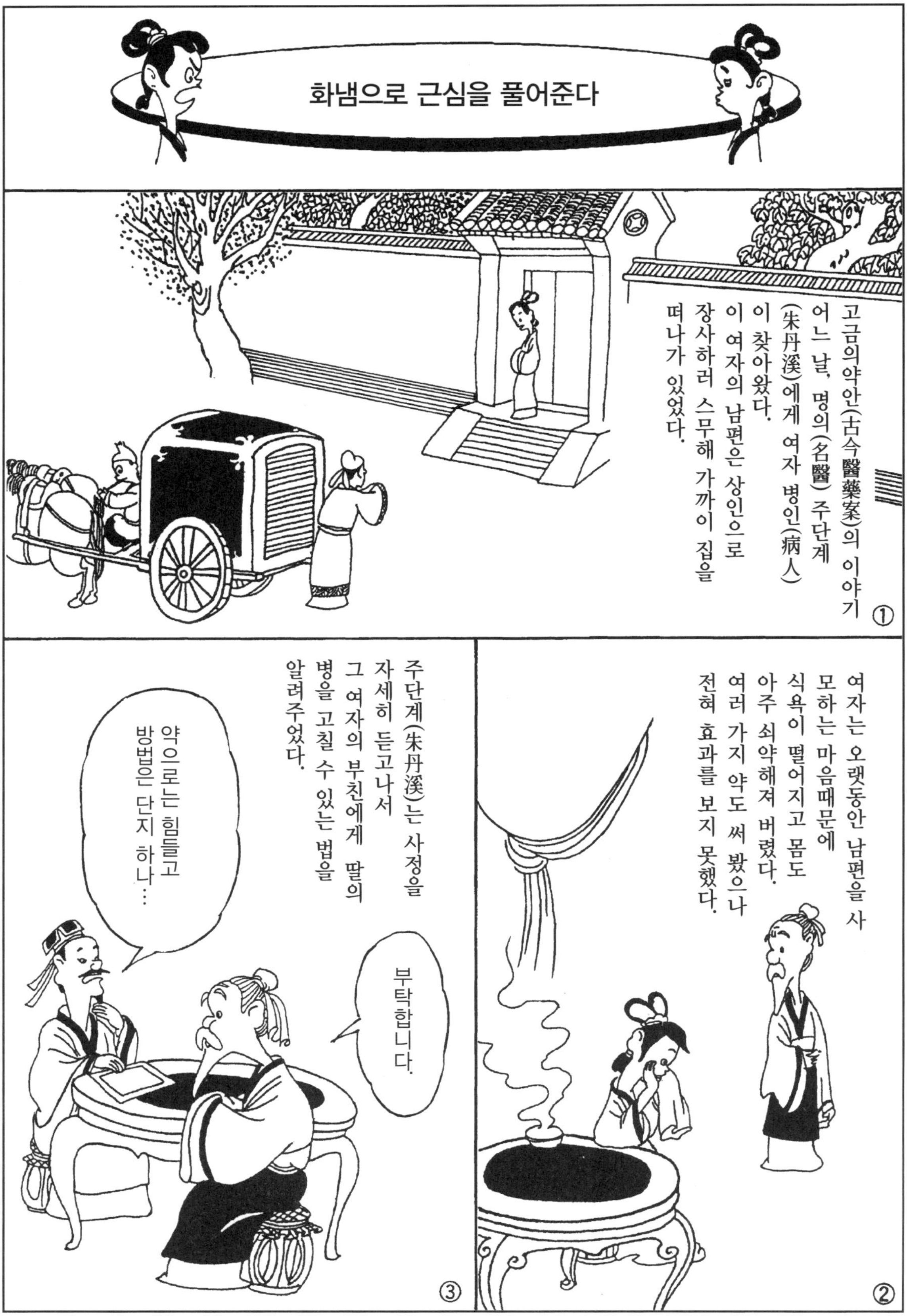
화냄으로 근심을 풀어준다
고금의약안(古今醫藥案)의 이야기
어느 날, 명의(名醫) 주단계(朱丹溪)에게 여자 병인(病人)이 찾아왔다.
이 여자의 남편은 상인으로 장사하러 스무해 가까이 집을 떠나가 있었다.
①
여자는 오랫동안 남편을 사모하는 마음때문에 식욕이 떨어지고 몸도 아주 쇠약해져 버렸다.
여러 가지 약도 써 봤으나 전혀 효과를 보지 못했다.
②
주단계(朱丹溪)는 사정을 자세히 듣고나서 그 여자의 부친에게 딸의 병을 고칠 수 있는 법을 알려주었다.
부탁합니다.
약으로는 힘들고 방법은 단지 하나…
③

주) 주단계 : 본명 주진형, 중국 원나라 시대의 명의(금원 사대가로 불림)

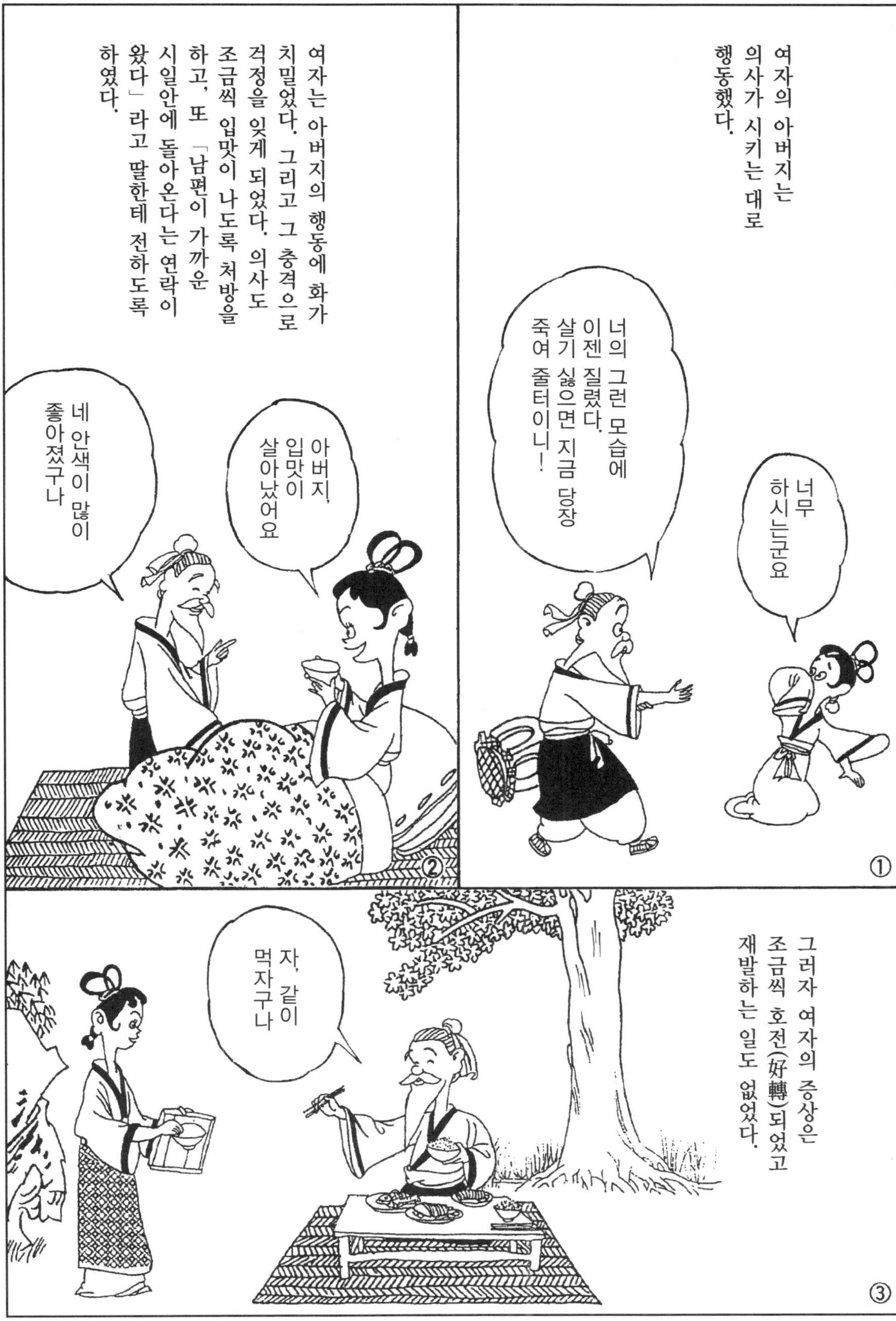
여자의 아버지는 의사가 시키는 대로 행동했다.
너무 하시는군요
너의 그런 모습에 이젠 질렸다. 살기 싫으면 지금 당장 죽여 줄터이니!
여자는 아버지의 행동에 화가 치밀었다. 그리고 그 충격으로 걱정을 잊게 되었다. 의사도 조금씩 입맛이 나도록 처방을 하고, 또 「남편이 가까운 시일안에 돌아온다는 연락이 왔다」 라고 딸한테 전하도록 하였다.
아버지, 입맛이 살아났어요
네 안색이 많이 좋아졌구나
그러자 여자의 증상은 조금씩 호전(好轉)되었고 재발하는 일도 없었다.
자, 같이 먹자구나

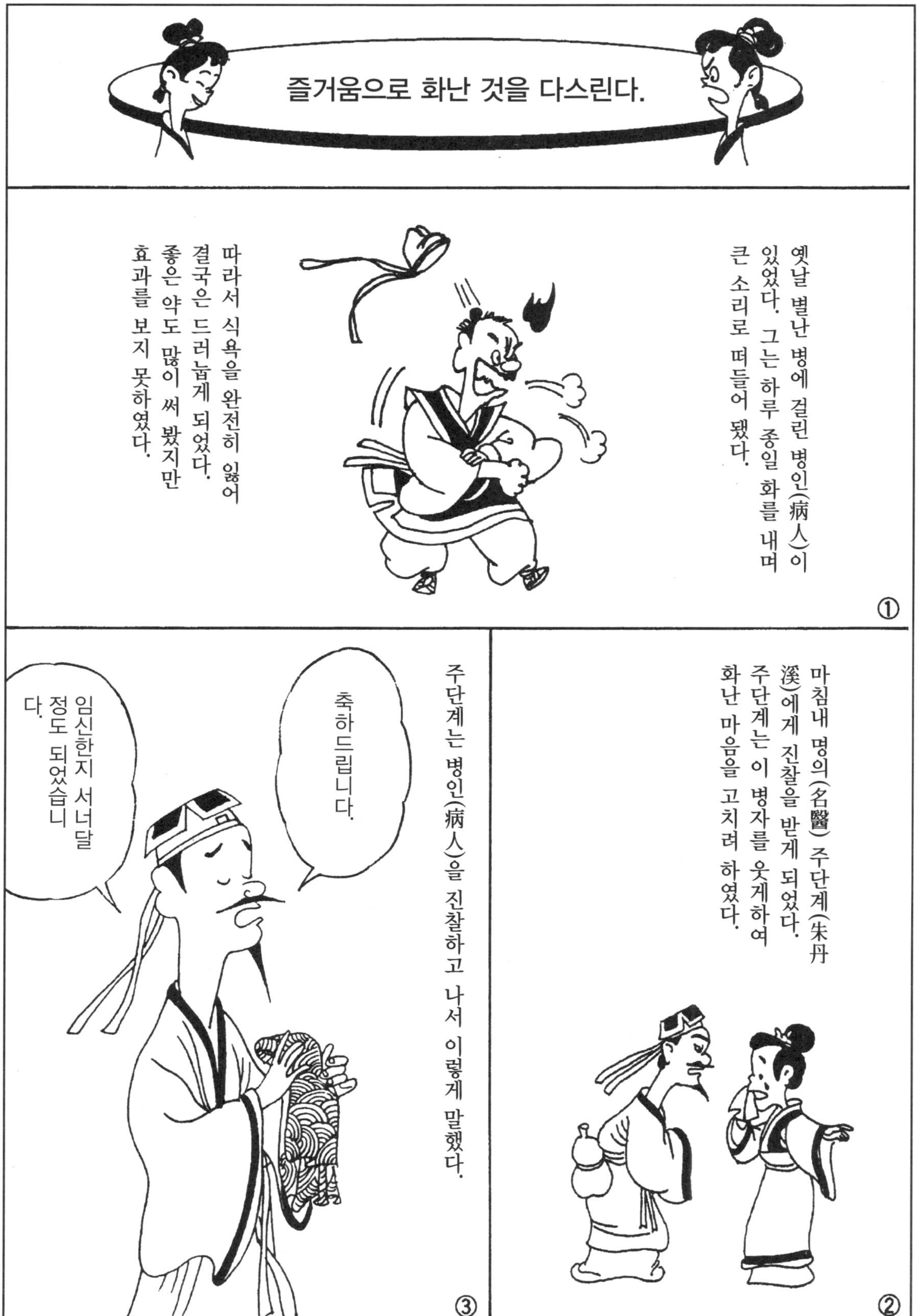
즐거움으로 화난 것을 다스린다.
옛날 별난 병에 걸린 병인(病人)이
있었다. 그는 하루 종일 화를 내며
큰 소리로 떠들어 됐다.
따라서 식욕을 완전히 잃어
결국은 드러눕게 되었다.
좋은 약도 많이 써 봤지만
효과를 보지 못하였다.
①
마침내 명의(名醫) 주단계(朱丹
溪)에게 진찰을 받게 되었다.
주단계는 이 병자를 웃게하여
화난 마음을 고치려 하였다.
②
주단계는 병인(病人)을 진찰하고 나서 이렇게 말했다.
축하드립니다.
임신한지 서너달
정도 되었습니
다.
③

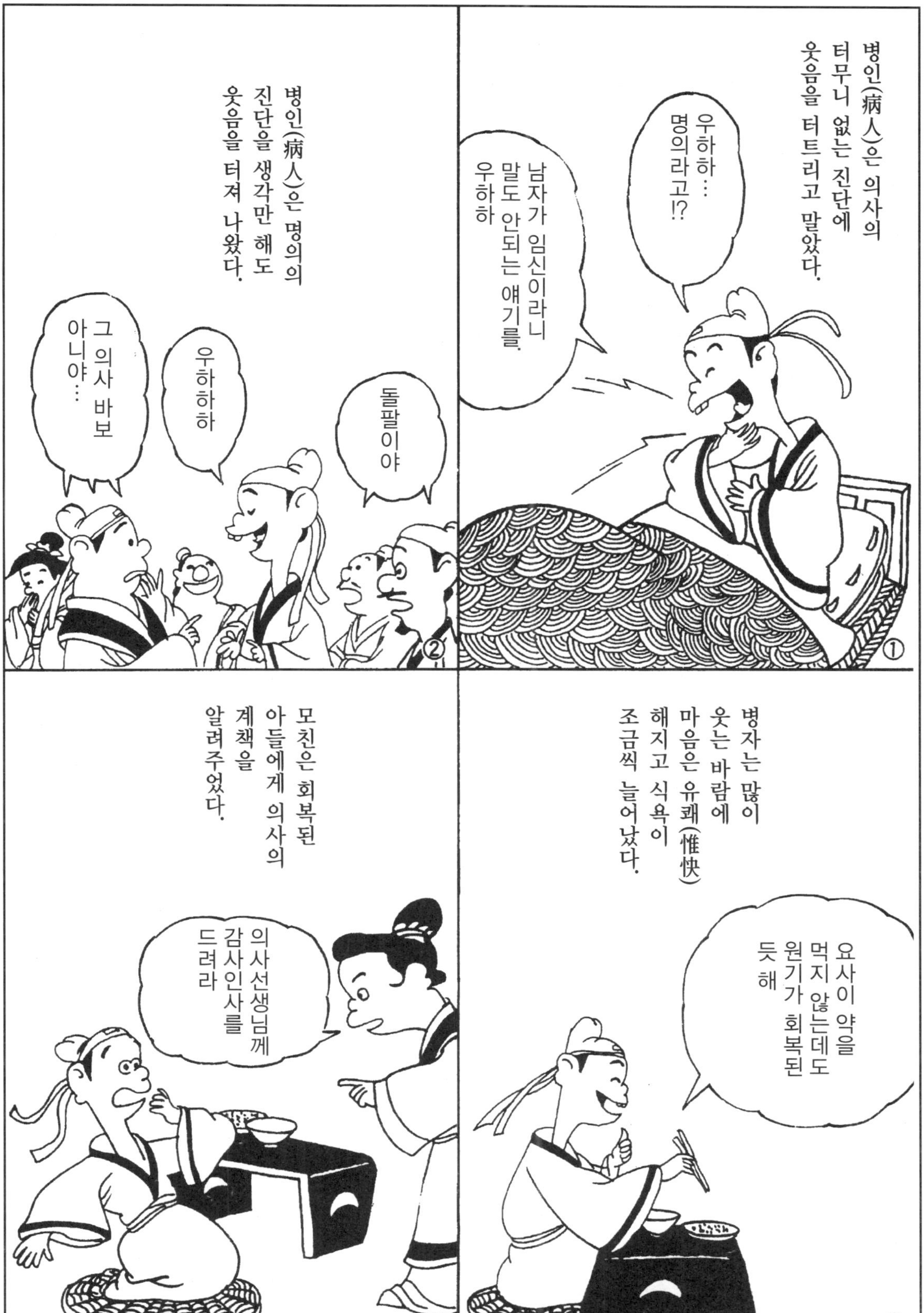
병인(病人)은 의사의
터무니 없는 진단에
웃음을 터트리고 말았다.
우하하… 명의라고!?
남자가 임신이라니 말도 안되는 얘기를. 우하하
①
병인(病人)은 명의의
진단을 생각만 해도
웃음을 터져 나왔다.
돌팔이야
우하하하
그 의사 바보 아니야…
②
병자는 많이
웃는 바람에
마음은 유쾌(惟快)
해지고 식욕이
조금씩 늘어났다.
요사이 약을 먹지 않는데도 원기가 회복된 듯 해
③
모친은 회복된
아들에게 의사의
계책을
알려주었다.
의사선생님께 감사인사를 드려라
④

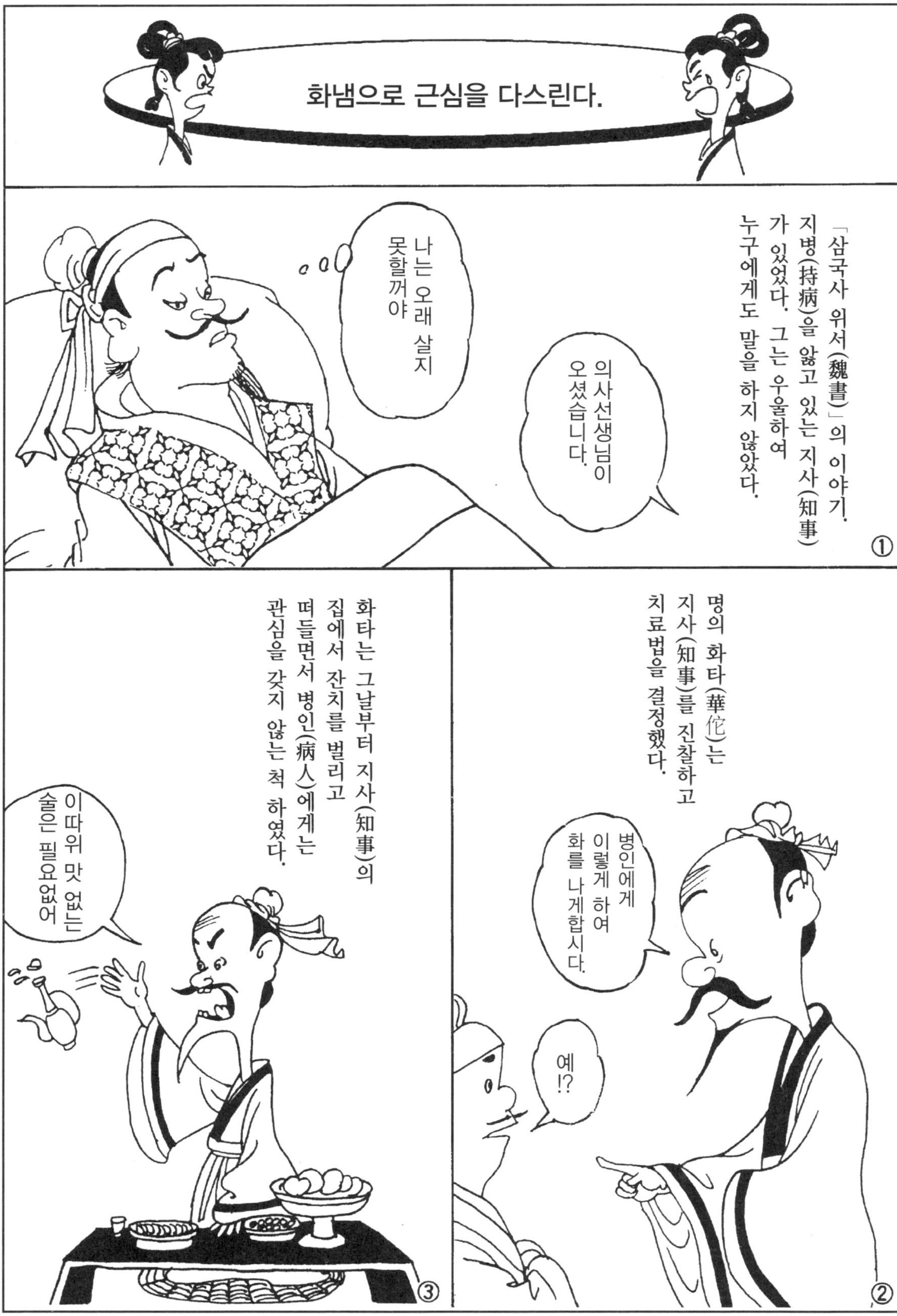
화냄으로 근심을 다스린다.
「삼국사 위서(魏書)」의 이야기. 지병(持病)을 앓고 있는 지사(知事)가 있었다. 그는 우울하여 누구에게도 말을 하지 않았다.
의사선생님이 오셨습니다.
나는 오래 살지 못할꺼야
명의 화타(華佗)는 지사(知事)를 진찰하고 치료법을 결정했다.
병인에게 이렇게 하여 화를 나게합시다.
예!?
화타는 그날부터 지사(知事)의 집에서 잔치를 벌리고 떠들면서 병인(病人)에게는 관심을 갖지 않는 척 하였다.
이따위 맛 없는 술은 필요없어

주) 화타(華陀) : 마비산(麻沸散)이라는 마취약을 개발한 원조(元祖) 외과의사

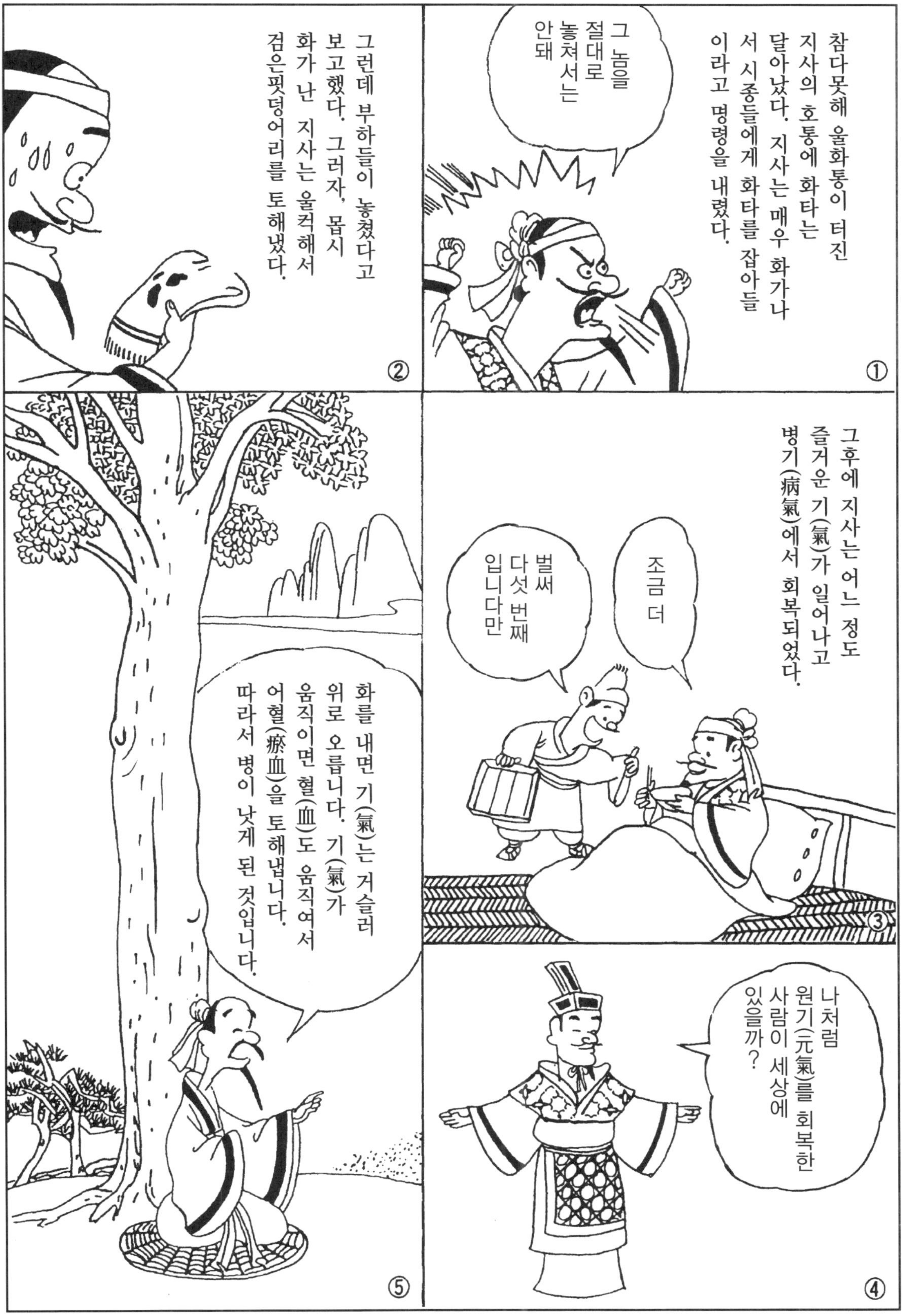
참다못해 울화통이 터진
지사의 호통에 화타는
달아났다. 지사는 매우 화가나
서 시종들에게 화타를 잡아들
이라고 명령을 내렸다.
그 놈을 절대로 놓쳐서는 안돼
①
그런데 부하들이 놓쳤다고
보고했다. 그러자, 몹시
화가 난 지사는 울컥해서
검은핏덩어리를 토해냈다.
②
그후에 지사는 어느 정도
즐거운 기(氣)가 일어나고
병기(病氣)에서 회복되었다.
조금 더
벌써 다섯 번째 입니다만
③
나처럼 원기(元氣)를 회복한 사람이 세상에 있을까?
④
화를 내면 기(氣)는 거슬러 위로 오릅니다. 기(氣)가 움직이면 혈(血)도 움직여서 어혈(瘀血)을 토해냅니다. 따라서 병이 낫게 된 것입니다.
⑤

만화 황제내경(黃帝內經)–중국고대의 양생기서

2011년 1월 10일 인쇄
2011년 1월 15일 발행

편역 : 長惠悌
역 : 고려의학 출판부
발행인 : 최병진
발행처 : 도서출판 **고려의학**
주소 : 서울 성북구 성북동 1가 115-24 보문빌딩 3층
전화 : 02-765-0333, 0337
팩스 : 02-743-2288
등록번호 : 제1-519호 1978. 6. 29

정가 14,000원
ISBN 978-89-7043-783-5